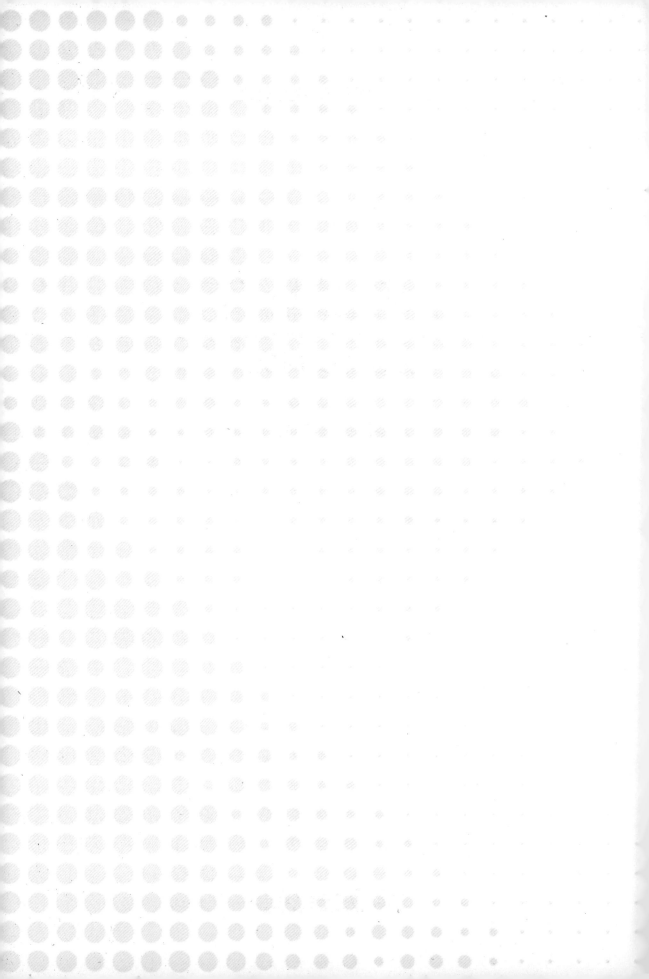

兰州大学教材建设基金资助

心电图查房

ECG ROUNDS

郭雪娅　主编

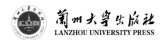

兰州大学出版社
LANZHOU UNIVERSITY PRESS

图书在版编目（ＣＩＰ）数据

心电图查房 / 郭雪娅主编. -- 兰州 ： 兰州大学出版社，2023.11
ISBN 978-7-311-06527-0

Ⅰ．①心… Ⅱ．①郭… Ⅲ．①心电图－医学院校－教材 Ⅳ．①R540.4

中国国家版本馆CIP数据核字(2023)第146260号

责任编辑　佟玉梅
封面设计　汪如祥

书　　名	心电图查房	
作　　者	郭雪娅　主编	
出版发行	兰州大学出版社　（地址:兰州市天水南路222号　730000）	
电　　话	0931-8912613(总编办公室)　0931-8617156(营销中心)	
网　　址	http://press.lzu.edu.cn	
电子信箱	press@lzu.edu.cn	
印　　刷	兰州银声印务有限公司	
开　　本	787 mm×1092 mm　1/16	
印　　张	22.75	
字　　数	511千	
版　　次	2023年11月第1版	
印　　次	2023年11月第1次印刷	
书　　号	ISBN 978-7-311-06527-0	
定　　价	89.00元	

编 委 会

序

1842年，法国科学家Mattencci首次发现心脏电活动。1885年，荷兰生理学家W.Einthoven首次从体表记录到心电波形，当时是用毛细静电计，后来改进成弦线电流计，由此开创了体表心电图记录的历史。心电图经历了一百多年的发展，现如今已成为临床四大常规检查项目之一，其应用范围已超出心血管的诊治，在脑血管、肺血管、遗传性疾病中有着较高的敏感性和特异性。由于知识及信息量的增加，医师冀望有更多的、更方便的形式提供对心电图的了解，因此这也是本书写作的初心。

本书是由兰州大学第二医院心内科郭雪娅教授带领电生理团队的医生们历经三年多的时间精心组织和编写的。书中病例内容丰富，涵盖了临床心电学的方方面面。本书应用CBL（case based learning）结合PBL（problem based learning）的教学法，通过以心电图查房的形式给我们提供了新的教学模式，相比理论学习更具体、更直观和更贴近临床，能够使教师、住院医师、规培医师、全科医师愉快地学习并掌握心电图相关知识。

在此书出版之际，承蒙编者盛情邀请，审慎通览全书，亦觉受益匪浅，特为作序，向广大读者推荐。

兰州大学第二医院心内科主任医师、教授
首席专家
2023年金秋

前　言

　　百年心电　再创辉煌　心电图作为快速、简便、价廉和无创的检查方法，在临床应用上已一百多年。1903年，Willem Einthoven 发明的弦线式心电图机应用于临床，创立的"Einthoven 三角"理论（肢体导联）一直应用至今，他被称为心电图之父，并获得了1924年的诺贝尔医学奖。1933年，Frank Norman Wilson 发明的单极胸导联应用于临床，至此12导联心电图的临床应用进入了黄金时期。1961年，Holter 发明的动态心电图技术问世，使心电图的应用再掀新高。20世纪，心电记录设备有了长足的发展，如植入式 Holter、遥测技术、远程心电检测等。21世纪，心电技术迎来了百年历程中的第三个高峰，其中可穿戴式心电记录设备，如手机、手表可随时随地记录心电图，使诊断更为方便。人工智能赋能心电图（AI-ECG）具有增强疾病的预测和诊断以及预测临床结局和识别新疾病特征等特点，这些特点为心电图插上了崭新又华丽的翅膀。

　　魅力心电　机缘巧合　笔者从事心血管内科临床和教学工作三十余年，从对心电的喜欢到热爱，缘于专业和心电的魅力。2019年，兰州大学鼓励老师申报本科教学教材建设项目，在心内科主任余静教授的鼓励下，有了本书的成功申报。笔者作为教学医院的医生，平日有"临床查房""教学查房""示教查房"等工作，对"查房"工作倾注太多的时间和情感，再结合本书的编写特点，故将书名确定为《心电图查房》。

　　病例学习　重在实际　本书的编写立足于临床医学本科教学，以培养学生终身学习为目标。学习的重点放在实际的分析、思考与认知上，而非记住大量的诊断标准。以心电图为主线，CBL 的编写框架，辅以程序化、系统和立体的思维模式，将心电图知识与相关疾病惟妙惟肖地结合起来，有图有真相，从而使心电图学习变得生动和有趣。

　　本书原计划编写15章内容，但在收集资料中，发现有一部分心电图病例不能进行归类，于是就增加了第16章内容的编写，如心电图导联问题、QRS形态中钩形R波、碎裂QRS波群、巨R波、尖顶军盔征、J波和Epsilon波等。本书内容丰富、翔实，编写结构和特点如下：

　　第一部分包含教学目标（知识目标、能力目标和素养目标），重点、难点和策略，相关知识点和知识点拓展。

　　第二部分是本书重点，除第1章心电图概述外，其他各章均基于心电图病例的学习，含基本临床资料、12导联心电图、心电图特点分析及心电图诊断、临床评估和临床处理策略，并恰当融入相关的知识。各章所讨论的心电图问题可为疾病的诊断和治疗提供依据与线索。

第三部分是小结，可对本章内容进行整合与凝练。一般包括心电图诊断标准或表现，以及学习与思考（为2道选择题，内容涵盖病因、危险因素、临床特点、电生理机制、诊断与鉴别诊断、诊断方法、治疗方案等）。通过学习让读者对心电图的理解更加深刻，使临床思维训练得到升华。

春夜喜雨　润物无声 本书希望讲好每一个心电图故事，眼里看的是心电图，心里想的是患者，养成良好的临床思维以期患者获得良好的预后。本书为心电图教学用书，适合心血管医生和心血管专科培训轮转医生的阅读与学习，也适合各级医院不同级别内科医生和心电图室医生的学习需求，更是心电图比赛重要的参考用书。

本书出版之际恰遇金秋十月，衷心感谢兰州大学提供的教学平台和基金资助，感谢兰州大学第二医院提供的培养平台，感谢心内科电生理团队的各位医生抽出宝贵的时间收集病例和撰写书稿，感谢心内科和心电图室的医生们提供病例，感谢硕士研究生王小妹和李广陵在书稿校对中给予的帮助，最后感谢我的家人长期以来的鼓励和支持。本书中大部分示意图为本书原创设计，其中部分示意图来自其他参考资料，现特向原创作者致敬和致谢！

由于水平有限，编写中定有不足之处，如果读者在使用本书过程中发现任何问题和错误，恳请批评指正。

郭雪娅
2023年10月

目　录

第1章

心电图概述

【教学目标】

1.知识目标：

(1) 掌握心电图的基本操作和正常心电图波形特点及正常值。

(2) 熟悉心电图导联体系中六轴系统的应用。

(3) 了解动态心电图、食道心电图、运动心电图的操作和临床价值。

2.能力目标：会做常规心电图，学会心电图分析流程和正常心电图的分析。

3.素养目标：践行"健康所系，性命相托"的学医初心，做能奉献、有情怀的医生。

【重点、难点和策略】

1.重点：要掌握心电图的基本操作和正常心电图波形特点及正常值。

2.难点：心电图导联多、心动周期多、波多、段多及间期多，分析往往无从下手。

3.策略：瞄准重点，简化流程，看主要，找特点，寻规律。

【相关知识点——世界最高海拔心电图】

1975年5月27日下午2点半，中国9名登山队员再次从北坡成功登顶珠穆朗玛峰，将红色金属觇标第一次竖立在珠穆朗玛峰顶峰，让鲜艳的五星红旗飘扬在地球之巅。藏族女队员潘多在约零下30°的珠穆朗玛峰顶峰上平躺了六七分钟，完成了世界上最高海拔的遥测心电图，传回了一份来自世界屋脊的心跳。这份用中国自行设计制造的耐低温无线心电图遥测仪记录的心电图，也是到目前为止全人类仅有的一份位于地球之巅的遥测心电图。

【知识点拓展——中国心电学发展的近百年历程】

1928年，中国北京协和医院在董承琅教授主持下最早购买美国Cambrige公司生产的弦线式心电图机，开创了中国心电图应用的先河。

1950年，黄宛教授归国后致力于心电图学事业的普及与提高，著有《临床心电图学》1～6版，被称为"中国心电第一人"。

20世纪50年代中期，陶清教授首先从国外引进心电向量图机，把心电向量图应用于临床，并在国内推广应用。

1971年，孙瑞龙教授等自行设计研发描记出国内第一例希氏束电图。

1979年，蒋文平教授率先在国内开展经食管心房调搏术，并在国内普及推广，成为当时中国心电生理学的一项特色。

1980年，郭继鸿教授在国内最早应用导管法在人体记录了窦房结电图。

1985年，陈新等率先开展程序刺激技术。

1992年，胡大一等首先开展慢径消融治疗房室结折返性心动过速（AVNRT）。

1996年，杜日映率先开展线性消融治疗心房颤动。

1999年，马长生率先开展经导管治疗局灶性心房颤动。

2000年，华伟、王方正、张澍率先报道双心室起搏器治疗充血性心衰。

2013年，黄伟剑率先开展希氏束起搏。

2015年，张澍、华伟等率先报道植入心肌收缩调节器治疗慢性心衰。

2020年，吴立群、蒋晨阳率先开展热球囊消融心房颤动多中心临床研究。

心电图概念与应用

1.心脏在机械收缩之前，先产生电激动，心房和心室的电激动可经人体组织传到体表。心电图（electrocardiogram，ECG）是利用心电图机从体表记录心脏每一个心动周期所产生电活动变化的曲线图形。心电图是一项检查方法或技术，具有快速、易操作、价廉、安全和无创等优点。心电图通常指体表静息12导联心电图。

2.心电图检查应用非常广泛，从诊断疾病、预测疾病到很多领域的研究。

（1）心电图是心律失常最重要的一项无创性检查技术，到目前为止尚无任何其他检查方法能替代心电图在这个方面的作用。

（2）心电图是诊断急性缺血和心肌梗死快速、简便、可靠而实用的方法。

（3）房室肥大、药物和电解质紊乱都可引起一定的心电图变化，有助诊断。

（4）在诊断和指导治疗遗传性心律失常（例如先天性长QT间期综合征、Brugada综合征、儿茶酚胺敏感性多形性室性心动过速等）方面，心电图发挥着重要作用。

（5）心电图对心包炎、心肌炎、心肌病、肺栓塞、慢性肺源性心脏病、各种先天性心脏病等都有其特定的诊断价值。

（6）心电图是评价起搏器功能状态最常用和最重要的检查方法。

（7）除循环系统疾病外，心电图已广泛应用于各种危重患者的抢救、手术麻醉、用药观察以及航天、登山运动的心电监测。

心电图导联体系

在人体不同部位放置电极，并通过导联线与心电图机电流计的正、负极相连，这种记录心电图的电路连接方法称为心电图导联。电极位置和连接方法不同，可组成不同的导联。在长期临床心电图实践中，已经形成了一个由Einthoven创立且目前广泛采纳的国际通用导联体系，称为12导联体系，包括6个肢体导联和6个胸导联。

1.肢体导联（limb leads）

它包括双极肢体导联，也称标准肢体导联（Ⅰ、Ⅱ、Ⅲ导联）和加压肢体导联（aVR、aVL、aVF导联）。肢体导联的电极主要放置于右臂（RA）、左臂（LA）、左足（LF）。连接此三点即成为所谓"Einthoven三角"。标准导联反映两电极之间电位的变化（Ⅰ=LA−RA，Ⅱ=LF−RA，Ⅲ=LF−LA），按照Einthoven法则，在心动周期的任一时刻，Ⅱ导联的振幅都等于Ⅰ导联振幅与Ⅲ导联振幅的代数和。加压肢体导联反映某一部位（探测电极）的电极电位变化，在心动周期每一时刻，aVR+aVL+aVF=0。如图1-1A。

在每个导联正、负极间均可画出一条假想的直线，称为导联轴。为便于表明6个导联轴之间的方向关系，将Ⅰ、Ⅱ、Ⅲ导联的导联轴平行移动，使之与aVR、aVL、aVF的导联轴一并通过坐标图的轴中心点，构成额面六轴系统（hexaxial system），如图1-1B。

2.胸导联（chest leads）

它包括V$_1$～V$_6$导联。正电极安放于胸壁规定的部位，另将肢体导联3个电极分别通过5K电阻与负极构成中心电端。临床诊断正后壁和右心室心肌梗死需完成18导联心电图采集，即12导联心电图加右心室 $V_{3R}\sim V_{5R}$ 导联及正后壁 $V_7\sim V_9$ 导联。在我国，随着胸痛中心的建设，已经有18导联心电图采集系统，一次性完成18导联心电图操作。胸导联电极安放部位如图1-2。

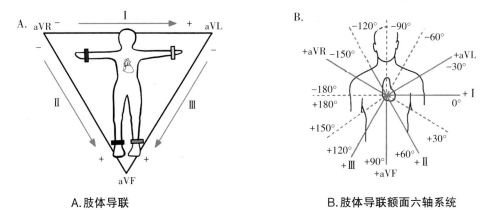

A.肢体导联

B.肢体导联额面六轴系统

图1-1　肢体导联的导联轴

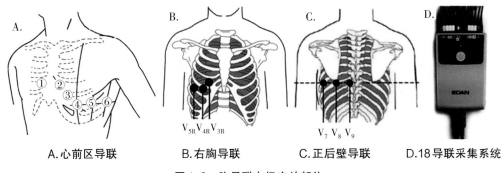

A.心前区导联　　B.右胸导联　　C.正后壁导联　　D.18导联采集系统

图1-2　胸导联电极安放部位

3.心电图导联排列

在标准12导联心电图上，导联排列的传统顺序是：肢体导联 Ⅰ 、Ⅱ 、Ⅲ ，aVR、aVL、aVF和胸导联 $V_1\sim V_6$ 。这种顺序符合胸导联逻辑。肢体导联反应心脏额面（左右和上下）的电位变化，因有6个导联及对应的导联轴，故称为六轴系统；胸导联反应心脏横面（左右和前后）的电位变化，此排列顺序占主导地位。

心电图记录

心电图记录纸是由大小相等的 1 mm² 的小方格组成。

1.走纸速度常规设置25 mm/s，每一小格在时间坐标上代表0.04 s。

2.电压代表波幅高低。常规设置10 mm/mV，即输入1mV电压时在心电图记录纸纵坐标上移动10 mm。每一小格在振幅上代表0.1 mV电压，在心电图记录纸上可以看到标准电压的标志，如图1-3。

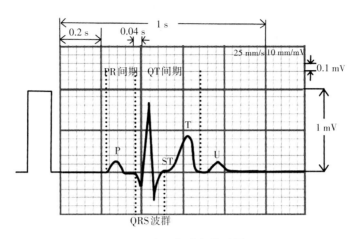

图1-3 心电图各波段的测量

正常心电图波形特点、正常值及分析方法

分析心电图基于心电图有4个波（P波、QRS波群、T波和U波）、2个段（PR段和ST段）和2个间期（PR间期和QT间期）。分析心电图使用的工具是分规。通常分析过程有如下10大要点。

1.节律

正常为窦性心律，心电图上表现为P波，在Ⅱ导联直立。

2.心率

一般表示每分钟心跳的频率。

（1）心律整齐时，心率=60除以PP间期或RR间期（s）。

（2）心律不齐时，如心房颤动需计算平均心率，平均心率用60除以8～10个RR间期的平均值（s）。

（3）安静清醒状态下，成人正常心率范围在60～100次/分。

3.P波

（1）代表左、右心房除极产生的电位变化，可以有多种形态。

（2）方向：P波在Ⅱ导联直立。

（3）时间：＜0.12 s。

（4）电压：肢体导联＜0.25 mV，胸导联＜0.20 mV。

4.PR间期

（1）从心房开始除极至心室开始除极的时间。

（2）心率正常范围时，PR间期为0.12～0.20 s。老年人或心动过缓的情况下，PR间期不超过0.22 s。

5.QRS波群

（1）代表室间隔和左、右心室的除极电位。

（2）时间：一般不超过0.11 s，在0.06～0.10 s。

（3）形态和振幅：aVR导联的QRS波群主波方向向下，可呈QS、rS、rSr'或Qr型。$R_{aVR} < 0.5$ mV，$R_{aVL} < 1.2$ mV，$R_{aVF} < 2.0$ mV。胸导联的R波从$V_1 \sim V_5$逐渐增高，R波在$V_6 < V_5$。胸导联R_{V5}或$R_{V6} \leq 2.5$ mV，$R_{V5} + S_{V1} \leq 4.0$ mV（男性）或≤ 3.5 mV（女性）。

6个肢体导联的QRS波群振幅（正向波与负向波振幅的绝对值相加，或称算术和）一般不应超过0.5 mV，否则称为肢导低电压。6个胸导联的QRS波群振幅（正向波与负向波振幅的绝对值相加，或称算术和）一般不应 < 0.8 mV，否则称为胸导低电压。

（4）Q波：除aVR导联外，正常Q波时间≤0.03 s，电压不超过同导联R波的1/4。正常人V_1、V_2导联不应出现Q波，偶尔可呈QS型。

（5）QRS波群因电极位置不同和导联轴方向不同呈现多种形态，统一命名如下：参照水平基线，第一个向上的波称为R(r)波；R波之前的负向波称为Q(q)波；R波之后的负向波称为S(s)波；QRS波群只有负向波称为QS型；第二个向上的波称R'（r'）波。一般而言，当各波电压≥0.5 mV时，用大写的Q、R、S表示，当各波电压 < 0.5 mV时，用小写的q、r、s表示。QRS波群命名示意图如图1-4。

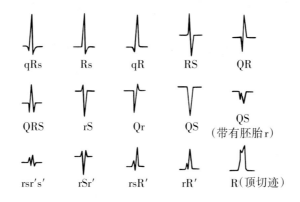

图1-4　QRS波群命名示意图

6. ST段

自QRS波群的终点至T波起点间的线段称为ST段。

（1）正常ST段为一等电位线。

（2）ST段下移：在任一导联下移≤0.05 mV。

（3）ST段抬高：≤0.1 mV（V_2、V_3导联抬高可达0.2 mV或更高）。

7.T波

代表心室快速复极时的电位变化。

（1）形态：T波两支不对称，升支缓慢，降支陡直，其方向多与QRS波群主波方向一致。T波在$V_1 \sim V_3$导联可以直立、倒置或双向。若V_1的T波直立，则$V_2 \sim V_6$导联T波不应倒置。

（2）电压或振幅：以R波为主的导联上，T波振幅不应低于同导联R波振幅的1/10。T波在胸导联电压有时可在1.2～1.5 mV之间。

8.QT间期

QT间期指QRS波群的起点至T波的终点的时间，代表心室除极开始至复极结束的总时间。

（1）QT间期与心率快慢密切相关。心率正常时QT间期为0.32～0.44 s。

（2）QTc：表示用心率校正的QT间期，正常QTc高限为0.44 s。QTc延长的标准：男性≥0.45 s，女性≥0.46 s（《诊断学》第9版）。相关指南推荐QTc延长的标准：男性≥0.47 s，女性≥0.48 s。

9.U波

U波为T波之后0.02～0.04 s出现的小波，机制不清楚。

（1）U波方向与T波一致，以V_2～V_3导联较明显。

（2）U波明显增高见于低血钾。

10. QRS平均心电轴（mean QRS axis）

（1）概念：心电轴通常指的是平均QRS心电轴，是心室除极过程中全部瞬间向量的综合（平均QRS向量），代表心室在除极过程中总时间内的平均电势方向和强度。

（2）正常电轴和偏移及与导联系统的关系（如图1-5A）。①正常心电轴-30°～+90°（导联+aVL至+aVF）；②左偏-30°～-90°（导联+aVL至-aVF）；③右偏+90°～180°（导联+aVF至-Ⅰ）；④不确定电轴也称无人区，在西北象限（NW）±180°～-90°（导联-Ⅰ至-aVF）。

（3）心电轴测量方法（十字坐标法）如图1-5B、C。

应用导联Ⅰ和aVF画十字坐标，看两个导联的主波方向（正向波与负向波的代数和）落在的电轴象限，很快就能判断出电轴正常（normal），右偏（right）或无人区（NW，西北象限）三个象限。当电轴落在"left"象限时，需借助Ⅱ导联主波方向，aVL导联垂直将Ⅱ导联分为正负两部分，Ⅱ导联主波正向则电轴正常，负向则电轴左偏。

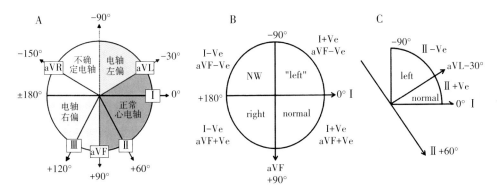

A.QRS心电轴偏移与导联轴关系　　B.Ⅰ和aVF导联十字法　　C.left象限时Ⅱ导联主波判断

图1-5　QRS心电轴

（4）心电轴偏移的临床意义：①心电轴右偏见于右心室肥大［如慢性阻塞性肺病（COPD）］、急性右心负荷增加（如急性肺栓塞）、预激综合征、右位心、室性起源的激动（如室性心动过速、室性逸搏）、左后分支阻滞等。②心电轴左偏见于左心室肥厚、左前分支阻滞、右心室起源的激动（如起搏或逸搏）、预激综合征等。③无人区电轴见于心室起源的激动（如室性心动过速）。

小儿心电图特点

小儿的生理发育过程迅速，其心电图变化较大。总的趋势可概括为自起初的右心室占优势型转变为左心室占优势型的过程，其具体特点可归纳如下：

（1）小儿心率比成人快，至10岁以后即可大致保持为成人的心率水平（60～100次/分）。

（2）小儿的PR间期较成人为短，7岁以后趋于恒定（0.10～0.17 s），小儿的QTc间期较成人略长。

（3）小儿的P波时间较成人稍短（＜0.09 s），P波电压新生儿较高，以后较成人为低。

（4）小儿常呈右心室占优势的QRS波群图形特征。Ⅰ导联有深S波；V₁导联多呈高R波，随着年龄增长R电压逐渐减低；V₅或V₆导联常呈深S波，随着年龄增长S波逐渐减小而R波逐渐增高；新生儿心电轴右偏，随年龄增长与成人大致相同。

（5）小儿T波变异性较大，在新生儿期，其肢体导联及右胸导联常出现T波低平或倒置。

其他心电学检查

1.动态心电图（holter ECG monitoring）

（1）动态心电图是指连续记录24小时或更长时间的心电图。该项检查技术由美国生物学理学博士 Norman J.Holter 于1957年始创，1961年用于临床，因而又称Holter检测。

（2）检查使用一种小型便携式记录器，电极一般固定在躯体胸部，常用12导联，患者日常活动和工作均不受限制。主要优点是心电图信息量大，可实时记录长时间的心电变化。仪器结构包括记录系统和回放分析系统。记录系统包括导线和记录器，回放分析系统主要由计算机系统和心电分析软件组成。12导联动态心电图电极贴放位置如图1-6。

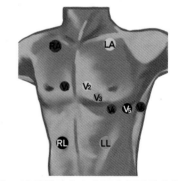

图1-6　12导联动态心电图电极贴放位置

（3）临床应用范围非常广泛，尤其适用于各种心律失常的定性诊断和药物疗效评估等，也可适用于医学科学研究和流行病学调查等领域。目前已经有7天的动态心电图应用于临床。

2.食管心电图（食管心房调搏，transesophageal atrial pacing，TEAP）

（1）解剖上左心房后壁毗邻食管，将食管电极经鼻腔送入食管的心房水平，电极插入深度（cm）=（受试者身高+200）/10，可记录到心房和心室电活动。食管心电图电极位置示意图如图1-7。

（2）利用食管刺激仪可进行心房快速起搏或程序刺激，常用于诱发和终止室上性心动过速以及鉴别室上性心动过速的类型。通常需要食管刺激仪、食管电极导线和心电记录仪。

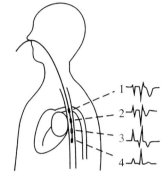

图1-7 食管心电图电极位置示意图

小　结

【心电图基础知识】

1.心电图导联

（1）常规静息12导联心电图，包括肢体导联6个（Ⅰ、Ⅱ、Ⅲ和aVR、aVL、aVF）和胸导联6个（$V_1 \sim V_6$导联）。附加导联有右心室导联（$V_{3R} \sim V_{5R}$）和正后壁导联（$V_7 \sim V_9$）。

（2）双极标准导联反映两个电极之间电位的变化。按照Einthoven法则，在心动周期的任一时刻，Ⅱ导联＝Ⅰ导联＋Ⅲ导联（LF-RA）＝（LA-RA）＋（LF-LA）。

（3）加压单极肢体导联反映某一部位（探测电极）的电位变化。在心动周期每一时刻，aVR+aVL+aVF=0。

（4）胸导联也是一种单极导联，反应胸壁某一部位（探测电极）的电位变化。这种导联方式，探查电极离心脏很近，因此心电图波形振幅较大。

（5）加压肢体导联和胸导联就像"点"（反应探测电极电位变化），标准导联就像"线"（反映两电极电位差的变化），三者构成两个"面"（标准导联和加压肢体导联构成额面导联，胸导联反应横面），综合形成"体"，反映各个位置的心电活动。

（6）心电产生经历了静息状态、极化状态、除极和复极。心电图各波振幅应垂直测量。

2.心电图记录

心电图是电压随时间变化的曲线，用心电图纸记录。

（1）横坐标代表时间，采用25 mm/s纸速记录，横坐标1小格=1 mm=0.04 s。

（2）纵坐标代表电压，为10 mm/mV。

3.心律与心率

（1）正常心律由窦房结发出，称为窦性心律，通常用P波在Ⅱ导联直立来判断。

（2）静息状态下，成人正常心率范围在60～100次/分。

4.PR间期

心率正常情况下PR间期为0.12～0.20 s。老年人或心动过缓的情况下，PR间期不超过0.22 s。

5.QT间期

QT间期与心率快慢密切相关，心率正常时QT间期为0.32～0.44 s。

6.QRS平均心电轴

（1）正常范围-30°～+90°（导联+aVL至+aVF）；

（2）心电轴左偏-30°～-90°（导联+aVL至-aVF）；

（3）心电轴右偏+90°～180°（导联+aVF至-Ⅰ）；

（4）不确定电轴也称无人区，在西北象限（NW）±180°～-90°（导联-Ⅰ至-aVF）。

7.心电图报告内容

节律与心率；心电轴正常或偏移；各波段及间期描述，主要包括P波，PR间期，QRS波群，ST段，QT间期和T波。

心电图结论（正常或异常）

【学习与思考】

1.在心电图相关的基础电生理知识中，窦房结属于慢反应自律细胞。心房肌和心室肌细胞属于快反应非自律细胞。心脏各部分心肌细胞动作电位如图1-8，心室肌细胞动作电位与心电图各波段的关系如图1-9。以下描述中正确的选项是　　　　　（　　　）

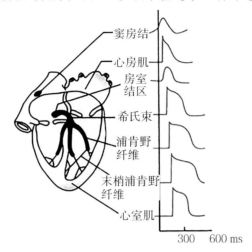

图 1-8　心脏各部位动作电位

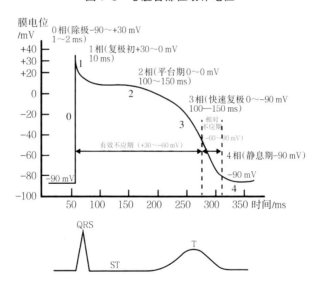

图 1-9　心室肌细胞动作电位与心电图各波段的关系

A.心肌的电生理特性包括自律性、兴奋性和传导性

B.窦房结是心脏正常的起搏点，自律性最高，故正常心律为窦性心律

C.心肌有效不应期特别长，由动作电位0位相到动作电位复极化-60 mV处（持续约250 ms），以保证心肌收缩和舒张交替进行，不发生强直收缩

D.心脏传导系统中各部分的传导速度不同，以房室结最慢，浦肯野纤维最快

E.以上均正确

2.心电向量是心电图的基础知识，较好地掌握心电向量往往能更透彻地分析心电

图。结合下列向量环及对投影的理解（如图1-10），下述描述正确的选项是　　（　　）

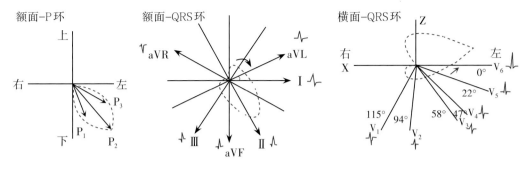

图1-10　心电向量环

　　A.无论是心房还是心室，除极时间都很短，每一瞬间所产生的心电向量相互作用，其结果即为瞬间综合向量。将每个心动周期中瞬间综合向量按时间先后连接起来形成的运行轨迹就构成了一个空间心电向量环

　　B.空间向量环投影在平面上（如额面、横面和侧面）形成的心电向量环称为平面向量环（空间向量环的第一次投影）

　　C.平面向量环在各导联轴上的投影便形成了心电图（空间向量环的第二次投影）。额面向量环投影在六轴系统各导联轴上，形成肢体导联心电图；横面向量环投影在胸导联的各导联轴上就是胸导联心电图

　　D.心电图是空间向量环两次投影的结果

　　E.以上均正确

参考答案： 1.E　　2.E

（郭雪娅）

第2章

正常心电图与正常变异心电图

【教学目标】

1.知识目标：

（1）掌握：正常心电图常见变异的图形类型与特点。

（2）熟悉：正常变异心电图发生原理。

（3）了解：正常变异心电图的鉴别诊断。

2.能力目标：学会识别正常心电图和正常变异心电图。

3.素养目标：以患者为中心，结合临床，避免误诊或漏诊，培养良好的学习能力、正确的临床思维能力以及"提出问题、诊断问题和解决问题"的能力。

【重点、难点和策略】

1.重点：正常心电图以及常见正常变异心电图的特点。

2.难点：同一种心电图改变，由于引起的原因不同，所以得出的结论也就有所不同。

3.策略：了解心电图以及心电图产生的机制，同时要了解患者个体及临床疾病。

【相关知识点——正常变异心电图】

1.临床上将介于正常心电图与可疑心电图之间的一类心电图归为正常变异心电图。

2.正常心电图的常见变异有$S_I S_{II} S_{III}$图形、V_1导联RSR′波形、早复极变异、胸导联R波递增不良、运动员心脏、肥胖和水肿等；还有窦缓、非呼吸性窦性心律不齐、左心室高电压等。

3.正常变异心电图与病理性的心电图易混淆，其性质的判断不能单纯依赖心电图，还需要结合临床表现、体格检查、动态心电图、超声心动图、胸片等检查综合判断。

【知识点拓展——室上嵴与室上嵴图形】

1.室上嵴位于右心室内，右心房室口与肺动脉口之间，是心室肌构成的弧状隆起。它是右心室流入道与流出道的分界标志。

2.一般认为室上嵴除极发生在心室除极的最后阶段，偶尔这部分除极延迟发生时，即可产生一个向右的终末向量，在V_1导联上表现为小r′波，呈rsr′型，有作者称此为"室上嵴图形"。室上嵴解剖部位如图2-1。

3.室上嵴图形约见于2.5%的正常人，心电图多年图形不变或消失，无病理性意义。

4.诊断室上嵴图形需与不完全性右束支阻滞相鉴别。一部分不完全性右束支阻滞是中年男性原发性传导系统阻滞（Lenegre病）的早期表现，可能随年龄的增长，逐渐进展为完全性右束支阻滞、双束支阻滞或三分支阻滞，并需要植入起搏器治疗且需要长期临床观察。

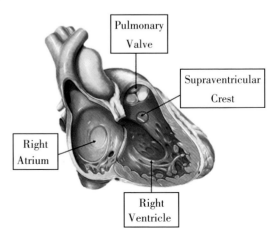

图2-1　室上嵴解剖部位

正常心电图

Case 1 患者男性，20岁，常规体检时心电图描记为正常心电图，如图2-2。

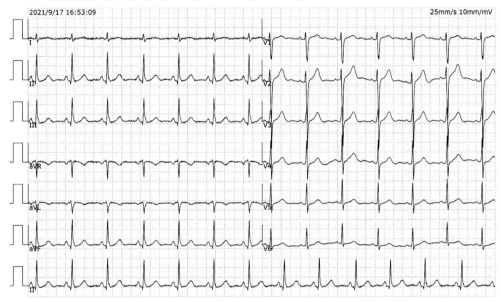

图2-2　正常心电图

心电图特点：

（1）P波在Ⅱ导联直立，aVR导联倒置。心率75次/分。肢体导联P波电压＜0.25 mV，胸前导联电压＜0.20 mV，PR间期0.14 s。

（2）心电轴不偏。

（3）QRS波群在aVR导联呈rS型，R_{aVR}＜0.5 mV；V_1、V_2导联呈rS型，V_5、V_6导联呈Rs型，R_{V_5}＜2.5 mV，QRS波群时限为0.08 s。

（4）ST段在等电位线上，未见明显偏移。

（5）T波方向与QRS波群主波方向一致，电压正常。

（6）QT间期正常。

心电图诊断：窦性心律，心电轴不偏，正常心电图。

假性肺型P波

Case 2 患者男性，40岁，体检时发现"心电图异常"。既往体健，无呼吸道疾病史。心脏彩超及胸部X线检查未见明显异常。体检时心电图如图2-3。

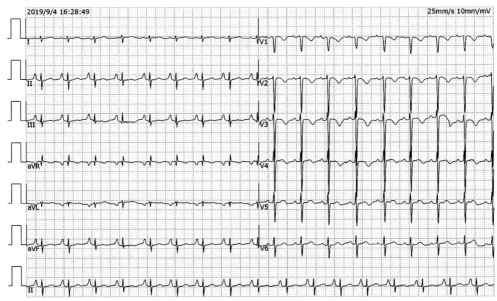

图2-3　体检心电图

1.心电图特点

（1）可见下壁导联P波明显增高，类似于肺型P波，多见于肺心病右心房扩大时。

（2）该患者既往无肺部疾患病史，彩超提示心脏大小正常，因此考虑此心电图属于正常变异心电图。

2.这类心电图特征

（1）一般是发生在窦性频率快时，频率恢复正常后，高耸P波幅度可降至正常。

（2）P波电压总的高度　定＜0.30 mV，Ⅱ导联最为清楚。

（3）P波形态顶峰圆钝，不尖锐。如尖锐不受窦性频率影响，应诊断为右心房肥大。

（4）V_1导联P波正向值＜0.15 mV。

$S_I S_{II} S_{III}$

Case 3 患者男性，27岁，无器质性心脏病且各项检查均无异常发现。体检心电图如图2-4。

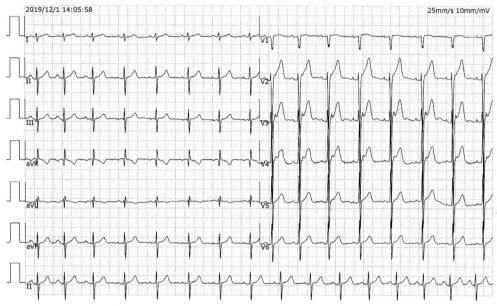

图2-4 体检心电图

1.心电图特点

（1）P波在Ⅱ导联直立，aVR导联倒置。

（2）电轴+90°。

（3）QRS波群在Ⅱ、Ⅲ、aVF导联呈RS型，R/S＜1，S_{II}＞S_{III}；Ⅰ导联呈RS型，V_5导联R/S=1；aVR呈qR型，R/S＞1。

心电图诊断：窦性心律，$S_I S_{II} S_{III}$图形，大致正常心电图。

2.该心电图特征应与哪些心电图鉴别

（1）$S_I S_{II} S_{III}$图形指标准Ⅰ、Ⅱ、Ⅲ导联S波振幅大于或等于同导联R波振波，实际工作中发生率很低，应注意与左前分支阻滞、右心室肥厚心电图相鉴别。

（2）临床常见的是Ⅱ、Ⅲ导联S波振幅大于同导联R波振幅，而Ⅰ导联S波多数小于R波振幅。

（3）左前分支阻滞时，Ⅱ、Ⅲ导联也呈rS型，与图2-4相似，但其为S_{III}＞S_{II}，且Ⅰ导联呈R或qR型，故可鉴别。

（4）本病例无引起右心室肥厚的临床病因及其他阳性发现，故考虑为正常变异。

室上嵴图形

Case 4 患者男性, 25岁, 平时体健。体检心电图如图2-5。

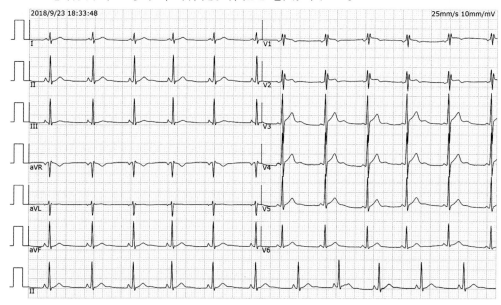

图2-5　体检心电图

1.心电图特点

（1）P波在Ⅱ导联直立，aVR导联倒置。

（2）电轴不偏。

（3）QRS波群在Ⅱ、aVF导联呈Rs型，aVR导联呈Qr型；V_1、V_2导联呈rSr′型（r/S<1），r>r′，r<0.8 mV；r′<0.6 mV；QRS波群时限正常。

（4）ST-T未见异常。

心电图诊断：窦性心律，QRS波群室上嵴图形，大致正常心电图。

2.室上嵴图形

（1）室上嵴位于肺动脉口与右心房室口之间的肌肉隆起，可将心室分为流入道和流出道两部分，是心室除极的最后部分。室上嵴生理性除极相对延迟形成V_1导联r′波。

（2）心电图表现：QRS波群在V_1导联呈rSr′型（r/S<1），但QRS波群时限正常；r<0.8 mV；r′<0.6 mV。

（3）室上嵴图形属于正常心电图范围。

（4）应与不完全性右束支阻滞进行鉴别。

R波递增不良

Case 5 患者女性，23岁，平素身体健康，体检发现"心电图异常"来院就诊。血压120/80 mmHg（1 mmHg=133.3 Pa），心率68次/分，各瓣膜听诊区未闻及杂音，呼吸音清。超声心动图提示未见异常。体检心电图如图2-6。

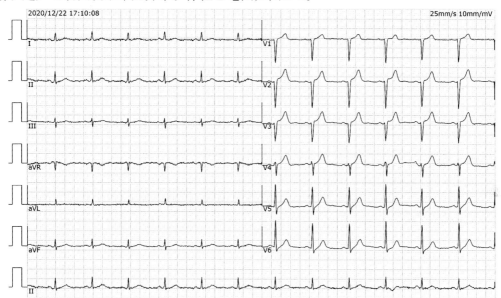

图2-6　体检心电图

1.心电图特点

（1）P波在Ⅱ导联直立，aVR导联倒置，心率75次/分。

（2）心电轴不偏。

（3）PR间期0.16 s，

（4）$V_1 \sim V_4$导联呈rS型，V_5导联R/S > 1。

（5）ST-T未见异常，QT间期0.40 s。

心电图诊断：窦性心律，心电轴不偏，胸导联R波递增不良，大致正常心电图。

2.R波递增不良的临床意义

（1）正常胸导联QRS波群形态从右胸导联（V_1、V_2）至左胸导联（V_5、V_6）R波依次递增，S波逐渐变浅，移行区在V_3、V_4导联。

（2）图2-6移行区在V_5导联，$V_1 \sim V_4$导联R波未见上述渐变规律，符合R波递增不良的心电图改变。

（3）此类图形可见于正常人，也可见于前壁心肌梗死、左心室肥厚、心肌病或肺心病，判断时要结合临床及其辅助检查。

（4）本例为年轻健康女性，心电图中未合并其他异常。ST-T改变可排除陈旧性前壁心肌梗死等疾病，考虑正常变异，约见于7%的正常人。

胸导联低电压

Case 6 患者女性，24岁，因"肥胖不孕"收住生殖医学科。无高血压和糖尿病病史。体重指数（BMI）达38 kg/m²。入院心电图如图2-7。

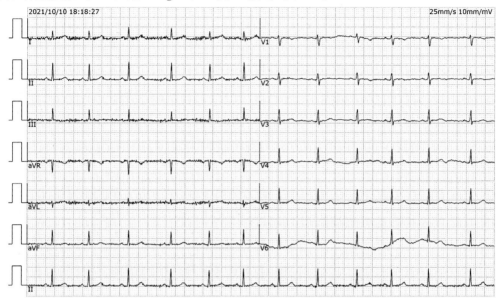

图2-7　入院心电图

1.心电图特点

（1）P波在Ⅱ导联直立，aVR导联倒置，心率73次/分。

（2）心电轴不偏。

（3）QRS波群形态、时限正常，肢体导联电压正常，胸导联电压的算术和＜0.8 mV。

（4）ST-T未见异常，QT间期0.39 s。

心电图诊断：窦性心律，心电轴不偏，胸导联低电压，大致正常心电图。

2.肥胖与低电压

（1）大多数没有临床心脏病的肥胖患者心电图是正常的。

（2）严重肥胖患者的P波、QRS波群电压更低，以胸导联明显，甚至伴有心电轴左偏。

左心室高电压

Case 7 患者男性，18岁，既往体健，体格偏瘦。体检心电图如图2-8。

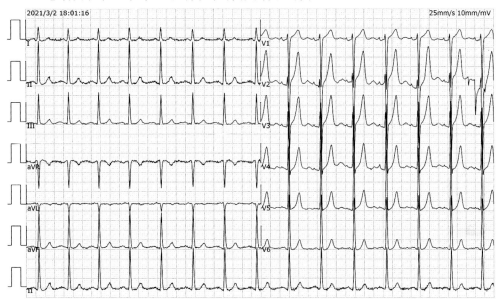

图2-8 体检心电图

1. 心电图特点

（1）P波在Ⅱ导联直立，aVR导联倒置，心率58次/分，PR间期正常。

（2）心电轴不偏。

（3）QRS波群形态：V_1呈rS型；V_5呈R型，R_{V_5} 3.3 mV。

（4）ST-T未见异常，QT间期正常。

心电图诊断：窦性心律，左心室高电压，大致正常心电图。

2. 该心电图左心室高电压的临床意义

（1）左心室高电压的心电图往往见于年轻且偏瘦的男性，或见于训练有素的运动员。相关文献有类似报道。

（2）目前用来辅助诊断左心室肥厚的左心室高电压标准是从老年人群或心脏病发生率较高的人群中建立起来的，胸导联 $R_{V_5}+S_{V_1} > 4.0$ mV 的标准对肥胖者可能低估左心室肥大的诊断，对瘦高者可能增加假阳性诊断的机会。

常规体检中发现，30岁以下的年轻男性心电图QRS波群电压超出标准者所占比例最多，且无引发左心室肥厚病史及异常查体所见。临床对心电图左心室肥厚的判断一定要结合临床。

（3）该患者超声心动图检查未发现异常，无高血压病或其他引起电压增高的情况。该患者左心室高电压属于正常变异。

窦性心律不齐

Case 8 患者男性，15岁，未诉特殊不适。体检心电图如图2-9。

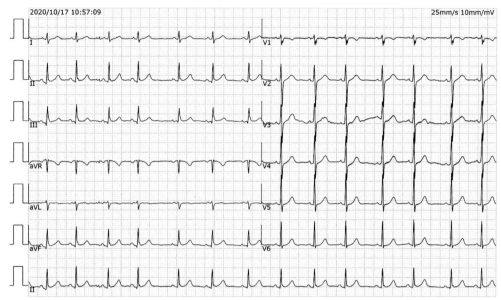

图2-9　体检心电图

1.心电图特点

（1）P波在Ⅱ导联直立，P波形态一致，PP间期之差＞0.12 s，平均心率75次/分。

（2）心电轴不偏。

（3）QRS波群形态、时限和电压正常。

（4）ST-T未见异常。

心电图诊断：窦性心律不齐，心电轴不偏，大致正常心电图。

2.窦性心律不齐的心电图特征和意义

（1）窦性心律不齐一般与呼吸有关，呼气时减慢，吸气时加快，屏气时心律转为规律；同一导联上，PP间距相差0.12 s以上。

（2）一般认为窦性心律不齐无临床意义，不需要治疗。

（3）存在原发病的患者，则应进行原发病的治疗。

幼稚型T波

Case 9 患者女性，36岁，孕前常规体检。体检心电图如图2-10。

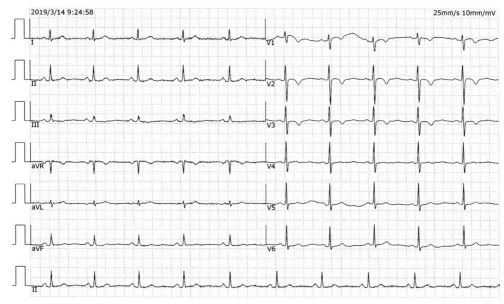

图2-10 体检心电图

1.心电图特点

（1）P波在II导联直立，提示窦性心律。

（2）心电轴不偏。

（3）ST段未见明显偏移。

（4）在V₁～V₃导联T波倒置，倒置的幅度逐渐变浅，V₄导联直立。

心电图诊断：窦性心律，心电轴不偏，幼稚型T波。

2.V₁～V₃导联T波倒置

（1）正常情况下，婴幼儿时期，右胸导联T波普遍倒置，进入成年期后倒置的T波可逐步变浅至直立。如果进入成年期后倒置的T波仍不能恢复直立，才称为持续幼稚型T波，属于正常变异。

（2）如果这种心电图表现出现在40岁以上成年人，则考虑为异常改变。

小　结

【心电图特点】

1.P波高尖

无心脏或肺部疾患者，当心率增快时，下壁导联P波电压超过 0.25 mV，或 V_1 导联 P波电压超过 0.2 mV。

2.QRS波群

（1）$S_1S_{II}S_{III}$ 图形：定义为三个标准肢体导联中，S波的振幅大于或等于同导联R波的振幅，但临床常见的情况是 I 导联的S波振幅小于R波振幅。

（2）QRS波群室上嵴图形：QRS波群在 V_1 导联呈 rSr′ 型（r/S＜1），但QRS波群时限正常；r＜0.8 mV；r′＜0.6 mV，V_{3R} 及 V_{4R} 导联多见。

（3）胸导联R波递增不良：无心脏或肺部疾患的正常人，胸导联R波没有呈 r 波逐渐升高或递增为R波，往往在 V_1～V_4 导联呈rS型。

（4）左心室高电压：健康的年轻人，仅有 V_5 电压＞2.5 mV，不伴有ST-T改变。

（5）肥胖与低电压：大多数没有临床心脏病的严重肥胖患者可表现为低电压，以胸导联明显。

3.早复极变异

正常年轻人ST段有轻度升高，尤其是左胸导联和下壁导联，往往伴有心动过缓。ST段改变可以多年不变。

4.幼稚型T波

正常情况下，婴幼儿时期，右胸导联T波普遍倒置（V_1～V_3），进入成年期后倒置的T波可逐步变浅至直立。如果进入成年期后倒置的T波仍不能恢复直立，则称为幼稚型T波。

5.窦性心动不齐

窦性心律，P波形态一致，PP间期之差大于 0.12 s。

【学习与思考】

1.左心室高电压心电图常见于胸壁薄、体型瘦的年轻人，属于正常变异。与左心室肥大的不同，以下描述正确的选项是　　　　　　　　　　　　　　　　（　　）

A.V_5～V_6 导联的R波＞2.5 mV且一般＜3.0 mV

B.QRS电轴正常

C.无引起左心室肥大的病因

D.超声心动图左心室壁正常，左心室无扩大

E.以上均正确

2.正常人 V_1～V_4 导联R波逐渐增高，如果R波不能逐渐增高，称为R波递增不良。以下关于R波递增不良的描述中正确的选项是　　　　　　　　　　　　（　　）

A.V_3 的R波＜0.03 mV，R_{V_2}≤R_{V_3}。

B.过渡区位于 V_5 或 V_6 导联

C.R波递增不良约见于7%的正常人

D.更多见于前壁心肌梗死、心肌病患者

E.以上均正确

参考答案：1.E　　2.E　　　　　　　　　　　　　　　　　　　（秦立军）

第 3 章

心房扩大和心室肥厚

【教学目标】

1.知识目标：

（1）掌握左、右心房扩大及左、右心室肥厚的心电图诊断标准。

（2）熟悉产生房室肥大的机理。

（3）了解房室肥大的临床意义。

2.能力目标：会用心电图诊断心房扩大和心室肥厚。

3.素养目标：培养以"问题为导向"的临床思维，在学习中发现问题、分析问题，直至合理有效地解决问题。

【重点、难点和策略】

1.重点：用心电图的表现诊断左、右心房扩大和左、右心室肥厚。

2.难点：心电图诊断条件多，虽特异性欠佳，但敏感性较高。

3.策略：熟读熟记，结合临床。

【相关知识点——左心室扩大与左心室肥厚】

1.现有的心电图书籍少有提及左心室扩大的诊断标准，通常与左心室肥厚归为一类，称左心室肥大。两者的病理生理过程并非一致，可有重叠，也可独立存在。前者以心腔扩大为主，室壁厚度正常甚至变薄；后者以室壁厚度增加为主，可伴有心腔扩大。

2.共同点：胸导联 QRS 波群振幅升高。左心室扩大和左心室肥厚均可造成电轴向左、向后偏移，引起向左、向后（V_5、V_6）导联 QRS 波振幅升高，以胸导联更为明显。

3.Goldberger 三联征指 QRS 波群在胸导联高电压、肢体导联低电压和胸前导联 R 波递增不良。此三联征对诊断左心室扩大的特异性高但敏感性差，因而限制了应用。目前左心室扩大缺乏高度"特异性"心电图。

4.左心室扩大见于前负荷增加的疾病及扩张型心肌病、缺血型心肌病；左心室肥厚见于后负荷增加的疾病，如高血压病、肥厚型心肌病等。

【知识点拓展——年轻人运动性猝死】

1.1986 年 1 月 24 日晚，在第十九届日本全国女排联赛上，31 岁的海曼死于日立队与大荣商社队激烈的角逐过程中。经对遗体病理解剖和专家会诊，确认 1 米 96 的海曼死于马凡氏综合征主动脉破裂。此综合征是于 1896 年由法国儿科医生马凡（Marfan）发现的，属先天性遗传性疾病，以骨骼、眼及心血管三大系统的缺陷为主要表现。其特征为身材特别高，手指或趾细长，称为蜘蛛指（趾）；眼部表现主要有晶状体脱位或高度近视；95% 的患者死于心血管并发症，常见为动脉瘤破裂和心力衰竭。

2.肥厚型心肌病（HCM），是一种以左心室肥厚为突出特征的原发性心肌病，是最常见的遗传性心脏病，也是青少年和运动员发生心脏性猝死的首要原因。该病造成直接死亡的原因可能为运动诱发的恶性心律失常，如室性心动过速、心室颤动；或因肥厚梗阻的室间隔在剧烈运动时导致心脏射血停止。超声心动图检查是 HCM 患者诊断、病情检测、治疗方法选择及治疗效果评估的首选方法。HCM 诊断标准在没有其他明确原因导致心肌肥厚的情况下，超声心动图显示左心室任意部位的舒张末最大室壁厚度≥15 mm。异常增厚的心肌突入至左心腔造成血流阻塞，当左心室流出道的瞬时峰值压差≥30 mmHg 时，称为肥厚型梗阻型心肌病。

右心房扩大，右心室肥厚

Case 1 患者女性，60岁，因"间断咳嗽、咳痰伴胸闷30年，双下肢水肿10天"收住呼吸科。既往住院明确诊断为慢性肺源性心脏病，肺动脉高压。入院心电图如图3-1。

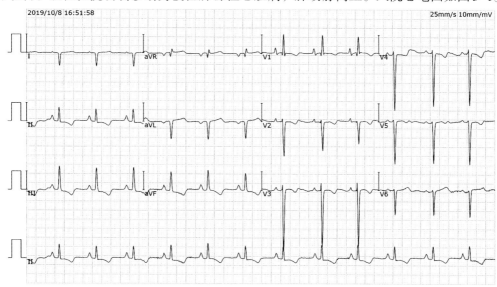

图 3-1　入院心电图

1.心电图特点

（1）P波在Ⅱ导联直立，符合窦性心律，Ⅱ、V₁导联P波直立高尖，电压>0.25 mV。

（2）心电轴右偏（+125°）。

（3）QRS波群在V₁导联呈qRs型（R波为主），V₂~V₆导联呈rS型，r/S<1。

（4）ST-T：下壁导联ST段下斜型压低，相应导联T波倒置；V₁~V₅导联T波呈"负正"双相。

心电图诊断：窦性心律，心电轴右偏，右心房扩大，右心室肥厚。

2.右心房扩大的情况

（1）右心房扩大的心电图表现与临床和解剖学所见相关性较差。

（2）先天性心脏病、三尖瓣疾病及慢性肺源性心脏病最常见的P波改变表现在V₁导联P波高耸，正向部分电压≥0.15 mV。

（3）肺型P波指Ⅱ、Ⅲ、aVF导联的P波直立高尖，其电压≥0.25 mV。临床上肺心病患者肺型P波的发生率约20%。肺型P波中先天性心脏病（如肺动脉狭窄、法洛四联症、艾森门格综合征等）的发生率更高。

3.临床评估

（1）常规检测血常规和血气，胸片或胸部CT，评估肺部感染情况。

（2）超声心动图提示右心系统增大（右心房横径52 mm，右心室前后径36 mm，右心室舒张末横径49 mm），重度肺动脉高压（收缩压90 mmHg，平均压70 mmHg）。

4.处理原则

积极予以吸氧、抗感染、化痰、止咳、平喘、利尿等治疗。

Case 2 患者男性，64岁，因"咳嗽、咳痰10余年，胸闷、气短6年，加重半月"，以"慢性阻塞性肺疾病伴急性加重"收住呼吸科。既往无高血压和糖尿病病史。入院心电图如图3-2。

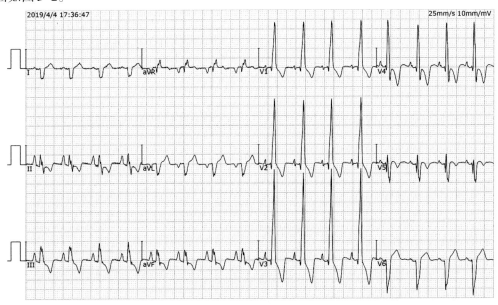

图3-2 入院心电图

1.心电图特点

（1）P波在Ⅱ、Ⅲ、aVF导联直立高尖，Ⅱ导联电压0.5 mV。

（2）心电轴右偏（+124°）。

（3）QRS波群在V$_1$导联呈qR型（或呈rsR′，r波极小），R波电压增高明显；V$_5$～V$_6$导联S波增深明显。

心电图诊断：窦性心律，心电轴右偏，右心房扩大，右心室肥厚。

2.心电图诊断右心室肥厚注意事项

（1）结合病史和临床资料。

（2）符合心电图诊断标准。V$_1$导联R/s≥1，呈R型或Rs型，重度右心室肥厚可使V$_1$导联呈qR型。V$_5$导联r/S≤1或S波比正常加深。心电轴右偏。常伴有支持右心室肥厚，右胸导联（V$_1$、V$_2$）ST压低及T波倒置，属于继发性ST-T改变。

（3）当V$_1$导联呈右束支阻滞形态时，心电轴明显右偏（>+110°），V$_1$导联的R′电压明显增高（>1.5 mV），V$_5$导联的S波明显增深，提示合并右心室肥厚。

3.临床评估

（1）常规检测血常规、血气及降钙素原等以及胸片或胸部CT，评估感染情况。

（2）心脏超声检查提示右心系统增大（右心房内径41 mm，右心室横径43 mm），左心系统正常。

4.处理原则

无创呼吸机改善通气，同时予以抗感染、扩张支气管、化痰、利尿等治疗。

Case 3 患者男性，37岁，因"间断胸闷伴乏力3年，加重半月"就诊。无慢性呼吸道病史，无高血压、糖尿病病史。入院心电图如图3-3。

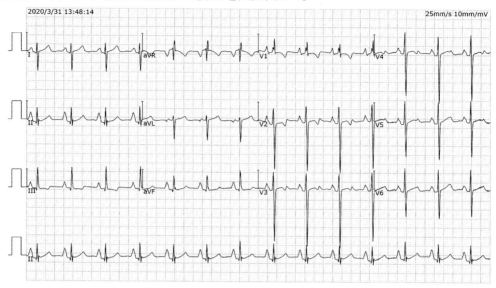

图3-3　入院心电图

1.心电图特点

（1）P波在Ⅱ导联直立符合窦性心律。Ⅱ、V₁导联P波增高，以Ⅱ导联尤为明显，电压达0.5 mV，V₁导联正向波电压达0.3 mV。

（2）心电轴右偏（+114°）。

（3）QRS波群在V₁导联呈Rs型，R波升支明显挫折；V₂～V₅导联呈rS型，r/S＜1；V₆呈RS型，R/S＜1，S波加深。

心电图诊断：窦性心律，心电轴右偏，右心房扩大，右心室肥厚。

2.超声心动图对诊断房室肥大的意义

超声心动图结果对照心电图提示，右心房室肥大的最佳预测指标是V₁导联P波电压超过0.15 mV，心电轴右偏，V₁导联R/S＞1。敏感性48%，特异性100%。

3.临床评估

（1）听诊心率80次/分，心律匀齐，各瓣膜听诊区未闻及明显杂音。

（2）超声心动图检查提示为先天性主动脉瓣二尖瓣畸形，主动脉瓣钙化并关闭不全（中度），左心房正常（前后径34 mm），右心房增大（横径62 mm，上下径76 mm），左心室正常（收缩末前后径28 mm，舒张末前后径40 mm），右心室增大（右心室基底部横径47 mm，右心室流出道23 mm）。左心室射血分数正常（LVEF68%）。肺动脉压增高（MPAP54 mmHg）。主动脉跨瓣压差约23 mmHg。

（3）心电图诊断为右心房扩大和右心室肥厚，与超声心动图提示的右心系统增大符合。

4.处理策略

对于有瓣膜狭窄且有相应症状者，跨瓣压力阶差≥50 mmHg者时，宜行瓣膜成形或换瓣手术；对于瓣膜关闭不全者，有心脏进行性增大者，应考虑换瓣手术治疗。

Case 4 患者男性，61岁，因"间断咳嗽、气短5年，加重1年"，以"慢性阻塞性肺病伴急性加重"收住呼吸科。既往诊断肺源性心脏病。入院心电图如图3-4。

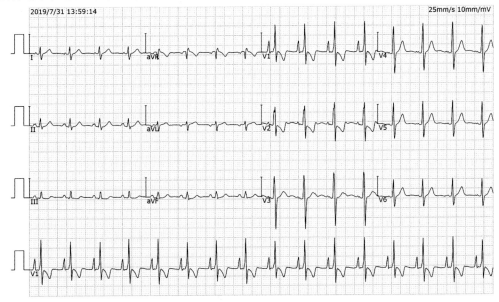

图3-4 入院心电图

1.心电图特点

（1）P波在Ⅱ导联直立符合窦性心律。V₁导联P波高尖，电压达0.6 mV。

（2）心电轴不偏（+78°）。

（3）QRS波群在V₁导联呈Rs型，R/s＞1。

（4）ST-T未见异常。

心电图诊断：窦性心律，心电轴右偏，肺型P波，右心室肥厚。

2.临床评估

（1）检测血常规、血气及降钙素原，提示感染，血钾偏低（3.32 mmol/L）。

（2）肺功能检查提示重度限制性肺通气功能障碍。

（3）超声心动图检查提示右心扩大（右心房横径46 mm，右心室舒张末内径46 mm），重度肺动脉高压（平均动脉压54 mmHg）。

3.处理原则

无创呼吸机吸氧，同时予以抗感染、止咳化痰、补钾等治疗。

Case 5 患者男性, 72岁, 因"发现左侧腹股沟肿物4年, 拟行手术治疗"收住普外科。既往有肺源性心脏病史。入院心电图如图3-5。

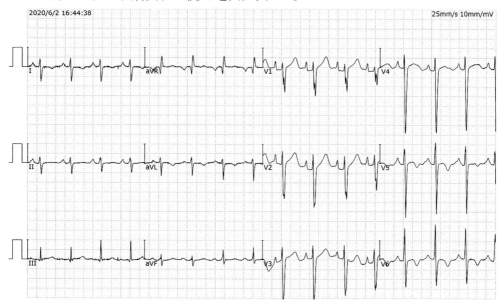

图3-5 入院心电图

1. 心电图特点

(1) P波在 II 导联直立, 符合窦性心律。V_1 导联P波高尖, 其电压为0.3 mV。

(2) 心电轴右偏 (+125°)。

(3) QRS波群在 $V_1 \sim V_5$ 导联呈 rS 型, r/S < 1, V_6 导联呈 RS 型, R/S > 1。

(4) ST段未见异常, T波在 $V_1 \sim V_3$ 导联直立, $V_5 \sim V_6$ 导联倒置。

心电图诊断: 窦性心律, 心电轴右偏, 右心房扩大, 右心室肥厚。

2. 临床评估

(1) 患者肺心病病情相对稳定。

(2) 心脏超声检查提示右心增大 (右心房横径46 mm, 右心室横径36 mm), 中度肺动脉高压 (肺动脉收缩压64 mmHg)。

(3) 全腹CT检查提示左侧腹股沟疝形成。

3. 临床处理

全麻下行左侧斜疝网塞填充无张力疝修补术。

Case 6 患者男性，64岁，因"呼吸困难3年，咳嗽、咳痰10天"收住呼吸科。既往住院诊断为肺源性心脏病。入院心电图如图3-6。

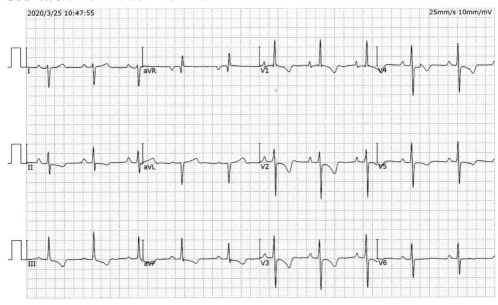

图3-6　入院心电图

1.心电图特点

（1）P波在Ⅱ导联直立，符合窦性心律。V_1导联P波高尖，正向电压为0.2 mV。

（2）心电轴右偏（+129°）。

（3）QRS波群在V_1导联呈qRs型，V_2、V_3导联呈rS型，$V_4 \sim V_6$导联呈RS型。

（4）ST段未见异常，T波在Ⅱ、Ⅲ、aVF导联及$V_1 \sim V_5$导联倒置。

心电图诊断：窦性心律，心电轴右偏，右心房扩大，右心室肥厚。

2.临床评估

（1）检测血常规、CRP及降钙素原、血气、胸片或胸部CT，评估感染情况及呼吸功能。

（2）心脏超声提示右心扩大（右心房内径46 mm，右心室基底部横径49 mm），右心室收缩功能减低（TAPSE15 mm，FAC30%）；下腔静脉内径增宽，塌陷指数<50%；重度肺动脉高压（肺动脉平均压60 mmHg）。

3.处理原则

积极予以吸氧、抗感染、化痰、利尿等治疗。

左心房扩大，左心室肥厚

Case 7 患者男性，70岁，因"发现高血压20年，糖尿病7年，视物模糊3个月"收住院。入院心电图如图3-7。

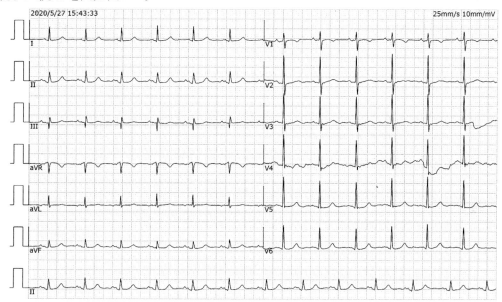

图 3-7　入院心电图

1.心电图特点

（1）窦性心律，Ⅱ导联P波增宽且呈双峰型，P波时限0.14 s，峰间距时限0.06 s。

（2）心电轴不偏。

（3）QRS波群形态、时限和电压正常。

（4）ST-T未见异常。

心电图诊断：窦性心律，心电轴不偏，左心房扩大。

2.左心房扩大的原因

（1）高血压病史20年。高血压可以导致左心系统增大，尤以左心房增大及室壁增厚出现较早。

（2）超声心动图提示左心房内径增大（LAD41 mm），左心室后壁增厚为11 mm，左心室内径正常，左心室射血分数正常（LVEF61%）。

3.临床处理

（1）患者高血压，已经造成左心房扩大和室壁增厚，而左心房扩大是心房颤动发生的独立危险因素。高血压药物选择以ACEI或ARB为优选。

（2）患者视物模糊应查眼底。

（3）出院诊断为糖尿病并发症，有周围神经病变、糖尿病肾病、视网膜病变，应严格管理血糖。

Case 8 患者女性，48岁，因"呼吸困难加重，纳差，伴无力2天"就诊。既往有风湿性心脏瓣膜病史6年。入院心电图如图3-8。

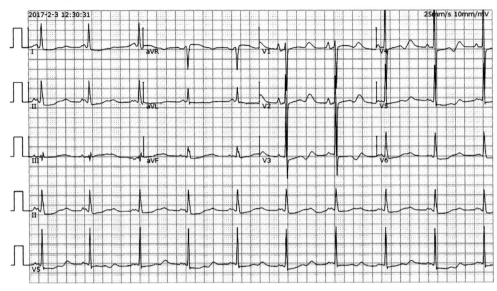

图3-8   入院心电图

1.心电图特点

（1）窦性心律，P波时限0.14 s，肢体导联及V_3、V_5导联P波呈双峰，峰间距时限0.06 s。V_1导联P波呈"正负"双向，正向波电压0.35 mV。

（2）心电轴不偏。

（3）QRS波群形态和时限正常。R_{V5} + S_{V1}=3.8 mV。

（4）各导联ST段普遍压低，胸前导联可见明显增高的U波，QT（QU）间期延长0.68 s。考虑与低血钾有关。

心电图诊断：窦性心律，心电轴不偏，双心房扩大，左心室肥厚，ST-T改变，QT（QU）间期延长。

2.临床评估

（1）既往有风湿性心脏瓣膜病6年，本次主诉是心衰加重的表现。

（2）急查血常规、CRP及降钙素原、胸片等，评估感染情况。

（3）检查血糖、肾功及电解质，化验血钾2.7 mmol/L，与心电图表现吻合。

（4）检查心衰标志物明显升高（NT-proBNP 5600 pg/ml）。

（5）超声心电图检查提示风湿性心脏瓣膜病，二尖瓣狭窄（中-重度）并关闭不全，左心房内径明显增大（LAD50 mm），双心室大小正常。

3.治疗原则

（1）予以抗感染、改善心衰、纠正低血钾治疗。

（2）请心外科会诊，建议择期行二尖瓣瓣膜置换术。

Case 9 患者男性，48岁，因"间断胸闷、气短4个月，加重2周"收住心内科。入院心电图如图3-9。

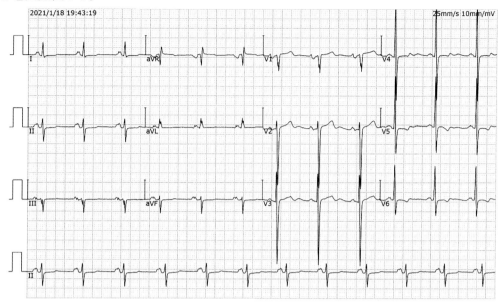

图3-9 入院心电图

1.心电图特点

（1）窦性心律，Ⅱ导联P波增宽呈切迹，P波时限0.12 s。

（2）心电轴左偏（-37°）。

（3）QRS波群形态、时限正常。R_{V5} = 2.68 mV，R_{V6} + S_{V2} = 4.6 mV。

（4）ST段未见异常，T波异常，表现在V_1~V_3导联直立，V_5、V_6导联倒置。

心电图诊断：窦性心律，心电轴左偏，左心房扩大，左心室肥厚。

2.临床评估

（1）检测血常规、血生化、甲状腺功能化验、心脏五项检查，结果提示D-二聚体及NT-proBNP明显升高。

（2）心脏超声提示心肌受累疾患，左心增大（左心房内径45 mm，左心室舒张末内径62 mm，收缩末内径53 mm），弥漫性室壁运动异常，左心室射血分数降低（LVEF30%）。下腔静脉内可见自发显影。

3.临床策略

（1）考虑心功能不全，药物纠正心衰、改善心功能，低分子肝素抗凝治疗。

（2）冠状动脉造影检查提示左主干未见异常，左前降支近中段40%弥漫性狭窄，左回旋支近段次全闭塞，右冠状动脉近段40%狭窄。于左回旋支病变处植入2枚支架。

（3）临床诊断为缺血性心肌病，心脏扩大。予以冠状动脉支架植入。术后予以双联抗血小板药物，强化他汀类药物以及呋塞米、沙库巴曲缬沙坦、β受体阻滞剂、螺内酯等治疗。

（4）心血管门诊随诊。

左心房扩大，右心室肥厚

Case 10 患者男性，57岁，因"胸闷气短15年，加重3年"，以"房间隔缺损"收住心外科。入院心电图如图3-10。

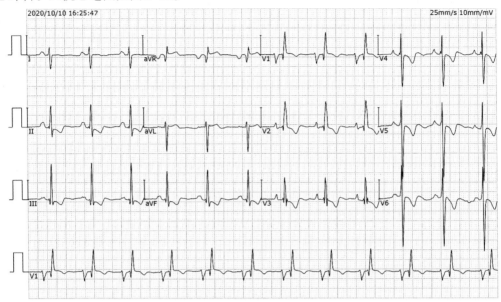

图3-10　入院心电图

1.心电图特点

（1）P波在Ⅱ导联直立，符合窦性心律。心率70次/分。P波在V_1导联呈"正负"双相，Ptf_{V1}绝对值为0.3 mm·s。

（2）心电轴右偏（+99°）。

（3）QRS波群在V_1导联呈qR型，V_5、V_6导联S波加深（呈Rs型，R/s<1）。

（4）ST段在Ⅱ、Ⅲ、aVF及V_1～V_6导联下斜型压低，T波倒置。

心电图诊断：窦性心律，心电轴右偏，左心房扩大，右心室肥厚。

2.Ptf_{V1}的临床意义

（1）V_1导联上P波呈先正而后出现深宽的负向波。将V_1负向波的时间乘以负向P波振幅，称为V_1导联P波终末电势（P-wave terminal force，Ptf_{V1}）。

（2）左心房扩大时，Ptf_{V1}（绝对值）≥0.04 mm·s。

3.临床评估与治疗

（1）经心脏超声检查明确诊断为先天性心脏病，房间隔缺损（房间隔中部连续中断，大小25～34 mm），心房水平以右向左为主双相分流，右心增大（右心房横径54 mm，右心室横径42 mm），左心房增大（左心房内径40 mm），左心室内径及左心室射血分数正常。重度肺动脉高压（平均肺动脉压63 mmHg）。

（2）完善相关检查，手术风险评估系高危患者。

（3）给予患者降肺动脉高压和药物治疗，建议患者门诊随诊，评估手术指征。

左心室肥厚

Case 11 患者男性，46岁，因"突发头痛伴右侧肢体无力、言语不清12小时"就诊，血压180/100 mmHg。高血压病史10年，药物控制。头颅CT提示左侧基底节区出血。临床诊断：急性脑血管病，左侧基底节出血。高血压病3级，极高危。入院心电图如图3-11。

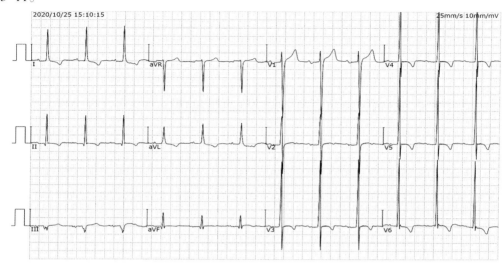

图3-11　入院心电图

1.心电图特点

（1）P波在Ⅱ导联直立，符合窦性心律。心率75次/分。

（2）心电轴不偏。

（3）胸导联电压明显增高，$R_{V_5} = 4.5$ mV。

（4）ST段未见明显异常，T波在V_1导联直立，$V_3 \sim V_5$导联倒置。

心电图诊断：窦性心律，心电轴不偏，左心室肥厚。

2.心电图诊断左心室肥厚注意事项

（1）某些健康人特别是瘦长型的年轻人，胸导联多可出现QRS波群电压增高，可达到左心室肥厚的电压诊断标准，临床无引起左心室肥厚的病因，建议诊断"左心室高电压"。

（2）ST-T改变也是诊断心室肥厚的重要指标。传统的观念认为，心室肥厚图形合并ST-T改变的心电图，称为心室肥厚伴劳损。近年废弃了心室肥厚伴劳损这种说法，又重新强调关于收缩期负荷过重与舒张期负荷过重的概念。多数学者认为在心室肥厚时伴有原发性ST-T改变，是由于心肌结构和功能异常所致。

（3）诊断需结合临床病史，超声心动图可以明确诊断。

3.治疗原则

（1）患者高血压病3级，已经发生左侧基底节区出血。应积极降血压，血压降至安全范围以减轻出血。

（2）请神经外科或神经内科会诊，制定在院治疗方案。

Case 12 患者男性，29岁，因"体检发现心脏瓣膜病1个月"，以"主动脉瓣关闭不全"收住心脏外科。入院心电图如图3-12。

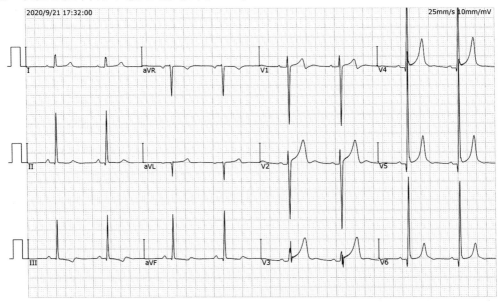

图 3-12　入院心电图

1.心电图特点

（1）P波在Ⅱ导联直立，符合窦性心律。心率53次/分。

（2）心电轴不偏。

（3）PR间期0.20 s。

（4）QRS形态、时限正常。电压增高明显，$R_{V5} = 5.5$ mV，$R_{V5} + S_{V1} = 8.58$ mV。

（5）ST-T未见明显异常。

心电图诊断：窦性心律，心电轴不偏，左心室肥厚。

2.临床评估

（1）心脏超声检查提示主动脉瓣右冠瓣脱垂并大量关闭不全，主动脉窦部及升主动脉瘤样扩张，左心室扩大（左心室舒张末内径79 mm，收缩末内径54 mm）。

（2）主动脉瓣关闭不全时导致大量返流，使左心室容量负荷明显增加，心电图上表现电压的升高；V_5、V_6导联ST段无偏移或轻度抬高，T波多呈高尖。

3.临床策略

（1）经充分术前评估和准备，明确无手术禁忌证，在全麻体外循环下行Bentall术、部分主动脉弓置换术。

（2）患者出院后心外科门诊随诊。

Case 13 患者女性，56岁，因"间断心悸、胸闷、气短7年，加重1周"收住院。6年前因"肥厚梗阻型心肌病"在外院行室间隔化学消融。入院心电图如图3-13。

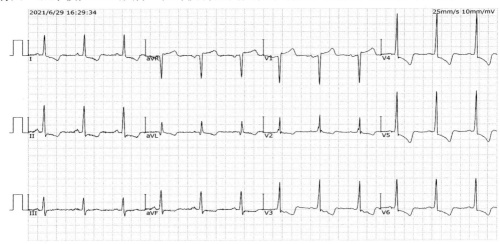

图3-13　入院心电图

1.心电图特点

（1）P波在Ⅱ导联直立，心率70次/分。

（2）心电轴不偏。

（3）QRS波群形态正常，R_{V5} = 2.6 mV，R_{V5} + S_{V1} = 电压4.4 mV。

（4）ST段在以R波为主的导联呈下斜压低，T波倒置；以S波为主的导联上ST段呈上斜型，T波直立。

心电图诊断：窦性心律，心电轴不偏，左心室肥厚。

2.肥厚型心肌病（hypertrophic cardiomyopathy，HCM）

（1）HCM是一种以心肌肥厚为特征的遗传性心肌疾病。主要表现为左心室壁增厚，通常指二维超声心动图测量的室间隔或左心室壁厚度≥15 mm，通常不伴有左心室腔的扩大，需排除负荷增加（如高血压、主动脉瓣狭窄和先天性主动脉瓣下隔膜等）引起的左心室壁增厚。超声心动图测定左心室流出道与主动脉峰值压力阶差（left ventficular outflow tract gradient，LVOTG），安静时LVOTG≥30 mmHg为梗阻型。

（2）劳力性呼吸困难是HCM患者最常见的症状，其他症状有胸痛、心悸和晕厥。

3.临床评估与治疗

（1）超声心动图提示室间隔厚度30 mm，左心室后壁12 mm。SAM征阳性征象。左心室峰值压力阶差约103 mmHg。

（2）拟行室间隔射频消融术。导管测量左心室压力阶差约100 mmHg。ICE指导下寻找SAM征最明显区域，消融后再测压力阶差约50 mmHg，消融成功。服用β受体阻滞剂和地尔硫卓。

（3）患者术后1个月复查超声心动图，室间隔厚度21 mm，LVOTG33 mmHg。2个月后复查超声心动图，室间隔厚度19 mm，LVOTG9 mmHg。

Case 14 患者男性，50岁，因"间断胸闷、气短3年，加重1周"收住心内科。既往无高血压和糖尿病病史。入院心电图如图3-14。

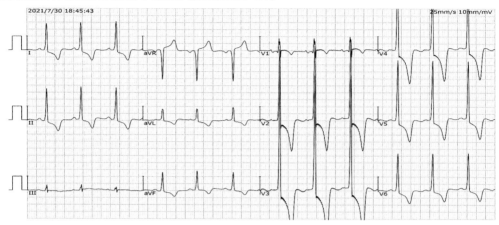

图3-14　入院心电图

1.心电图特点

（1）P波在Ⅱ导联直立，心率70次/分。

（2）心电轴不偏。

（3）QRS形态在 V_1、V_2 导联呈 Rs 型，V_3～V_6 呈 R 型。时限正常。R_{V5} = 4.2 mV。

（4）ST-T改变明显，以R波为主导联其ST段下斜型压低，伴巨大深倒置的T波，尤以胸导联明显。

心电图诊断：窦性心律，心电轴不偏，符合心尖肥厚型心肌病的T波改变。

2.心尖肥厚型心肌病

（1）心尖肥厚型心肌病（AHCM）是肥厚型心肌病（HCM）的一种亚型。成人肥厚型心肌病是以心肌肥厚为特征的心肌疾病，主要表现为左心室壁增厚。诊断标准为超声心动图或心脏核磁成像显示左心室任意部位的舒张末期最大室壁厚度≥15mm，需排除其他明确原因导致的心肌肥厚，如高血压病等。

（2）心尖肥厚型心肌病，肥厚心肌局限于心尖部，一般不合并流出道梗阻。心电图表现有左心室高电压、V_2～V_4 导联T波深倒置。

3.临床评估与治疗

（1）超声心动图检查提示左心室壁增厚（室间隔13 mm，左心室后壁13 mm），以左心室心尖部室壁增厚明显（22 mm），左、右心室内径及功能正常，提示心尖肥厚型心肌病（非梗阻）。

（2）心脏核磁成像证实左心室壁增厚，以心尖部为著，舒张末期最厚处达24.7 mm。左心室流出道未见狭窄。左心室造影显示心肌部增厚明显，收缩增强，流出道无压力阶差。

（3）临床诊断为心尖肥厚型心肌病。治疗上应用ARB、β受体阻滞剂、合心爽。建议门诊随诊。

双心室肥厚

Case 15 患者女性，53岁，因"间断性咳嗽、胸闷气短半年"就诊，门诊行超声心动图提示动脉导管未闭（PDA），拟行手术收住院。无高血压和糖尿病病史。入院心电图如图3-15。

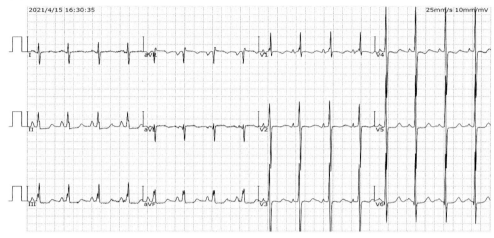

图3-15 入院心电图

1.心电图特点

（1）P波在Ⅱ导联直立、高尖，电压为0.35 mV。心率70次/分。

（2）心电轴轻度右偏（+92°）。

（3）QRS波群在V_1导联呈Rs型，R_{V1} = 1.3 mV，$V_4 \sim V_5$导联呈Rs型，R_{V5} = 3.5 mV。QRS波群时限正常。

（4）ST段在Ⅱ、Ⅲ、aVF导联及$V_4 \sim V_6$导联呈水平型压低0.1 mV，相应导联T波直立。

心电图诊断：窦性心律，心电轴轻度右偏，右心房扩大，双心室肥厚。

2.临床评估

（1）阳性体征：左锁骨中线第二肋间可闻及连续性机器样杂音。

（2）超声心动图提示在降主动脉与主肺动脉之间可探及一管状结构，开口约6.1 mm。右心增大（右心室前后径29 mm），肺动脉收缩压约114 mmHg。其间为患者进行PDA封堵术。服用双联抗血小板药物3个月，后继续服用阿司匹林3个月。

（3）患者术后6个月门诊随诊，复查超声心动图。

3.讨论

（1）心电图对房室肥大的诊断比较敏感，但特异性不强；而超声心动图对房室肥大的诊断具有确定诊断价值，特异性好，但敏感性欠佳。

（2）心腔压力增大和负荷增重均对心电图的P波、QRS波群和T波产生影响，尤其负荷问题，使得心电图数据与超声心动图数据之间吻合不上。例如，该病例从右心房扩大和左心室肥厚提示，可能系心腔负荷增加，尚未达到真正肥大。

（3）心电图对房室肥大的诊断，通过结合临床和超声心动图综合分析判断，有利于提高对心电图的认识和理解。

小　结

【心电图特征】

1.右心房扩大（right atrial enlargement）

（1）P波直立高尖，其电压≥0.25 mV，以Ⅱ、Ⅲ、aVF导联表现最为突出。因其多见于COPD患者，故又称"肺型P波"。

（2）V_1导联P波呈双向时，其正向波电压≥0.15 mV。

2.左心房扩大（left atrial enlargement）

（1）P波增宽，其时限≥0.12 s，P波常呈双峰，两峰间距时限≥0.04 s，以Ⅱ导联明显，多见于二尖瓣病变患者，又称"二尖瓣型P波"。

（2）V_1导联呈"正负"双向时，Ptf_{V_1}值的绝对值≥0.04 mm·s。

3.左心室肥厚（left ventricular hypertrophy，LVH）

（1）QRS波群电压增高：V_5或V_6导联R波电压＞2.5 mV；$R_{V_5}+S_{V_1}$＞4.0 mV（男性）或＞3.5 mV（女性）。

（2）ST-T改变：以R波为主的导联ST段下移，以及T波倒置，低平或双向（属继发性改变）。

（3）心电轴左偏或不偏。

（4）QRS波群时限可延长＞0.11 s。

4.右心室肥厚（right ventricular hypertrophy，RVH）

（1）QRS波群形态及电压改变：V_1导联呈R型、Rs型或qR型等，R/s≥1；V_5导联呈rS型，r/S＜1；aVR导联以R波为主，R/q或R/S≥1。

（2）电轴显著右偏（≥+90°）。

（3）右胸导联ST段下移及T波倒置（继发性改变）。

【学习与思考】

1.心房扩大和心室肥厚是器质性心脏病的常见后果。临床上引起心房扩大和心室肥厚的病因有　　　　　　　　　　　　　　　　　　　　　　（　　）

A.高血压病　　　　　　　　B.冠心病　　　　C.先天性心血管病

D.心脏瓣膜病　　　　　　　E.COPD

2.能确定诊断心房扩大和心室肥厚的最常规的检查是　　　　　　（　　）

A.心电图　　　　　　　　　B.心脏超声　　　C.心脏核磁

D.冠状动脉造影　　　　　　E.心脏CT

参考答案： 1.ABCDE　　2.B

（王丽平）

第4章

急性心肌梗死与急性缺血样改变

【教学目标】

1. 知识目标：

（1）掌握各种急性冠状动脉综合征（ACS）的心电图特点和治疗原则。

（2）熟悉相关发病机制、诊断和鉴别诊断。

（3）了解ACS的冠状动脉血运重建术。

2. 能力目标：能识别危急值心电图。

3. 素养目标：牢记"生命第一，患者至上"的使命，体现团队合作奋进的精神。

【重点、难点和策略】

1. 重点：急性胸痛的诊断与鉴别诊断，临床治疗策略。

2. 难点：多种急性病症都可导致心电图ST段的抬高，需进行鉴别。

3. 策略：病史很重要，诊断要准确，鉴别需仔细。

【相关知识点——心电图ST段抬高的疾病与可能的机制】

1. 临床上对ST段偏移有正常范围界定：任何导联ST段下移应≤0.05 mV，V_1、V_2导联ST段抬高≤0.3 mV，其余导联ST段抬高≤0.1 mV。

2. 关于ST段抬高的主要机制，传统观点有损伤电流学说及除极受阻学说。临床上可见ST段抬高型心肌梗死（STEMI）、变异性心绞痛、应激性心肌病等。

3. 对于Brugada综合征、早期复极综合征、急性心包炎等心电图也有ST段抬高的表现，但并无心肌损伤。细胞电生理机制解释为心室复极平台期跨壁离散学说，称为离子流学说。

【知识点拓展——冠状动脉与冠状动脉性疾病（coronary artery disease，CAD）】

1. 冠状动脉是供应心脏本身血液的血管，分为左、右冠状动脉。左冠状动脉主干起源于主动脉根部左冠窦，然后分为左前降支（LAD）和左回旋支（LCX）。LAD沿前室间沟下行并包绕心尖。LCX沿左心房室沟走行。右冠状动脉起源于主动脉根部右冠窦，沿右心房室沟走行，多数延续至后室间沟（图4-1）。

2. 冠状动脉造影（CAG）是目前诊断冠状动脉疾病的"金标准"（图4-2）。通过注射对比剂动态观察冠状动脉血流及解剖情况，了解冠状动脉病变性质、部位、范围和程度。一般认为管腔狭窄在50%以下诊断为冠状动脉粥样硬化；管腔狭窄在50%以上诊断为冠心病，管腔狭窄在70%～75%以上会严重影响血供。急性冠状动脉闭塞会导致患者发生急性心肌梗死。

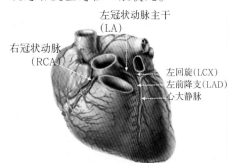
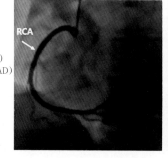
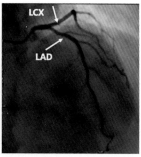

图4-1　冠状动脉正面观示意图图　　　4-2　冠状动脉造影显示RCA、LAD和LCX

左前降支病变

Case 1 患者女性，78岁，因"间断胸痛5年，加重3小时"就诊。糖尿病病史3年，药物控制。无高血压病史。急诊心电图如图4-3。

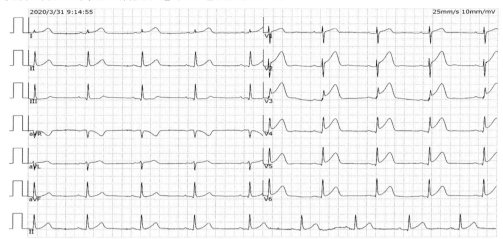

图4-3 急诊心电图

1.心电图特点

（1）P波在Ⅱ导联直立，符合窦性心律。心率55次/分，提示窦性心动过缓。

（2）心电轴不偏。

（3）QRS波群形态、时限和电压正常。

（4）ST段上斜型或凹面向上型抬高在V₂～V₆和Ⅰ导联，相应导联T波直立高大。

心电图诊断：窦性心律，心电轴不偏，超急性期前间壁心肌梗死。

2.心肌梗死的心电图分型

（1）超急性期（也称超急性损伤期）：心电图上表现为ST段上斜型或弓背向上型抬高，与高大直立的T波相连。此期通常持续时间较短。

（2）急性期：超急性期之后，心电图呈现一个动态演变过程，以出现病理性Q波为特征。动态演变包括抬高的ST段逐渐向等电位线回落，高大的T波逐渐变为"正负"双相、倒置、直立的过程。

（3）亚急性期：ST段回落至等电位线，T波直立为特征。

（4）陈旧性期：以病理性Q波为特征。

随着胸痛中心绿色通道的开通，急诊冠状动脉造影及经皮冠状动脉介入治疗（PCI）等早期开通冠状动脉，使心电图变化呈现不典型的动态演变过程，需结合临床分析。

3.临床策略

（1）急诊冠状动脉造影显示，左前降支近段（LADₚ）闭塞，其余血管未见异常。在LAD病变处植入2枚支架。患者术后给予低分子肝素抗凝及双联抗血小板药物等治疗。

（2）心脏超声提示房室结构未见异常，节段性室壁运动异常，左心室收缩功能正常。

（3）患者出院后继续给予双联抗血小板药物等治疗，血糖管理。专科门诊随诊。

Case 2 患者女性，63岁，因"急性胸痛4小时"急诊就诊。高血压病史多年，药物控制良好。急诊心电图如图4-4。

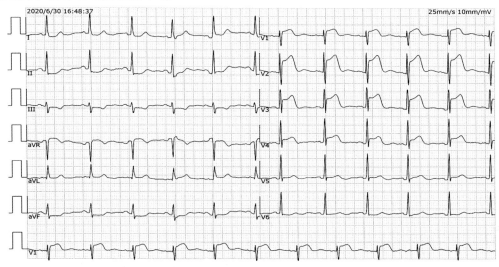

图4-4　急诊心电图

1.心电图特点

（1）Ⅱ导联P波直立，符合窦性心律。心率75次/分。

（2）心电轴不偏。

（3）QRS波群形态、时限正常。V$_1$导联电压较低。

（4）ST段在V$_1$～V$_4$导联呈弓背向上型抬高0.3～0.6 mV，以V$_2$～V$_3$导联尤为显著，V$_2$导联ST段抬高明显大于V$_1$导联。Ⅱ、Ⅲ和aVF导联ST段水平型压低。胸导联T波直立。

心电图诊断：窦性心律，心电轴不偏，前间壁心肌梗死（超急性期）。

2.临床评估与策略

（1）临床明确诊断为ST段抬高型心肌梗死（STEMI，前间壁）。前壁心肌的供血来自左前降支，所以考虑罪犯血管为左前降支。应尽早开通血管、恢复血流。

（2）急诊行冠状动脉造影提示左前降支（LAD）发出第2对角支（D2）后100%闭塞，D2开口可见90%局限性狭窄；左回旋支近端（LCXp）80%狭窄；右冠状动脉中段（RCAm）70%狭窄。在LAD近中段植入2枚支架。

（3）术后药物治疗：患者支架术后给予双联抗血小板药物，强化他汀类药物，β受体阻滞剂，控制心率在60次/分左右，ARB类或ARNI类（诺欣妥）药物预防心肌发生重塑。

（4）定期专科门诊随诊。1年后住院复查CAG。

3.冠状动脉性疾病（CAD）的相关概念

CAD指冠状动脉由于发生粥样硬化引起管腔狭窄或闭塞，或由于冠状动脉痉挛导致管腔的狭窄或闭塞。CAD可以导致心肌缺血缺氧或坏死。临床以急性冠状动脉综合征最为严重，分为不稳定型心绞痛、急性ST段抬高的心肌梗死（STEMI）和非ST段抬高的心肌梗死（NSTEMI）。

Case 3 患者男性，45岁，因"胸痛1小时"急诊就诊。急诊心电图如图4-5。

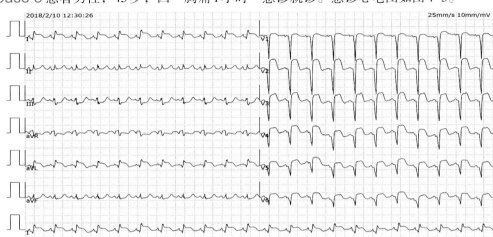

图4-5　急诊心电图

1.心电图特点

（1）P波在Ⅱ导联直立符合窦性心律。心率130次/分，提示心动过速。

（2）QRS波群在V_1～V_6导联呈QS型；Ⅰ和aVL导联呈qr型（q/r<1），肢体导联低电压。

（3）特征性改变表现在上述导联出现ST段凸面向上型明显抬高和直立高大的T波融合成"墓碑"样改变。

心电图诊断：窦性心动过速，急性广泛性前壁心肌梗死，肢导低电压。

2.临床诊断

结合患者急性胸痛症状、特征性心电图改变及心肌肌钙蛋白cTnI升高，诊断为ST段抬高型心肌梗死（STEMI）。

3.分析罪犯血管

前壁心肌梗死常见的罪犯血管为左前降支（LAD）。患者广泛前壁心肌梗死提示前降支近端闭塞（LADp）。

4.评估及临床策略

（1）患者胸痛明显，有急诊开通血管的指征，如急诊CAG+PCI或静脉溶栓治疗。

（2）该患者经急诊CAG检查发现LADp100%闭塞，左回旋支近端（LCXp）75%狭窄。在LAD近端植入支架1枚。

（3）术后药物治疗原则：他汀类药物、双联抗血小板药物、β受体阻滞剂及ACEI（或ARB或ARNI）。

（4）超声心动图评价室壁运动、心脏结构和功能。

（5）行动态心电图检查，了解心率的控制情况及判断是否有快速性心律失常。

5.心肌梗死的区域与冠状动脉供血相关

（1）前降支供血给前壁心肌，当胸前导联出现心肌梗死图形时，通常提示LAD发生闭塞。

（2）右冠状动脉和左回旋支供血给左心室下壁、后壁心肌和右心室心肌。

Case 4 患者男性，61岁，因"发作性胸痛10分钟或15分钟不等"收住院。患者入院心电图提示窦性心律，QRS波群正常，ST段未见异常，胸前导联T波倒置。入院后1小时突发胸痛，值班医生立即记录心电图，急诊心电图如图4-6。给予患者硝酸甘油舌下含服，疼痛约持续15分钟后缓解，心电图基本同入院时心电图。

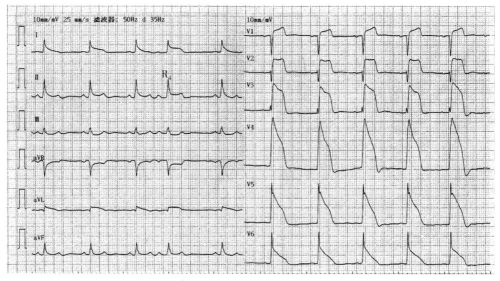

图4-6　急诊心电图

1.心电图特点

（1）P波在Ⅱ导联直立，符合窦性心律。心率60次/分。

（2）心电轴不偏。

（3）QRS波群形态正常，时限和电压正常。在肢体导联R_4为房性期前收缩下传。

（4）ST段显著抬高在V_1～V_6、Ⅰ和aVL导联。V_3～V_6导联ST段抬高尤其显著且S波消失，出现QRS波群类似单相跨膜电位。

心电图诊断：窦性心律，广泛ST-T改变，提示急性心肌损伤，房性期前收缩。

2.临床诊断和发生机制

（1）患者发作性胸痛，胸痛时ST段明显抬高呈动作电位曲线。胸痛缓解ST段回落至等电位线，过程符合变异性心绞痛发作过程。

（2）其发生机制是冠状动脉痉挛（血管收缩）。如果持续痉挛在20分钟以上有发展成STEMI的可能。

3.临床策略

（1）经冠状动脉造影检查提示该患者冠状动脉完全正常。

（2）药物治疗上给予钙通道阻滞剂预防冠状动脉痉挛，给予他汀类药物改善血管内皮功能。

（3）改善生活方式非常重要，如戒烟、避免熬夜等。

右冠状动脉病变

Case 5 患者男性，58岁，因"急性胸痛3小时"就诊。有多年的高血压和糖尿病病史，药物控制。急诊心电图如图4-7。

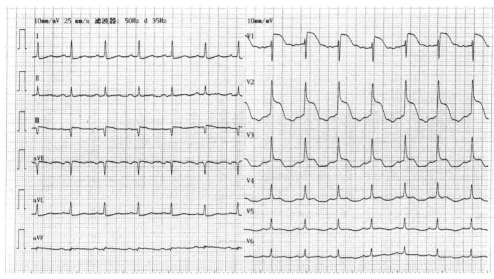

图4-7　急诊心电图

1.心电图特点

（1）P波在Ⅱ导联直立，符合窦性心律。心率76次/分。

（2）心电轴不偏。

（3）QRS波群形态、时限和电压未见异常。

（4）ST段抬高主要表现在V_1～V_3导联，且以V_1导联最为显著，这个变化可能系右心室梗死所致，抬高导联延伸至V_3导联。通常右心室梗死并发于下壁心肌梗死，仔细观察Ⅲ导联呈QS型，伴有ST段抬高；aVL导联伴有对应ST段压低，符合急性下壁右心室心肌梗死。

心电图诊断：窦性心律，心电轴不偏，急性前间壁下壁心肌梗死，急性右心室心肌梗死。

2.分析罪犯血管

急性下壁右心室梗死，且ST段的抬高在Ⅲ导联比Ⅱ导联高，提示右冠状动脉闭塞的可能性大。

3.临床策略

（1）应尽早行冠状动脉造影检查明确病变。

（2）关注血压，通常右心室梗死时会出现右心室衰竭伴低血压，需大量补液纠正低血压。

（3）管理好血压和血糖。

左前降支病变为主

Case 6 患者男性，40岁，因"胸痛1小时"急诊就诊。平素体健。急诊心电图如图4-8。

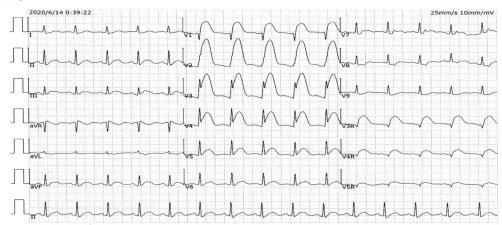

图4-8　急诊心电图

1.心电图特点

（1）P波在Ⅱ导联直立，符合窦性心律，心率93次/分。

（2）心电轴不偏。

（3）QRS波群形态、时限和电压正常。

（4）ST-T：$V_1 \sim V_6$导联及$V_{3R} \sim V_{5R}$导联ST段抬高，与直立高大的T波融合形成单向曲线样"墓碑状"改变。

心电图诊断：窦性心律，心电轴不偏，急性前壁心肌梗死，急性右心室心肌梗死。

2.急性冠状动脉综合征（ACS）与心电图

（1）急性冠状动脉综合征（ACS）是一组由急性心肌缺血引起的临床综合征，主要包括不稳定型心绞痛（UA）、非ST段抬高型心肌梗死（NSTEMI）以及ST段抬高型心肌梗死（STEMI）。

（2）急性胸痛时心电图ST段抬高与否在ACS中起到分型诊断的作用。如ST段抬高的ACS可能是STEMI，非ST段抬高的ACS有NSTEMI和UA。

3.临床评估与治疗策略

（1）急诊心电监护显示室性心动过速和心室颤动，行250 J的电除颤2次。

（2）立即开通血管，选择静脉溶栓治疗，应用阿替普酶100 mg静脉输注。溶栓后30分钟复查心电图，显示抬高导联的ST段完全回落至等电位线，而且记录到加速性室性自主心律，心率73次/分，约持续5个心动周期后恢复窦性心律，表明溶栓再通。

（3）行冠状动脉造影检查提示LAD近中段70%～80%弥漫性狭窄，D1开口处99%局限性狭窄；LCX未见明显狭窄；RCA中段50%节段性狭窄。于LAD病变处植入3枚支架。

（4）术后用药：双联抗血小板药物；强化他汀类药物3个月后改为常规剂量；琥珀酸美托洛尔47.5 mg，1次/日；沙坦类药物等。

Case 7 男性患者，62岁，因"急性胸痛不缓解2小时"急诊就诊。入院心电图如图4-9。

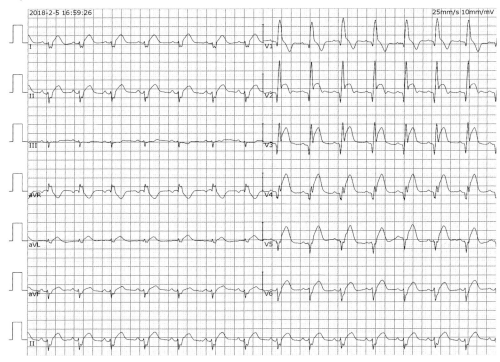

图4-9　入院心电图

1.心电图特点

（1）P波在Ⅱ导联直立，符合窦性心律。心率85次/分。

（2）QRS波群增宽，显示完全性右束支阻滞形态，V_1呈qR型（正常的完全性右束阻滞应该为rsR′型），r波丢失。胸导联形成病理性Q波或R波递增不良的表现。

（3）V_1～V_4导联ST段抬高与直立高大的T波融合，形成急性心肌梗死特征性改变。

心电图诊断：窦性心律，心电轴右偏，急性广泛前壁心肌梗死，完全性右束支阻滞。

2.临床诊断

右束支阻滞的初始除极向量与正常相同，仅在向量环的后部有改变，而心肌梗死时QRS波群的向量改变在初始部分，所以两者可以分别显示。

3.分析罪犯血管

前壁心肌梗死其罪犯血管为左前降支，右束支的血供也是由左前降支供应。

4.临床策略

（1）患者急性胸痛2小时，诊断明确为AMI，应尽早开通血管，如急诊PCI或静脉溶栓。

（2）患者经急诊冠状动脉造影证实LADp在第1间隔支分出前99%狭窄，在病变处植入1枚支架。患者返回病房后行心电图检查，提示右束支阻滞消失，证实右束支阻滞为新发，与急性缺血有关。

（3）术后规范合理用药，指导患者康复及生活方式综合管理。

Case 8 患者男性，61岁，因"间断胸痛1年，加重4小时"门诊就诊。高血压病史10年，药物控制。无糖尿病病史。入院心电图如图4-10。

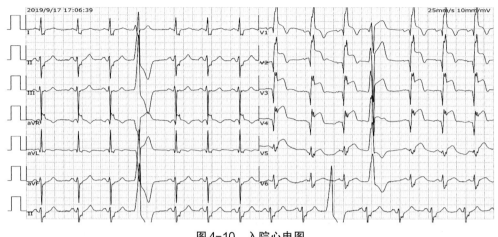

图 4-10　入院心电图

1.心电图特点

（1）P波在Ⅱ导联直立，符合窦性心律。心率85次/分。

（2）心电轴左偏（−79°）。

（3）QRS波群形态在Ⅱ、Ⅲ、aVF导联呈rS型，$S_Ⅲ > S_Ⅱ$，Ⅰ、aVL导联呈qRs型，$R_{aVL} > R_Ⅰ$。V_1导联呈qR型，且$V_2 \sim V_4$导联呈QR型。QRS波群时限0.14 s。有室性期前收缩。

（4）$V_1 \sim V_4$导联ST段呈近似水平型抬高，以$V_2 \sim V_4$导联抬高为著。V_1导联T波倒置，V_2、V_3导联正负双相，V_4导联直立。

心电图诊断：窦性心律，心电轴左偏，急性前间壁心肌梗死，左前分支阻滞，完全性右束支阻滞，室性期前收缩。

2.临床策略与评估

（1）评估后急诊冠状动脉造影显示左前降支近段（LAD_p）70%弥漫性狭窄，第1对角支（D_1）分出前99%局限性狭窄，LAD在D_1发出后闭塞；左回旋支近段（LCXp）50%局限性狭窄；右冠状动脉近段（RCAp）90%狭窄。在LAD病变处植入2枚支架。术后患者安返病房。

（2）心脏超声检查提示节段性室壁运动异常，左心室壁增厚，心脏各腔径未见异常，左心室射血分数正常。

（3）复查心电图右束支阻滞和室性期前收缩消失，左前分支阻滞存在，证实心电图右束支阻滞新发，及时血运重建后缺血恢复，右束支阻滞消失。左前分支阻滞和本次缺血无关。

3.心肌梗死的临床分型

以心电图ST段是否抬高分为ST段抬高的心肌梗死（STEMI）和非ST段抬高的心肌梗死（NSTEMI），NSTEMI和通常见到的心绞痛时ST段压低相似，鉴别点在于心肌损伤标志物是否异常，如cTnI或cTnT，通常增高为正常上限2倍以上应诊断为NSTEMI。

Case 9 患者男性，64岁，因"间断胸痛6天"收住院。入院心电图如图4-11。

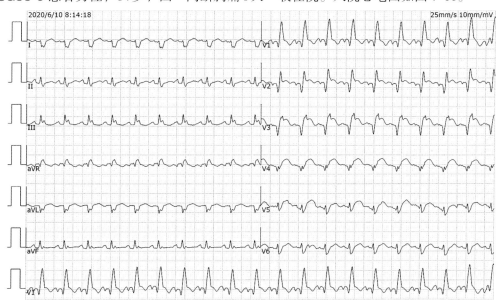

图4-11　入院心电图

1.心电图特点

（1）P波在Ⅱ导联直立，符合窦性心律。心率108次/分，提示窦性心动过速。

（2）心电轴右偏（+122°）。

（3）QRS波群在Ⅰ、aVL导联呈rS型；V₁呈qR型，胸导联形成病理性Q波或R波递增不良的表现。QRS波群增宽0.18 s。

（4）V₁～V₄导联ST段抬高，T波在V₃～V₆导联直立。

心电图诊断：窦性心动过速，心电轴右偏，急性前壁心肌梗死，完全性右束支阻滞，左后分支阻滞。

2.临床评估

（1）血清心脏标志物化验明显升高（cTnI2.1 ng/ml），心衰指标利钠肽明显升高（NT-proBNP6930 pg/ml），血钾低（3.25 mmol/L）。

（2）超声心动图检查提示节段性室壁运动异常，左心室内径稍大（收缩末内径42.5 mm，舒张末内径52.6 mm），左心室射血分数减低（LVEF39%）。

（3）胸部CT检查提示双侧胸腔积液，心影增大。

（4）患者入院后积极予以低分子肝素及双联抗血小板药物治疗，纠正电解质紊乱，改善心功能等。

（5）住院期间患者突发意识丧失，血压进行性下降，经心肺复苏，意识未恢复。

Case 10 患者男性，75岁，因"气短伴胸闷、大汗2小时"就诊。2型糖尿病病史多年，药物控制。入院心电图如图4-12。

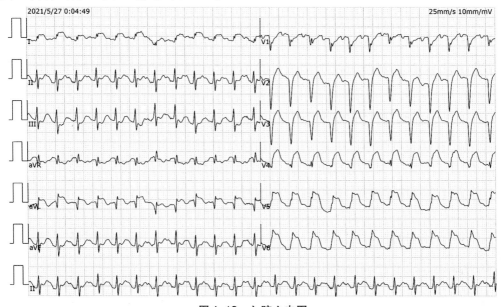

图4-12   入院心电图

1.心电图特点

（1）P波在Ⅱ导联直立，符合窦性心律。心率136次/分。

（2）心电轴不偏。

（3）QRS波群在 V_1 ～ V_3 导联呈QS型，Ⅰ、aVL导联呈qr型伴有ST段抬高和T波直立，V_4 ～ V_6 导联由于ST段抬高与直立高大的T波融合，其QRS波群形态难以描述且电压低。

心电图诊断：窦性心动过速，心电轴不偏，急性侧壁及高侧壁心肌梗死，陈旧性前间壁心肌梗死。

2.临床处理

（1）患者心率快，血压低，氧饱和度低。炎性指标包括血常规、C反应蛋白、降钙素原，检测提示感染。心衰指标BNP显著升高。临床考虑STEMI，心源性休克等。

（2）病情交谈中家属不同意溶栓及急诊PCI等治疗。

（3）经抗感染、纠正心衰，肝素抗凝、抗血小板、他汀类等药物治疗，心电图记录到三度房室阻滞，极其缓慢的室性逸搏心律。患者病情逐渐加重，抢救无效死亡。

Case 11 患者男性，70岁，因"尿毒症规律血液透析2年，胸闷、气短伴恶心、呕吐1周"急诊就诊。既往糖尿病20年，高血压10年。急查血肌酐572 μmol/L，尿素12.4 mmol/L；肌钙蛋白明显升高（Ths-TnT2618 ng/L），NT-proBNP>35000 pg/ml。入院心电图如图4-13。

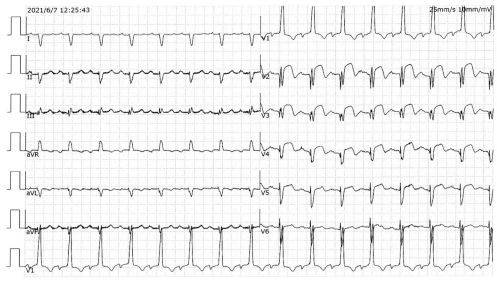

图4-13　入院心电图

1.心电图特点

（1）P波在Ⅱ导联直立，心率93次/分。PR间期0.22 s。

（2）心电轴右偏（+193°）。

（3）QRS波群在Ⅰ、aVL导联呈rS型，aVR呈qR型。V$_1$导联呈R型，V$_2$、V$_3$导联呈QrS型，V$_4$～V$_6$导联呈rS型。QRS波群时限0.12 s。

（4）ST段抬高在V$_2$～V$_5$导联，对应导联T波呈"正负"双相。

心电图诊断：窦性心律，心电轴右偏，急性前壁心肌梗死，一度房室阻滞，右心室肥厚。

2.临床策略

（1）患者从急诊绿色通道进入导管室，右股动脉放置IABP泵。

（2）冠状动脉造影结果提示LAD近段99%狭窄，LCX细小，近段90%狭窄，RCA未见异常。在LAD病变处植入1枚支架。患者安返病房。

（3）患者术后积极予以双联抗血小板药物、强化他汀类药物等治疗，控制血糖和血压。

（4）患者床旁连续肾脏替代治疗（continuous renal replacement therapy，CRRT）。

（5）超声心动图提示室壁节段性运动异常，左心房增大（LAD38 mm），右心室增大（前后径30 mm），肺动脉高压（收缩压40 mmHg）。

（6）患者出院后医嘱用药，心内科门诊随访。

（7）继续规律血液透析。

Case 12 患者男性,57岁,因"持续性胸闷、胸痛1小时"入院。高血压、2型糖尿病病史多年,药物控制。曾因心绞痛行冠状动脉支架植入。入院心电图如图4-14。

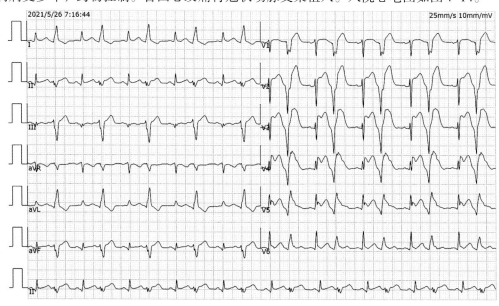

图4-14   入院心电图

1.心电图特点

(1)P波在Ⅱ导联直立,符合窦性心律。

(2)心电轴不偏。

(3)QRS波群形态正常。$V_1 \sim V_3$ 导联呈rS型,$V_4 \sim V_6$ 导联呈R型。每个基本QRS波群之后都有一个宽大畸形的QRS波群,形成室性期前收缩二联律,其后都有代偿间期。

(4)ST段抬高表现在 $V_2 \sim V_5$ 导联,相应的T波直立。

心电图诊断:窦性心律,心电轴不偏,急性前壁心肌梗死,室性期前收缩二联律。

2.急诊冠状动脉造影及PCI

左股动脉放置IABP泵。冠状动脉造影结果提示左主干未见异常,LAD中段支架内闭塞,LCX粥样斑块形成,RCA原支架未见异常。决定对LAD行PCI,过程中发现支架内血栓影,冠状动脉内行溶栓治疗,导管内反复应用硝酸甘油,造影显示血栓消失。后药物球囊扩张LAD中段,原支架贴壁良好。考虑诊断为冠状动脉支架内血栓形成。术后患者安返病房。复查心电图ST段回落,无室性期前收缩。

3.临床评估

(1)超声心动图检查提示室壁节段性运动异常,左心室内径增大(收缩末内径39 mm,舒张末内径52 mm),左心室射血分数48%。

(2)患者术后给予低分子肝素皮下注射,口服双联抗血小板药物。出院前停用低分子肝素。嘱院外给予强化他汀类药物;琥珀酸美托洛尔47.5 mg,1次/日;诺欣妥100 mg,2次/日治疗。

(3)控制血压、血糖,专科门诊随诊。

Case 13 患者女性，47岁，因"胸背部闷痛伴气短10余天"就诊。门诊超声心动图提示升主动脉及主动脉弓可见光带漂浮，近升主动脉起始段内低回声附着，考虑主动脉夹层伴血栓形成。入院心脏外科后行主动脉CTA，提示主动脉弓左颈总动脉水平见破口，主动脉腔见双腔影及内膜影，止于双侧髂总动脉分叉前，真腔较小，假腔大。心电图正常。在全麻及体外循环下行主动脉窦部成形+弓置换+冠状动脉搭桥术。患者术后积极予以抗感染、抗凝、改善心功能、营养支持等治疗。术后第4天患者胸痛明显。急查心电图如图4-15。

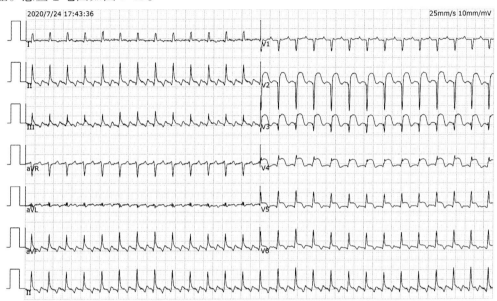

图4-15　急查心电图

1.心电图特点

（1）P波消失，代之以心房扑动波（Ⅱ及V₁导联清楚）。心室率150次/分。

（2）心电轴不偏。

（3）QRS波群在V₁～V₃导联呈QS型，V₄～V₆导联呈qR型。

（4）ST段抬高在V₁～V₆导联，以V₂～V₄导联最为明显，与直立高大的T波融合。

心电图诊断：心房扑动（2∶1传导），心电轴不偏，急性前壁心肌梗死。

2.临床评估与治疗

（1）患者高血压病史4年，未进行降压治疗。

（2）查心脏标志物升高，结合术后心电图演变特点，考虑为桥血管血栓形成的可能性大。

（3）加强抗凝及双联抗血小板药物治疗。

（4）次日复查心电图，ST段明显回落但仍有抬高，胸导联T波以深倒置为主，心房扑动消失。

（5）按医嘱规律服药，生命体征平稳。

（6）患者出院后专科门诊随诊。

Case 14 患者男性67岁,因"急性胸痛3小时"急诊就诊。急诊心电图如图4-16。

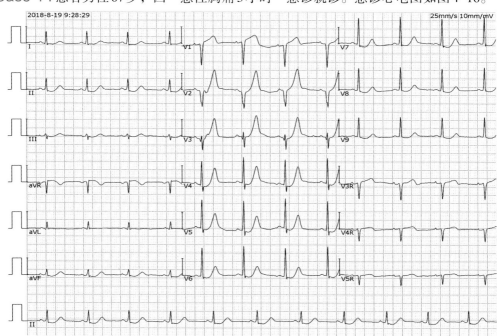

图4-16 急诊心电图

1.心电图特点

(1)P波在Ⅱ导联直立,基本心律为窦性心律。心率66次/分。

(2)心电轴不偏。

(3)QRS波群未见明显异常。

(4)ST-T变化:$V_1 \sim V_6$导联T波直立高大伴$V_4 \sim V_6$导联ST段压低,不符合超急性心肌梗死时ST抬高和T波高大的心电图特征。其改变符合De Winter心电图表现。

2.De Winter心电图的表现及临床意义

(1)2008年,荷兰鹿特丹心内科医生De Winter等通过回顾其中心1532例左前降支(LAD)近段闭塞的急性冠状动脉综合征心电图发现,其中有30例(2%)并未出现典型ST段抬高心肌梗死(STEMI)超急性期心电图表现,而是表现为$V_1 \sim V_6$导联ST段上斜型压低≥0.1 mV,T波高尖且对称,其他表现还包括aVR导联J点抬高1~2 mm,下壁导联ST段中度压低。De Winter将这一发现以短篇论著形式发表在《新英格兰医学》杂志。这是所谓De Winter心电图改变的最早来源。后来有一些报道表明,这种心电图模式可能是一种短暂的中间状态或过程。在Goebel等报告的一例病例中,De Winter心电图模式在数小时后发展为STEMI。

(2)De Winter心电图被视为STEMI的等效模式,且对急性LAD近端闭塞具有很高的预测力。这种心电图表明患者需要进行紧急冠状动脉造影和干预。

3.临床策略

(1)因患者心电图没有ST抬高的表现,所以没有静脉溶栓的适应证。

(2)患者应尽早行冠状动脉造影及介入治疗。

Case 15 患者是Case14心电图的演变，在急诊评估Case14时，再次复查了心电图（两次心电图间隔25分钟）。复查心电图如图4-17。

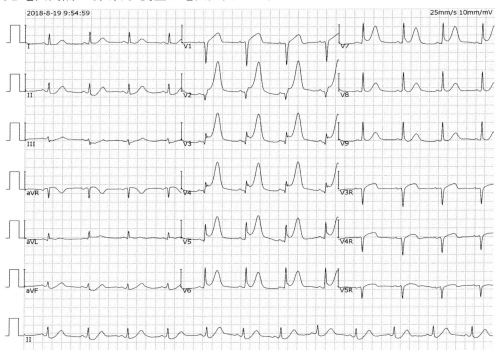

图 4-17　复查心电图

1.心电图特点

图4-17与图4-16比较，最大的变化是$V_2 \sim V_6$导联ST段抬高了。现在的图形改变符合超急性期心肌梗死的特点（ST段抬高，T波高大）。另外，相对于图4-16，图4-17QRS波群的电压降低，分析与心肌梗死有关。

心电图诊断：窦性心律，心电轴不偏，ST-T改变符合De Winter心电图。

2.治疗策略

（1）因为患者心电图表现有ST段抬高，治疗上可以选择静脉溶栓。

（2）给予患者冠状动脉介入治疗。经冠状动脉造影证实为LADp100%闭塞，立即开通血管，病变处植入了2枚支架。

（3）支架术后的药物治疗非常重要。药物包括双联抗血小板药物，β受体阻滞剂（控制心室率在60次/分左右），强化他汀类药物3～6个月（立普妥40 mg或可定20 mg，1次/日）后改为常规剂量，预防心肌重塑的药物在前壁心肌梗死后应用是非常重要的，如 ACEI/ARB/ARNI。

Case 16 患者女性，60岁，因"胸痛16小时伴恶心呕吐"急诊就诊。既往有糖尿病多年，药物控制。入院心电图如图4-18。

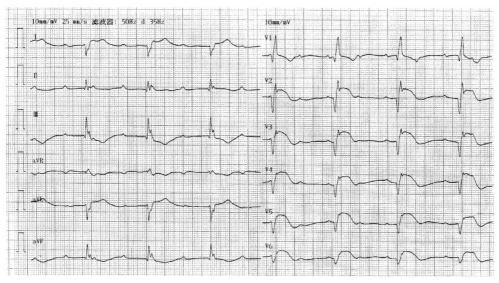

图4-18 入院心电图

1.心电图特点

（1）P波在Ⅱ导联直立，符合窦性心律。心率100次/分。

（2）心电轴右偏。

（3）宽QRS波群心动过缓，心室率44次/分。P波与QRS波群无关，呈现完全性房室分离的表现，符合三度房室阻滞。QRS波群形态呈类完全性右束支阻滞+左后分支阻滞型，为起源于心室左前分支区域的室性逸搏。

（4）ST段凸面向上抬高也是本图的一个特征性改变，表现在$V_2 \sim V_6$、Ⅰ和aVL导联。虽然是室性逸搏，但没有影响ST段原发性抬高。

心电图诊断：窦性心律，急性广泛前壁心肌梗死，三度房室阻滞，室性逸搏心律。

2.分析罪犯血管

前壁心肌梗死时多提示左前降支近端发生闭塞。

3.评估及治疗策略

（1）急查心肌损伤标志物，明显升高。患者恶心呕吐与急性心肌梗死和心室率缓慢有关。室性逸搏时很可能有发生心室停搏的风险，应立即在床旁植入临时起搏器。

（2）广泛前壁心肌梗死患者合并PVC，VT多见甚至Vf。但本例发生三度AVB，分析LAD闭塞使室内的传导束发生缺血，造成右束支阻滞（RBBB）、左前分支阻滞（LAFB）和/或左后分支阻滞（LHFB）而进展到三度AVB。

（3）应尽早开通血管，恢复血流。患者发病已16小时，仍有胸痛症状，心电图有广泛的ST段抬高。通常可考虑给予静脉溶栓，最好是急诊行冠状动脉造影和PCI术。

Case 17 患者男性，59 岁，因"胸痛 1 小时"急诊就诊。入院心电图如图 4-19。

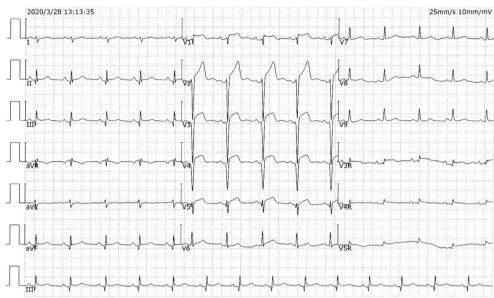

图 4-19　入院心电图

1.心电图特点

（1）P 波在 II 导联直立，符合窦性心律。心率 80 次/分。

（2）心电轴右偏。

（3）$V_1 \sim V_5$ 导联 r 波递增不良或呈 QS 型伴有 ST 段上斜型抬高，符合急性前壁心肌梗死。II、III 和 aVF 导联呈 qR 型伴有 ST 段上斜型抬高，以 III 导联最为明显；在 $V_{3R} \sim V_{5R}$ 导联也表现为 ST 段抬高，符合急性下壁、右心室心肌梗死。另外，V_1 导联的 ST 段抬高明显同样提示右心室心肌梗死。

心电图诊断：窦性心律，心电轴右偏，急性前壁、下壁、右心室心肌梗死。

2.临床诊断

入院后心肌损伤标志物 cTnI 13.2 ng/ml（高限 0.4 ng/ml），结合胸痛和心电图改变，临床诊断为急性 ST 段抬高型心肌梗死（前壁、下壁、右心室心肌梗死）。

3.分析罪犯血管

对于急性前壁合并下壁心肌梗死，一般见于比较大的前降支包绕心尖部后沿后室间沟分布。当前降支闭塞后对下壁导联对应的心肌有影响。

4.临床策略

（1）患者急诊双绕行进入导管室，冠状动脉造影显示左前降支近端 100% 闭塞，左回旋支近端 50% 狭窄，右冠状动脉弥漫性 50%～90% 狭窄。决定对前降支行 PCI，经反复导丝及球囊扩张后，最后植入 1 枚支架。

（2）患者术后积极予以强化他汀类药物，双联抗血小板药物治疗，ARNI 类药物预防心肌重塑，β 受体阻滞剂控制心率至 60 次/分。

（3）患者出院后心血管门诊随访。定期复查相关指标。

左主干闭塞

Case 18 男性患者，58岁，因"持续胸痛2天"就诊。入院后查心肌损伤标志物cTnI 6.74 ng/ml（高限为0.4 ng/ml）。入院心电图如图4-20。

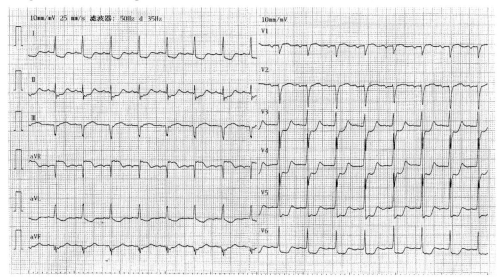

图4-20 入院心电图

1.心电图特点

（1）P波在Ⅱ导联直立，符合窦性心律。心率100次/分。

（2）心电轴不偏。

（3）QRS波群形态正常，时限和电压正常。

（4）ST段在多个导联压低 > 0.1 mV（Ⅰ、aVL、Ⅱ和aVF导联；$V_3 \sim V_6$导联），在aVR导联抬高，改变符合"8+1"心电图现象。

心电图诊断：窦性心律，心电轴不偏，ST-T改变符合"8+1"心电图现象。

2.临床诊断

患者胸痛2天就诊，就诊时心肌损伤标志物明显升高，结合心电图，临床诊断为非ST段抬高型心肌梗死（NSTEMI）。

3.此心电图有何临床意义

8个以上导联ST段压低伴aVR和/或V_1抬高，称为"8+1"（或"8+2"）心电图现象。临床提示多支血管病变或左主干闭塞。

4.临床策略

（1）稳定病情1周，行冠状动脉造影证实是左主干远端100%闭塞及右冠状动脉近端次全闭塞且向左侧冠状动脉逆供血。

（2）建议行冠状动脉搭桥术。随访到患者在北京阜外心血管病医院进行冠状动脉搭桥术（4根桥血管）。

（3）加强术后药物管理。

右冠状动脉病变为主

Case 19 男性患者，61岁，因"突发胸痛90分钟"急诊就诊。既往有高血压和糖尿病病史，药物控制。入院心电图如图4-21。

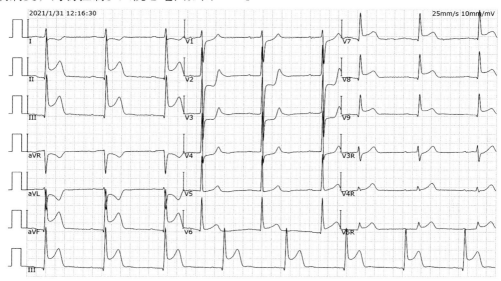

图4-21　入院心电图

1.心电图特点

（1）P波在Ⅱ导联直立，符合窦性心律。心率50次/分。PR间期0.26 s。

（2）心电轴不偏。

（3）QRS波群形态正常，Ⅱ、Ⅲ和aVF导联呈qR型。时限和电压正常。

（4）ST段抬高明显，表现在下壁导联（Ⅱ、Ⅲ和aVF）、右心室导联（V_{4R}、V_{5R}）及正后壁导联（V_7～V_9），对应导联的T波直立。V_1～V_4导联ST段压低。

心电图诊断：窦性心动过缓，心电轴不偏，急性下壁、右心室、正后壁心肌梗死，一度房室阻滞。

2.分析罪犯血管

ST段抬高在Ⅲ导联大于Ⅱ导联。Ⅲ导联在六轴系统的右下方，恰好与右冠状动脉的起始和走向相同，通常是右冠状动脉病变。右冠状动脉很重要的分支有房室结动脉，心电图一度房室阻滞考虑与房室结动脉缺血有关。

3.治疗策略

（1）STEMI诊断明确，应尽早开通血管恢复血流，改善血流。急诊冠状动脉造影显示LAD未见异常，LCX中段70%狭窄；第1钝缘支（OM1）中段可见血栓影，远端血流TIMI3级；RCA中段60%～80%弥漫性狭窄后100%闭塞，第2段处可见血栓影，远端血流TIMI3级。保留鞘管。患者术后安返病房。

（2）患者术后积极予以双联抗血小板药物、强化他汀类药物等治疗。计划1周后冠状动脉造影复查，评估血栓情况。

（3）管理好血压和血糖。

Case 20 患者男性，65岁，因"胸痛伴上腹不适2小时"就诊。急诊心电图如图4-22。

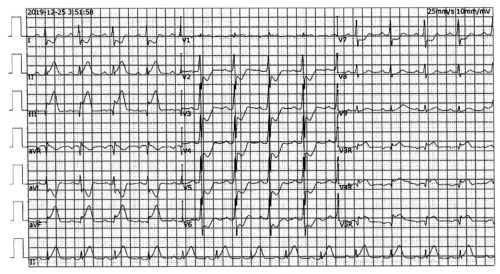

图4-22 急诊心电图

1.心电图特点

（1）P波在Ⅱ导联直立，符合窦性心律。心率80次/分。

（2）ST段抬高和压低是图4-22典型的变化。抬高表现在Ⅱ、Ⅲ和aVF导联以及V_3R、V_4R和V_5R导联，符合急性下壁右心室心肌梗死。ST段压低表现Ⅰ、aVL和V_2～V_6导联为抬高导联的镜像改变。

心电图诊断：窦性心律，急性下壁右心室心肌梗死（STEMI）。

2.分析罪犯血管

右冠状动脉（RCA）起自主动脉根部的右前方，沿右心房室沟走行。心电图Ⅲ导联在六轴系统的右下方向，其与RCA起始和走向相同。当抬高的ST段在Ⅲ导联大于Ⅱ导联时，多考虑为RCA闭塞。

3.临床策略

（1）患者选择静脉溶栓治疗。溶栓后2小时评价溶栓效果，患者胸痛基本消失，心电图上ST段回落在50%以上（基本回落至等电位线），判断溶栓成功。

（2）1周后行冠状动脉造影检查提示三支血管病变（LADm70%～99%狭窄；LCXm60%狭窄，远端闭塞；RCAm50%～90%狭窄）。未进行干预治疗。

（3）患者三支血管均明显狭窄，药物治疗应规范。

Case 21 患者女性，63岁，因"突发胸痛7小时，伴晕厥1次"就诊。既往无高血压、糖尿病病史。入院心电图如图4-23。

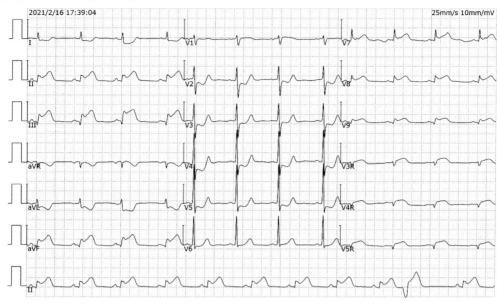

图4-23　入院心电图

1.心电图特点

（1）P波在Ⅱ导联直立，符合窦性心律。心率71次/分。PR间期正常。

（2）心电轴不偏。

（3）QRS波群在Ⅱ、Ⅲ、aVF导联呈qr型，胸导联形态正常。肢导联低电压。

（4）ST段抬高为图4-23的特点，表现在下壁导联（Ⅱ、Ⅲ和aVF）、右心室导联（$V_{3R} \sim V_{5R}$）及正后壁导联（$V_7 \sim V_9$），相对应的导联T波直立。

心电图诊断：窦性心律，心电轴不偏，急性下壁、右心室、正后壁心肌梗死，肢导低电压，室性期前收缩。

2.处理策略

（1）患者绿色通道进入导管室。

（2）右股静脉入路，植入临时起搏器。

（3）冠状动脉造影结果提示LM未见异常，LAD近段80%～90%弥漫性狭窄；LCX较小，近段40%局限性狭窄；RCA近段闭塞。

（4）决定对RCA进行PCI，RCA开口异常，处理过程中，心电监护反复出现心室颤动，给予电除颤后转窦性心律。患者血压低，应用去甲肾上腺素维持血压，经反复尝试，球囊扩张，血栓影明显，行冠状动脉内溶栓，冠状动脉造影显示远端血流TIMI3级。患者术后安返病房。

（5）在病房患者仍反复出现室性心动过速、心室颤动、心搏骤停以及心源性休克等，最终抢救无效，呼吸、心跳停止。

Case 22 患者男性，58岁，因"突发胸痛半小时"急诊就诊。既往行冠状动脉内支架植入。入院时心电图如图4-24。

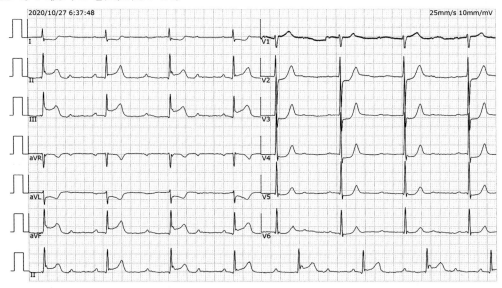

图4-24　入院心电图

1.心电图特点

（1）P波在Ⅱ导联直立，符合窦性心律。PP间期0.6 s，心房率100次/分。

（2）P波与QRS波群无关。心室缓慢匀齐，心室率43次/分，QRS形态、时限和电压正常，符合三度房室阻滞，交界性逸搏心律。

（3）ST段在Ⅱ、Ⅲ和aVF导联抬高，尤以Ⅲ导联抬高明显，对应导联T波直立高大；aVL导联ST段压低明显且T波倒置。

心电图诊断：窦性心律，心电轴不偏，急性下壁心肌梗死，三度房室阻滞，交界性逸搏心律。

2.分析罪犯血管及房室阻滞的原因

（1）ST段抬高在Ⅲ导联大于Ⅱ导联，通常提示右冠状动脉近中段闭塞。

（2）房室结由房室结动脉供血，而房室结动脉为右冠状动脉的分支。认为房室阻滞与右冠状动脉闭塞有关。房室结因缺血不应期发生改变，导致传导中断，心电图表现为三度房室阻滞，交界性逸搏心律。推测阻滞的部位在房室结。

3.评估和治疗策略

（1）患者从急诊绿色通道到达导管室，右股静脉入路植入临时起搏器。

（2）冠状动脉造影显示LAD中段90%狭窄；LCX近段支架内闭塞；右冠状动脉弥漫性狭窄，中段最重处99%狭窄。在RCA病变处植入支架进行球囊扩张。患者返回病房后复查心电图提示三度房室阻滞消失。

（3）患者术后积极予以双联抗血小板药物、强化他汀类药物，以及控制心率，ACEI预防心肌重构等治疗。

（4）择期对LCX进行处理。

Case 23 患者男性，66岁，因"20分钟前晕厥1次"急诊就诊。既往有高血压和糖尿病病史，药物控制。急诊心电图如图4-25。

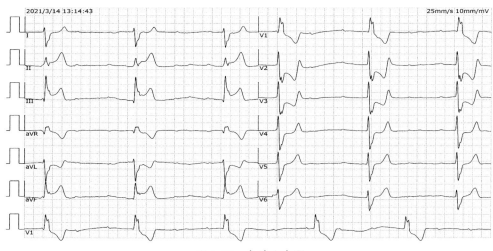

图4-25 急诊心电图

1.心电图特点

（1）P波在Ⅱ导联直立，符合窦性心律。PP间期0.7 s，心房率80次/分。

（2）心电轴右偏。

（3）P波与QRS波群无关，心室极其缓慢匀齐，心室率30次/分，QRS形态呈类右束支阻滞+左后分支阻滞形态。

（4）ST段在Ⅱ、Ⅲ和aVF导联抬高，尤以Ⅲ导联抬高明显，对应导联T波直立高大；aVL导联ST段压低明显且T波倒置。

心电图诊断：窦性心律，心电轴右偏，急性下壁心肌梗死，三度房室阻滞，室性逸搏心律（起源于左前分支区域），异常心电图。

2.处理策略

（1）患者从绿色通道进入导管室。

（2）右股静脉入路植入临时起搏器。

（3）CAG提示：LM未见异常；LAD中段50%节段性狭窄，LCX近段闭塞，RCA第3段血栓影并闭塞。

（4）对RCA进行处理，推注替罗非班，应用硝酸甘油后造影，最终在病变处植入1枚支架。患者术后安返病房。复查心电图三度房室阻滞消失，QRS形态正常，ST段无抬高。

（5）患者术后予以抗凝以及双联抗血小板药物、强化他汀类药物等治疗。管理好血压和血糖。

（6）心脏超声提示节段性室壁运动异常，各房室内径未见异常。

（7）择期对LCX病变进行处理。

3.患者晕厥的原因

患者入院时心电图提示极其缓慢的室性逸搏心律，推测晕厥时可能为心室停搏，其原因与急性右冠状动脉闭塞导致传导障碍有关。

Case 24 患者男性，65岁，因"持续性胸痛9小时，意识丧失1次"急诊就诊。急诊心电图如图4-26。

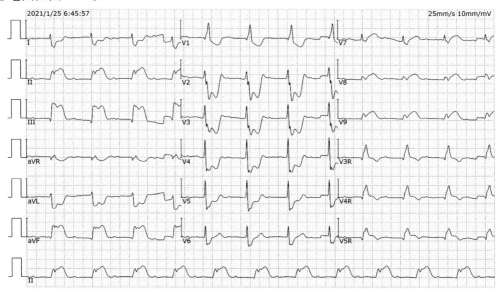

图4-26　急诊心电图

1.心电图特点

（1）P波在Ⅱ导联直立，符合窦性心律。心率73次/分。PR间期0.44 s。

（2）心电轴右偏。

（3）QRS波群形态在V_1及V_{3R}~V_{5R}导联呈qR型，时限0.12 s，以终末波增宽为著。

（4）ST段在下壁Ⅱ、Ⅲ和aVF导联及正后壁V_7~V_9导联呈凸面向上型抬高0.1~0.7 mV，相对应的T波直立较高。V_1~V_5导联压低0.1~0.5 mV，对应的T波多倒置或"负正"双相。

心电图诊断：窦性心律，心电轴右偏，急性下壁、正后壁心肌梗死，一度房室阻滞，完全性右束支阻滞。

2.评估与治疗策略

（1）患者就诊较迟，有晕厥史。依据心电图特点及临床表现，明确诊断为急性ST段抬高的心肌梗死（下壁、正后壁）。Ⅲ导联ST段抬高大于Ⅱ导联，考虑罪犯血管为右冠状动脉。

（2）其间心电监护中出现了室性心动过速、心室颤动，行电除颤3次。

（3）经与家属沟通，行静脉溶栓治疗，给予尿激酶150万U（30分钟内）静脉滴注。溶栓后2小时心电图ST段抬高的导联未见回落，右束支阻滞依然存在，但曾一度房室阻滞消失（PR间期0.12 s）。

（4）后行冠状动脉造影提示LAD及LCX未见明显狭窄，RCA中段100%闭塞，可见巨大血栓影。终止手术。

（5）患者术后予以抗凝、抗血小板治疗，强化降脂等。

（6）建议患者择期复查造影。

Case 25 患者女性，90 岁，因 "突发胸痛伴大汗、恶心、呕吐 5 小时" 急诊就诊。无高血压和糖尿病病史。急诊心电图如图 4-27。

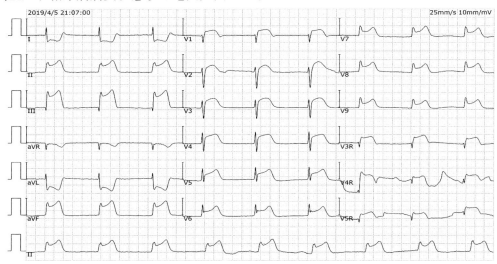

图 4-27　急诊心电图

1.心电图特点

（1）P 波不清楚，也不易辨认。

（2）心电轴不偏。

（3）QRS 波群形态、时限和电压未见异常，但 RR 间期缓慢匀齐，心室率 50 次/分。

（4）ST-T 的改变在图 4-27 最为突出，ST 段广泛性抬高，表现在下壁导联（Ⅱ、Ⅲ、aVF）和正后壁导联（$V_7 \sim V_9$）呈凹面向上型抬高 $0.2 \sim 0.7$ mV，以Ⅲ导联最高；右心室导联（$V_{3R} \sim V_{5R}$）和胸导联（$V_1 \sim V_6$）呈凸面向上型抬高，相对应的 T 波直立高大。Ⅰ和 aVL 导联 ST 段压低及 T 波倒置。

心电图诊断：心房颤动，心电轴不偏，急性下壁、右心室、正后壁和广泛前壁心肌梗死，三度房室阻滞，交界性逸搏心律。

2.评估和治疗策略

（1）患者高龄，症状重，心电图广泛导联的 ST 段抬高和 T 波直立高大，应与家属沟通后尽早开通血管。

（2）急诊冠状动脉造影结果显示 LADp 可见 80%～90% 弥漫性狭窄，远端血流 TI-MI3 级，远端向右冠状动脉逆向供血；LCX 未见异常；RCAp100% 闭塞，TIMI 血流 0 级。考虑罪犯血管为 RCA，最后开通 RCA 并植入 1 枚支架。患者术后安返病房。后复查心电图显示心房颤动，房波极小，三度房室阻滞消失。

（3）术后用药：双联抗血小板药物加抗凝（利伐沙班），1～3 个月后停用阿司匹林，继续氯吡格雷加利伐沙班至 12 个月，后服用单药利伐沙班。长期服用他汀类药物、β 受体阻滞剂（琥珀酸美托洛尔）和 ACEI 类（贝那普利）。

（4）患者应定期门诊随诊，尤其注意是否有出血倾向。

Case 26 患者男性，77岁，因"间断胸闷3年，加重伴胸痛3天"入院。既往有高血压和糖尿病病史多年，药物控制。急查血清心肌损伤标志物提示cTnI增高。入院心电图如图4-28。

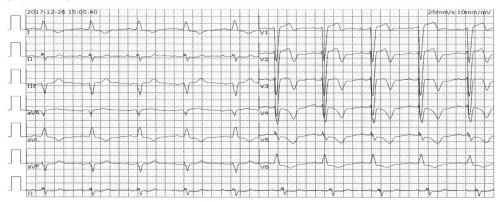

图4-28　入院心电图

1.心电图特点

（1）P波在Ⅱ导联直立，符合窦性心律。心率60次/分。PR间期0.21 s。

（2）心电轴左偏。

（3）QRS波群时限0.12 s（增宽）。Ⅰ、aVL、V₆导联呈R型，有顿挫，起始无q波，符合完全性左束支阻滞。

（4）ST–T改变，胸导联至少有一个导联出现ST段与QRS波群一致性的改变 > 0.1 mV以上。T波的演变更符合急性心肌梗死图形变化（"正负"双相），提示急性前壁心肌梗死。

心电图诊断：窦性心律，心电轴左偏，急性前壁心肌梗死，完全性左束支阻滞（考虑新发）。

2.左束支阻滞伴发急性心肌梗死的诊断条件或标准

（1）单纯左束支阻滞时ST段偏移通常与QRS波群呈不一致改变（称继发性改变）。左束支由左、右冠状动脉共同供血，通常不易发生阻滞。

（2）1996年Sgarbossa等对131例急性心肌梗死且左束支阻滞的研究表明，至少有一个导联存在一致性ST段抬高 > 1 mm或非一致性ST段偏移 > 5 mm时，敏感性最大，特异性 > 90%。2020年Marco等研究发表在AHA杂志上，提出诊断标准：任何导联ST段一致性偏移≥0.1 mV或低电压时非一致性偏移≥0.1 mV则为阳性（低电压定义为R/S波电压≤0.6 mV）。

3.评估和治疗策略

（1）冠状动脉造影结果显示左前降支（LAD）全程弥漫性狭窄30%～99%，左回旋支（LCX）中段局限性狭窄50%，右冠状动脉（RCA）全程弥漫性狭窄30%～90%。分别于LAD和RCA各植入2枚支架。

（2）该患者三支血管病变，当LAD和RCA发生闭塞或严重狭窄后发生左束支阻滞，左束支阻滞考虑为新发。

急性心包炎

Case 27 患者男性，39岁，因"突发胸痛4天，加重1天"急诊就诊。当地医院反复检查心电图均提示ST段抬高，多次心肌标志物检查均阴性。急诊心电图如图4-29。

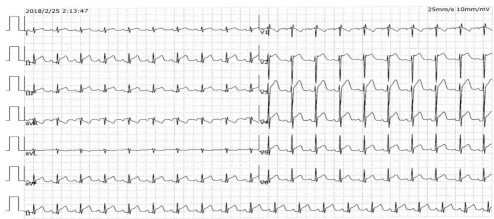

图4-29　急诊心电图

1.心电图特点

（1）P波在Ⅱ导联直立，心率118次/分。

（2）心电轴不偏。

（3）QRS波群形态、时限和电压未见异常。

（4）除aVR和V_1导联外的所有导联ST段呈上斜型抬高，对应导联T波直立。

心电图诊断：窦性心动过速，心电轴不偏，ST-T改变符合急性心包炎的心电图改变。

2.急性心包炎相关概念

（1）急性心包炎为心包脏层和壁层的急性炎症性疾病，以胸痛、心包摩擦音、心电图改变及心包积液为特征。最常见的病因为病毒感染。

（2）急性心包炎出现心包摩擦音是因为心脏的壁层和脏层发生摩擦所产生的一种粗糙呈搔刮样的高调杂音，心室收缩和心室舒张的时候都可以出现心包摩擦音。心包摩擦音与心跳一致，不受呼吸运动的影响，可以和胸膜摩擦音相鉴别。

（3）引起广泛导联ST段抬高的机制为炎症累及心外膜下浅层心肌产生损伤电流所致。

3.临床评估与治疗

（1）超声心动图检查提示心包腔可见分离，左心室后壁17.6 mm，右心室前壁前4.5 mm，剑下右心室前壁前18.4 mm，心包腔内可见絮状漂浮物，提示心包积液。

（2）心脏核磁平扫及增强提示心包腔内可见大量液体，心包增厚，心包延迟强化，应考虑心包炎。

（3）给予静脉抗病毒，阿司匹林，2 g/日（5日）；布洛芬0.4 g，3次/日（5日）；秋水仙碱0.5 mg，1次/日（90日）；抑酸制剂等治疗。

（4）建议患者1个月后心内科门诊复查血常规、血沉、心电图和超声心动图。

急性心肌炎

Case 28 患者男性，15岁学生，因"咳嗽伴间断胸痛2天"收住院。入院心电图如图4-30。

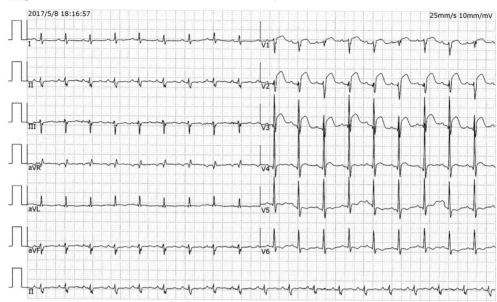

图4-30 入院心电图

1.心电图特点

（1）P波在Ⅱ导联直立，心率116次/分。

（2）心电轴左偏。

（3）QRS波群形态未见明显异常，时限正常。

（4）ST段在 $V_1 \sim V_3$ 导联上斜型抬高0.1～0.4 mV，对应导联T波直立。

心电图诊断：窦性心动过速，心电轴左偏，急性前间壁心肌梗死。

2.临床评估与治疗

（1）急查血清心肌标志物cTnI明显升高，BNP显著升高，降钙素原明显升高。

（2）超声心动图检查提示左心室内径轻度增大（LVDs41 mm，LVDd 51 mm），LVEF40%。室壁运动弥漫性减低，心肌回声颗粒状，内膜粗糙，心尖部前外侧心肌部分致密化不全。微少量心包积液。

（3）心脏核磁提示左、右心室壁信号弥漫性异常，考虑心肌炎。

（4）患者住院行冠状动脉造影检查，未见异常。

（5）临床诊断为病毒性心肌炎。给予患者抗病毒、激素、营养心肌、利尿等对症支持治疗。

（6）1周后复查超声心动图提示左心室内径恢复正常，心功能指标正常。心包仍有少量积液。复查心电图提示 $V_1 \sim V_3$ 导联ST段凸面向上型抬高约0.1 mV，T波倒置。肢体导联电压较前明显增高，心电轴不偏。

（7）建议患者出院后继续激素及营养心肌治疗。门诊随诊。

Case 29 患者女性，32岁，因"发热伴纳差2天，恶心、呕吐伴胸闷、气短1天"当地转诊至本院。当地化验心肌损伤标志物和BNP均高，考虑急性心肌炎、心力衰竭、多器官功能障碍综合征（MODS），经抗感染、改善心功能等治疗，患者病情无明显缓解且进行性加重。入院时体温36.8 ℃，血压100/60 mmHg。入院心电图如图4-31。

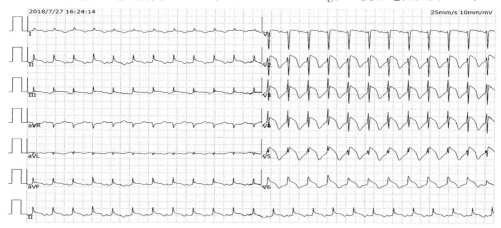

图4-31　入院心电图

1.心电图特点

（1）P波在Ⅱ导联直立，心率140次/分。

（2）心电轴不偏。

（3）QRS波群形态与电压：V$_1$导联呈QS型，V$_2$导联呈rS型，V$_3$导联呈RS型，V$_4$导联呈Rs型，V$_5$、V$_6$导联QRS波群的波幅极小；肢体导联低电压。

（4）ST段在V$_1$～V$_6$导联呈下斜型抬高0.1～0.4 mV，其T波倒置。

心电图诊断：窦性心动过速，心电轴不偏，肢导低电压，ST-T改变提示急性心肌损伤。

2.临床评估与治疗

（1）超声心动图检查提示全心扩大（LAD44 mm，LVDs51 mm，LVDd61 mm），左心室前壁运动幅度显著减低，LVEF35%。

（2）临床诊断为暴发性心肌炎。给予患者大剂量丙种球蛋白及激素冲击治疗，抗感染、抗病毒、持续床旁CRTT治疗，营养心肌，纠正休克，纠正心律失常等综合抢救治疗。患者病情好转，cTnT水平逐渐下降，心功能指标好转，BNP水平下降，肾功能指标改善。

（3）经3周的治疗，复查心电图提示窦性心律，心率69次/分，肢体导联低电压，胸导联T波倒置。超声心动图提示心脏各腔径正常，心功能指标功能恢复，室壁运动轻度减低。患者出院继续给予"金三角"药物及营养心肌等治疗，建议门诊随诊。

（4）当发病突然有明显病毒感染前驱症状继而迅速出现严重的血流动力学障碍，实验室检测显示心肌严重受损，超声心动图可见弥漫性室壁运动减弱时，即可临床诊断为暴发性心肌炎（多数患者心腔大小正常）。应激性心肌病表现为心尖部室壁运动异常，呈"章鱼篓"样。

小　结

【心电图表现及特点】

1.心肌梗死的心电图演变及分期

急性心肌梗死发生后，心电图的变化随着心肌缺血、损伤、坏死的发展和恢复而呈现一定演变规律，可分为超急性期、急性期、近期（亚急性期）和陈旧期（愈合期）。近年急性心肌梗死的检测水平、诊断手段及治疗技术（如溶栓、PCI）取得了突破性进展，整个病程显著缩短，心电图表现可呈不典型的演变过程。

（1）超急性期：高大的 T 波及 ST 段呈上斜型或弓背向上型抬高，尚未出现异常Q 波。

（2）急性期：表现为 R 波振幅降低或丢失，出现异常 Q 波或 QS 型。坏死型的 Q 波、损伤型 ST 段抬高和缺血型 T 波演变在此期内同时并存。

（3）近期（亚急性期）：此期以坏死及缺血图形为主，抬高的 ST 段恢复至基线，缺血型 T 波由倒置较深逐渐变浅。坏死型 Q 波持续存在。

（4）陈旧期（愈合期）：ST 段和 T 波恢复正常或 T 波持续倒置、低平。残留坏死型Q 波，或 Q 波变得不典型，甚至 Q 波消失。

2.心肌梗死的定位诊断及与梗死相关血管的判断

发生心肌梗死的部位多与相应的冠状动脉发生闭塞相关，前壁心肌梗死（胸导联组合），提示左前降支病变；下壁心肌梗死（Ⅱ、Ⅲ和 aVF）伴右心室梗死（$V_{3R} \sim V_{5R}$）或伴正后壁梗死（$V_7 \sim V_9$），多提示右冠状动脉病变；侧壁和后壁同时发生梗死多为左回旋支病变。心肌梗死的定位诊断与冠状动脉供血对应关系见表4-1。

表4-1　心肌梗死的定位诊断与冠状动脉供血对应关系

心电图导联	心室部位	供血的冠状动脉
下壁导联Ⅱ、Ⅲ、avF 为基础,组合 $V_{3R} \sim V_{4R}/V_7 \sim V_9$	下壁合并右心室/正后壁	RCA/LCX
胸导联组合 $V_1 \sim V_6$	前壁/广泛前壁	LAD
其他组合 I、aVL、V_5、V_6	侧壁	LAD/LCX

3.急性心肌梗死心电图诊断

（1）前壁心肌梗死的心电图（墓碑样图形）

抬高的 ST 段与高大的 T 波融合形成，一是形态像墓碑，二是后果极端凶险。

（2）下壁心肌梗死（18导联心电图）

Ⅱ、Ⅲ和 aVF 导联满足连续两个导联 ST 段抬高 >1 mm 即可明确诊断。通常 I、aVL 导联存在对称性的 ST 段压低。

（3）正后壁心肌梗死（完善18导联心电图）

孤立存在时容易漏诊，和下壁心肌梗死同时发生时诊断率提高。

$V_1 \sim V_2$ 导联 R 波>S 波，$V_1 \sim V_4$ 导联 ST 段压低（对应 $V_7 \sim V_9$ 导联 ST 段抬高）。

（4）右心室梗死（完善18导联心电图）

$V_{3R} \sim V_{5R}$导联记录到ST段抬高为诊断提供了依据。

（5）急性心肌梗死伴右束支阻滞

右束支阻滞本身不会对心肌梗死的诊断造成影响，如急性前壁心肌梗死合并右束支阻滞，QRS波群起始部的Q波和ST段抬高都清晰可见。

（6）急性心肌梗死伴左束支阻滞

真正为急性心肌梗死诊断制造困扰的是左束支阻滞，左束支阻滞本身有继发的ST-T改变。为明确左束支阻滞是否为急性心肌梗死所致，可遵循如下原则：新旧心电图对比是否为新发左束支；无既往心电图时可通过ST段抬高的程度以及ST段同向性改变，判断左束支阻滞是否新发；胸痛症状典型及危险因素多，必要时行冠状动脉造影检查。

4.变异性心绞痛心电图特征

（1）表现为发作性胸痛，发作时心电图显示ST段抬高，持续时间一般不超过20分钟。

（2）变异性心绞痛的发生机制为冠状动脉痉挛，血管完全收缩时出现ST段抬高。

（3）持续的冠状动脉痉挛会发生心肌梗死。

5.De Winter心电图特征

胸导联ST段压低伴T波高尖。临床意义为LADp重度狭窄,被誉为AMI的"前奏"。

6."8+1"（或"8+2"）现象的心电图特征

8个以上导联ST段压低；aVR和/或V_1导联ST段抬高，提示多支病变或左主干病变。

7.鉴别诊断

并非所有ST段抬高者都是AMI，如应激性心肌病、暴发性心肌炎、急性心包炎等；并非所有AMI都有ST段抬高，如NSTEMI。

【学习与思考】

图4-32为冠状动脉造影显示冠状动脉闭塞和狭窄，该图可帮助医师直观理解血管病变。

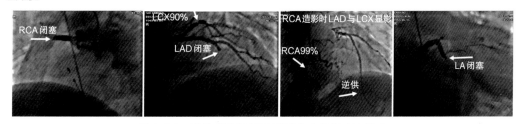

图4-32 冠状动脉造影显示冠状动脉闭塞和狭窄

胸痛主要表现为胸前区不适感，包括闷痛、压迫、紧缩或灼热感，有时可放射至下颌部、肩背部、上肢或腹部，是一种常见的临床症状，其病因复杂，涉及多个器官和系统。当患者胸痛伴意识障碍、面色苍白伴多汗、血压明显异常（收缩压≤90 mmHg或≥220 mmHg）、呼吸功能不全（SpO_2≤90%）或药物治疗后胸痛无缓解时判断为致命性胸痛。

1.对急性致命性胸痛的患者，应快速做出诊断及鉴别诊断，挽救患者生命。临床上致命性胸痛可见于下列哪些疾病 （   ）

A.急性心肌梗死

B.急性肺栓塞

C.急性主动脉夹层

D.张力性气胸

E.自发性食管破裂

2.如果诊断考虑为急性心肌梗死，通常以心电图ST段是否抬高分为ST段抬高型急性心肌梗死（STEMI）和非ST段抬高型心肌梗死（NSTEMI）。对于STEMI患者，应尽早开通血管、恢复血运，包括急诊PCI或溶栓。对于STEMI患者可能发生的并发症包括以下哪些项 （   ）

A.乳头肌断裂或功能失调，总发生率达50%

B.心脏破裂（多为心室游离壁破裂，偶为室间隔穿孔）

C.栓塞（左心扩大时左心室附壁血栓脱落，导致脑、肾、四肢动脉栓塞）

D.右束支和左前分支由前降支供血，当前降支急性闭塞时可引起其阻滞

E.房室结供血90%来自RCA的房室结动脉，当RCA急性闭塞时可出现AVB

参考答案：1.ABCDE　2.ABCDE

（郭雪娅）

第 5 章

常见电解质紊乱心电图

【教学目标】

1.知识目标：

（1）掌握低血钾、高血钾、低血钙和高血钙的心电图特点。

（2）熟悉钠、钾、钙等离子在心室肌动作电位时相中的作用。

（3）了解产生电解质紊乱的原因及处理策略。

2.能力目标：会诊断电解质紊乱的心电图。

3.素养目标：结合临床，对危急值心电图要及时上报和随访。

【重点、难点和策略】

1.重点：电解质紊乱对心电图不同波段时限的影响和特殊表现。

2.难点：电解质紊乱的程度不同，对心电图有不同的影响。

3.策略：多读熟记，理解机制。

【相关知识点——不同状态下心室肌细胞膜内外离子分布与活动】

心室肌细胞与主要离子的分布及活动，如图5-1。

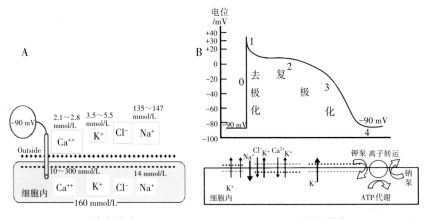

图5-1　心室肌细胞与主要离子的分布及活动

【知识点拓展——心脏停搏液】

心脏外科手术与其他手术最大区别之一就是需要心脏停搏，然后才能切开心脏进行手术操作，待操作完毕后再让心脏复苏跳起来。1953年Gibbon医生研究出体外循环机，体外循环技术为心脏以外的器官提供了必要的血液供应。

体外循环下心脏直视手术首先需要灌注心脏停搏液（心肌保护液）让心脏停搏。心脏停搏液种类很多，其中冷晶体心脏停搏液是以含高浓度钾停搏液灌注心脏，使心脏停搏于舒张期，心肌电机械活动静止。此停搏液为一种低温、高钾、碱性、高渗透压、含能量底物的液体。低温指的是液体的温度一般为4℃（正常人体温度36.0℃～37.0℃）；高钾指的是钾的浓度为20～24 mmol/L（正常人血液中钾的浓度为3.5～5.5 mmol/L）；碱性液体pH值为7.6～8.0（正常人血液为中性，pH值为7.35～7.45）；高渗透压，为320～380 mOsm/kg·H$_2$O（正常人血浆渗透压为280～310 mOsm/kg·H$_2$O）。停搏液中还含有葡萄糖、磷酸肌酸等能量底物供心脏停搏后心肌细胞使用。单次灌注心肌保护安全时间为2～3小时，适用于复杂心脏手术。

高血钾

Case 1 患者男性，54岁，尿毒症半年，规律血液透析。因"发现左上肢瘘口流速减低7天"，以"人工动静脉瘘狭窄"收住血管外科，住院期间行"桡动脉球囊成形术"。入院常规电解质化验提示血钾增高达6.4 mmol/L（正常3.5～5.5 mmol/L）。入院常规心电图如图5-2。

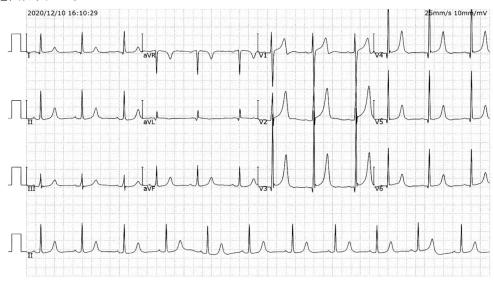

图5-2 入院心电图

1.心电图特点

（1）P波在Ⅱ导联直立，符合窦性心律。心率66次/分。

（2）心电轴不偏。

（3）QRS波群形态正常，时限和电压正常。

（4）ST段未见明显偏移。

（5）T波在多导联上表现为直立高尖，升支和降支陡峭对称，基底部窄呈帐篷状，以Ⅱ导联及V_2～V_6导联尤为明显。

心电图诊断：窦性心律，心电轴不偏，T波直立高尖，两支对称。结合血钾化验，T波高尖符合高血钾心电图改变。

2.正常T波

（1）T波形态：两支不对称，升支缓慢，降支陡直，其方向多与QRS波群主波方向一致，V_1～V_3导联可以直立、倒置或双向。若V_1导联T波直立，则V_2～V_6导联T波不应倒置。

（2）电压或振幅：以R波为主的导联上，T波振幅不应低于同导联R波振幅的1/10。T波电压在胸导联有时为1.2～1.5 mV。

3.处理策略

（1）患者明确诊断为尿毒症并行规律的血液透析，可以解决高血钾的问题。

（2）当出现人工动静脉瘘狭窄时，应尽早行"桡动脉球囊成形术"以开通治疗通道。

（3）患者经血液透析后血钾降至正常，心电图高钾T波恢复正常形态。

Case 2 患者女性，73岁，因"恶心伴呕吐6天，突发晕厥1次"急诊就诊。生化检测显示血肌酐 Cr295.8 μmol/L，尿酸 UA745 μmol/L，血钾 8.8 mmol/L。入院诊断为肾功能不全，高钾血症。急诊心电图如图5-3。

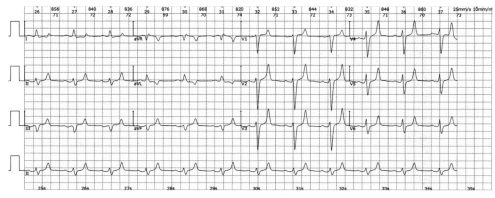

图5-3　急诊心电图

1.心电图特点

（1）P波在 II 导联直立，符合窦性心律。心率77次/分。

（2）心电轴左偏（–30°）。

（3）QRS波群在 $V_1 \sim V_5$ 导联呈 rS 型。肢体导联 QRS 波群电压 < 0.5 mV。

（4）ST段未见异常。下壁导联及胸导联T波高尖，升支和降支陡峭对称（胸导联尤为明显），基底部变窄呈帐篷状。结合患者血钾水平，其心电图符合高钾血症T波典型表现。

心电图诊断：窦性心律，心电轴左偏，肢体导联低电压，T波直立高尖，两支对称。

2.高血钾时的心电图表现及诊断注意事项

（1）当血清钾浓度超过5.5 mmol/L时，心电图上T波高尖；当血清钾浓度超过6.5 mmol/L时，常出现QRS波群时限增宽。

（2）临床上只有部分高血钾的患者可以出现特征性的高、尖、狭窄或锐利的T波。T波高耸是轻中度高钾血症患者最常见的心电图表现（大多与血钾增高程度相关）。出现高尖T波原因，与过多的钾离子参与3位相复极使3位相动作电位的时程缩短有关。

（3）不能仅根据T波改变诊断高血钾，应结合临床。高尖T波心电图时除应警惕高钾血症外，还应与急性心肌损伤表现以及早期复极改变心电图相鉴别。

3.高血钾的治疗原则

（1）停用含钾药物和食物。

（2）对抗钾离子的心肌毒性：10%葡萄糖酸钙10～20 ml稀释后缓慢静脉滴注。

（3）转移钾离子至细胞内：50%葡萄糖50～100 ml+胰岛素6～12 U缓慢静脉滴注。

（4）纠酸：高钾血症常伴酸中毒，可利用5%碳酸氢钠250 ml静脉滴注，纠正酸中毒。

（5）清除多余钾离子：透析为最有效的治疗方法，当血钾 > 6.5 mmol/L为肾透析的指征。

Case 3 患者女性，71岁，因"口干、多饮20年，加重伴排尿困难1个月"，以"急性肾衰竭"收住内分泌科。2型糖尿病及高血压病史15年，药物治疗，明确诊断为2型糖尿病肾病，肾性贫血。入院后生化结果提示血肌酐374.3 μmol/L，尿素氮36.9 mmol/L，尿酸787 μmol/L，血钾7.08 mmol/L（3.5～5.5 mmol/L）。NT-proBNP10996 pg/ml。入院心电图如图5-4。

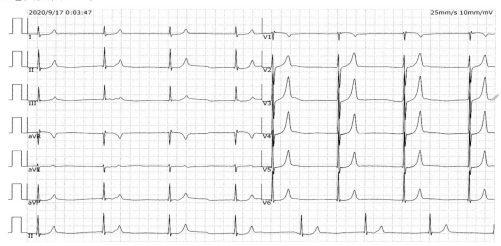

图5-4 入院心电图

1.心电图特点

（1）P波缺如，心室率缓慢匀齐，心室率43次/分。

（2）心电轴不偏。

（3）QRS波群形态正常，时限不宽，电压正常。

（4）ST段未见明显偏移。T波在多导联高、尖，基底部狭窄，两支对称呈"帐篷"样改变，以胸导联尤为明显。

心电图诊断：结合患者血钾水平，考虑为高血钾导致的窦-室传导。

2.窦-室传导的概念及诊断注意事项

（1）P波缺如时出现规律的心室率，可能是窦房阻滞或心房抑制的窦-室传导。

（2）通常窦-室传导指窦房结的冲动直接通过结间束到房室交界区下传心室，而不引起心房肌激动的现象。明显的高钾血症时，钾对心房肌的抑制作用最为突出和明显，使心房肌不能除极产生P波。高血钾对传导系统（包括心室肌）都有一定的抑制作用。

（3）窦-室传导时由于P波缺如，心室率缓慢，往往诊断为交界性或室性逸搏心律。诊断时需结合临床寻找P波缺如的原因和机制，不难做出诊断。

3.临床策略

（1）心脏彩超提示：左心房增大（38 mm），其他心腔结构及心功能未见异常。

（2）患者入院后予以抗感染、利尿、降钾、降糖、纠酸及改善心肾功能等治疗。

（3）复查血肌酐168 μmol/L，血钾3.3 mmol/L，心电图恢复窦性心律，70次/分。患者出院后门诊随访。

Case 4 患者男性，87岁，因"乏力伴咳嗽7天，间断发生抽搐3次"收住院。血生化检测提示尿素 18.8 mmol/L，肌酐 227.8 mmol/L，尿酸 598 mmol/L，血钾 9.06 mmol/L（3.5～5.5 mmol/L）。急诊心电图如图 5-5。

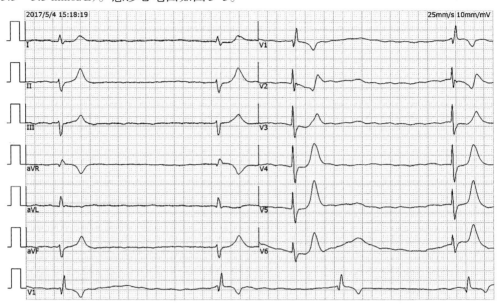

图5-5　急诊心电图

1.心电图特点

（1）窦性P波消失或缺如，心室率极其缓慢不齐，平均心室率21次/分。

（2）心电轴左偏（-67°）。

（3）QRS波群呈右束支阻滞+左前分支阻滞型。T波高尖。

心电图诊断：结合患者血钾水平，考虑为窦-室传导（极缓慢心室率21次/分）伴T波高尖。行腹膜透析后，患者血钾降至4.94 mmol/L时，复查心电图，恢复窦性P波，心率82次/分，QRS波群形态恢复正常。

2.临床评估与处理

（1）结合患者高龄、病史及化验检查，临床诊断明确为急性肾功能不全伴高钾血症。

（2）患者入院前发生过抽搐。心电图提示窦-室传导，心室率极其缓慢，从QRS波群形态分析，高钾导致全传导系统抑制，心室停搏的可能性最大。立即为患者植入临时起搏器，随后转入ICU行血液透析，迅速降钾处理。血钾恢复正常后，复查心电图提示恢复窦性心律，心率升至70次/分，拔出临时起搏器。

（3）患者转入普通病房后进一步处理原发病。

Case 5 患者男性，63岁，因"突发胸闷5小时伴胸痛2小时"急诊就诊。既往高血压病伴肾功能衰竭4年，规律血液透析2年。无糖尿病病史。心脏检测提示cTnI 0.034 ng/ml（正常），CK-MB3.2 ng/ml，MYO332 ng/ml，NT-proBNP 3590 pg/ml，血生化检查提示肌酐407 μmol/L，尿酸940 μmol/L，血钾7.18 mmol/L。急诊心电图如图5-6。

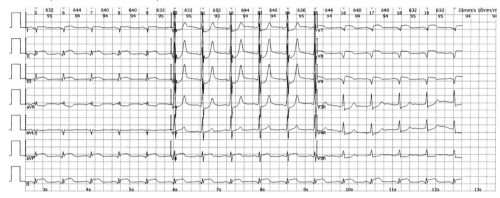

图5-6 急诊心电图

1.心电图特点

（1）P波规律出现，振幅降低。心率93次/分。

（2）心电轴右偏（+173°）。

（3）QRS波群时限正常，肢体导联低电压。V$_1$～V$_5$导联呈Rs型，Ⅰ、V$_7$～V$_9$导联呈QS型；Ⅱ、Ⅲ、aVF导联呈qrs型。

（4）ST段抬高是图5-6最为明显的表现，下壁导联（Ⅱ、Ⅲ、aVF）及正后壁导联（V$_7$～V$_9$）ST段弓背型抬高0.10～0.25 mV。V$_1$～V$_4$导联ST段压低0.10～0.20 mV，对应导联T波直立高尖，基底部变窄。

心电图诊断：诊断应结合患者主诉、既往史及化验检查。严重高血钾时心电图出现ST段抬高和T波高尖表现，酷似急性心肌损伤。图5-6是否为急性下壁合并正后壁心肌梗死？同时高血钾参与了心电图ST段抬高及高尖T波的形成，两者并存的可能性极大，需要相应的证据支持，如冠状动脉造影结果，心肌标志物在时间窗内的复查结果及血钾正常后心电图的变化。

2.临床诊断及治疗策略

（1）对于急性心肌梗死，应尽快开通血管恢复血流。急诊冠状动脉造影结果显示RCA第一段90%狭窄，植入支架。术后服用双联抗血小板药物、强化他汀类药物等。

（2）肾功能衰竭时，当血钾＞6.5 mol/L，处理措施以透析最有效，同时合并高钾血症时，葡萄糖酸钙是起效最快的可拮抗高钾血症心肌毒性的药物。

（3）心脏彩超提示左心室下后壁节段性室壁运动异常。

（4）患者出院后应加强门诊随访。

Case 6 患者男性，54岁，因"摔伤后意识不清4小时"急诊收住神经外科。入院时昏迷状态，双侧瞳孔散大，光反射消失。临床诊断：创伤性脑疝、脑挫伤、创伤性蛛网膜下腔出血、创伤性硬膜下血肿、皮肤擦伤。予以呼吸机辅助呼吸，行脑内血肿清除术+去骨瓣减压术等。后合并贫血、坠积性肺炎及代谢紊乱予以相应治疗，患者一直呈昏迷状态。第5日晨，血生化检查提示肌酐增高297.7 μmol/L，尿素13.1 mmol/L，血钾9.57 mmol/L。急诊心电图如图5-7。

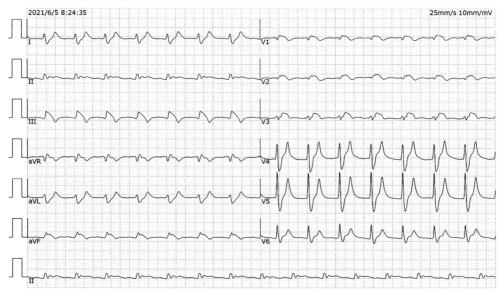

图5-7　急诊心电图

1.心电图特点

（1）仔细寻找P波，在 I 导联可以看到直立较低的P波，将电压放置为20 mm/mV时，各导联都有清楚的P波，符合窦性心律，心率90次/分。

（2）心电轴不偏。

（3）QRS波群时限增宽为0.16 s，Ⅲ、aVF、V$_1$～V$_3$导联QRS波群终末部分与抬高的ST段融合成心肌损伤样改变（类动作电位曲线），且肢体导联与V$_1$～V$_3$导联为低电压。V$_4$～V$_6$导联T波高、尖、窄。

心电图诊断：符合高钾血症的表现，即窦性心律，室内阻滞，类急性心肌损伤样变化，T波高尖。

2.分析心电图室内阻滞及心肌损伤样改变

（1）QRS波群时限随血钾浓度增高而延长，心室内缓慢传导与HV间期延长有关。

（2）引起ST段抬高的"损伤电流"可能因心肌除极不同步所致。心室表面局部应用钾盐或冠状动脉内注射氯化钾可以引起ST段偏移或使其抬高呈单相曲线。经血液透析治疗，血钾水平恢复正常，这种ST段改变可以迅速消失。

3.临床评估与处理

该患者入院后一直处于昏迷状态，脑死亡。虽经积极给予降钾处理，但最终因并发症多及代谢紊乱等因素，临床死亡。

Case 7 患者男性，80 岁，因"心悸伴胸闷、气短 3 小时"就诊。既往糖尿病病史多年，明确诊断为尿毒症，间断血液透析。入院急查，血肌酐 1237.6 μmol/L，尿素 49.3 mmol/L，尿酸 501.7 μmol/L，血钾 7.09 mmol/L。血糖正常（5.85 mmol/L），血压 100/60 mmHg。入院心电图如图 5-8。

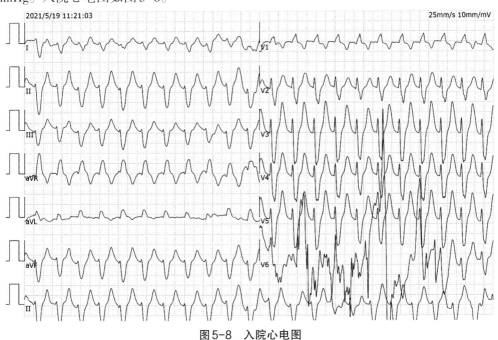

图 5-8　入院心电图

1.心电图特点

（1）P 波不能辨认。

（2）心电轴为无人区（-112°）。

（3）宽 QRS 波群心动过速，心率 136 次/分，QRS 波群时限 0.16 s；aVR、V₁导联呈 qR 型，V₂～V₆导联呈 rS 型，r/S < 1。

（4）ST-T：S 波为主的导联上 T 波直立高尖，R 波为主的导联上 T 波倒置。

心电图诊断：室性心动过速。结合病史及血清钾水平，不除外高血钾致窦-室传导伴室内阻滞。

2.临床评估与处理

（1）患者有糖尿病、尿毒症、高血钾病史。

（2）宽 QSR 波群心动过速，心率 136 次/分，血压尚可。

（3）降血钾治疗：5% 葡萄糖 100 ml+葡萄糖酸钙 2 g，静脉滴注；葡萄糖+胰岛素，静脉持续泵入。

（4）患者经治疗血钾水平在 5.8 mmol/L 时，复查心电图提示窦性心律，心率 86 次/分，心电轴不偏，QRS 波群形态和时限正常。

（5）建议患者转入肾病科进一步治疗。

低血钾

Case 8 患者男性，22岁，因"运动后出现四肢无力1天"收住院，无恶心、呕吐，无头晕及黑矇。3年前曾在外院诊断为周期性低钾血症。血生化检查提示血钾 1.45 mmol/L（正常 3.5～5.5 mmol/L）。急诊心电图如图5-9。

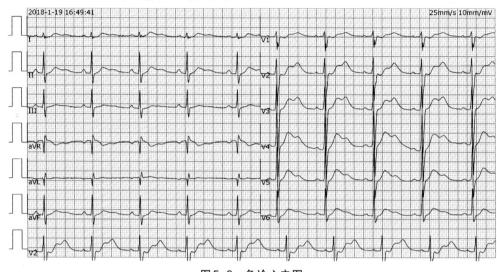

图5-9　急诊心电图

1.心电图特点

（1）P波在Ⅱ导联直立，符合窦性心律。心率58次/分，提示窦性心动过缓。

（2）心电轴不偏。

（3）QRS波群形态、时限和电压正常。

（4）多导联TU融合（U波在 V_2～V_3 导联增高尤为明显）；Q-T(U)间期显著延长达 0.60 s，符合低钾血症心电图表现。

心电图诊断：窦性心动过缓，心电轴不偏，U波增高，Q-T(U)间期延长。心电图符合低血钾的特征性变化。

2.常见低血钾心电图表现

U波振幅增高，电压＞0.10 mV；U波大于同导联T波；T-U波融合；Q-T（U）间期延长。

3.心电图诊断低血钾时的注意事项

（1）T波与U波融合可以产生QT间期延长的表现（T波变小、U波变大，U波高于T波），但由于T波和U波难以分辨，故表现为QU间期延长，而实际的QT间期是正常的。

（2）U波并不是低钾血症的特异性表现，在心动过缓或左心室肥厚时也可出现。

（3）注意低血钾与先天性长QT综合征及其他原因引起的长QT间期相鉴别。

4.治疗原则

（1）患者为年轻男性，要积极寻找病因，如原发性醛固酮增多症或周期性低钾麻痹。

（2）无论是否找到原发病，应及时补钾。患者经口服氯化钾2天后复查血钾，为基本正常低限水平，复查心电图U波消失，QT间期正常。

Case 9患者男性，28岁，3天前无明显诱因"头晕，伴恶心、呕吐，呕吐物为胃内容物，1天前上述症状加重，四肢无力"急诊就诊。血压150/100 mmHg，血生化检查提示血钾1.09 mmol/L（正常3.5～5.5 mmol/L）。急诊心电图如图5-10。

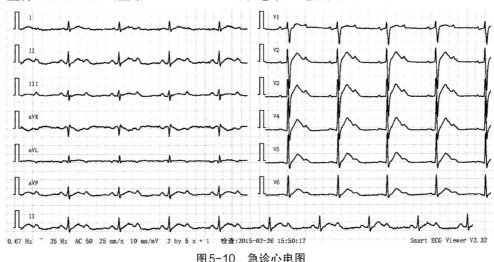

图5-10　急诊心电图

1.心电图特点

（1）P波在Ⅱ导联直立，符合窦性心律。PP间期0.60 s，心房率100次/分。PR间期0.16 s。

（2）心电轴不偏。

（3）QRS波群形态、时限和电压正常。两个P波下传1次心室，房室呈2∶1下传，为二度房室阻滞2∶1下传。

心电图诊断：窦性心律，心电轴不偏，二度房室阻滞2∶1下传。

2.血钾正常后心电图变化

经治疗后患者血钾恢复3.7 mmol/L时，复查心电图提示房室阻滞消失。考虑为二度房室阻滞（2∶1下传），与低血钾相关。

3.低钾血症的原因

（1）患者28岁，男性，无明显诱因出现恶心、呕吐，考虑与低血钾有关。

（2）患者入院时发现血压高，入院后动态血压监测，血压高。肾上腺CT提示左侧肾上腺明显增生。抽血化验肾素-血管紧张素-醛固酮水平，提示醛固酮水平明显升高伴低肾素水平。经筛查，临床诊断为继发性高血压，原发性醛固酮增多症。

4.原发性醛固酮增多症治疗

（1）临床上有高血压、低血钾时应高度怀疑原发性醛固酮增多症。肾上腺CT是必做的检查。

（2）明确原发性醛固酮增多症，服用醛固酮拮抗剂（如螺内酯）控制血压。因其有促进男性乳腺发育的不良反应，治疗中需要多加关注。

（3）手术切除醛固酮腺瘤，治疗效果较好。术前宜用螺内酯做准备，以纠正低血钾，并控制血压。

高血钙

Case 10 患者男性，54岁，因"间断乏力2个多月，加重伴腰疼1周"收住血液科。患者中度贫血貌，腰椎压痛阳性。阳性检查有血色素65 g/L。血肌酐391 μmol/L。血钙3.89 mmol/L（正常2.21～2.52 mmol/L）。球蛋白83.95 g/L（正常20～35 g/L）。全脊柱核磁提示颈椎、胸椎、腰椎多椎体及棘突信号不均匀。临床诊断为多发性骨髓瘤。入院心电图如图5-11。

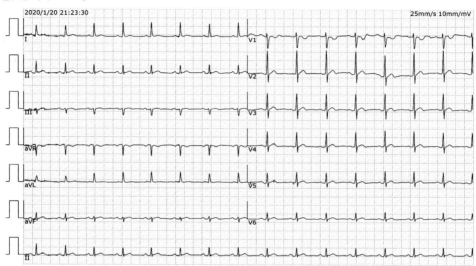

图5-11 入院心电图

1.心电图特点

（1）P波在Ⅱ导联直立，符合窦性心律。心率93次/分。

（2）心电轴不偏。

（3）QRS波群形态、时限和电压正常。

（4）ST段缩短或缺如，T波在V_2～V_6导联直立，QT间期0.24 s明显缩短（心率60～100次/分，QT间期0.32～0.44 s）。

心电图诊断：窦性心律，心电轴不偏，QT间期缩短。

结合临床，心电图ST段缺如所致的QT间期缩短与高血钙有关。患者治疗后血钙恢复正常，复查心电图ST段恢复，QT间期正常。

2.临床评估

（1）多发性骨髓瘤是一种血液系统的恶性肿瘤，是浆细胞恶性增殖性疾病，可导致相关器官和组织损伤。

（2）临床表现为骨质损害、肾脏损害及高血钙等。

（3）高钙血症时，患者表现为无食欲和乏力等，主要由广泛的溶骨性改变和肾功能不全所致。

3.治疗原则

（1）治疗原发病。

（2）利尿以促进尿钙排出，降低血钙浓度。

低血钙

Case 11 患者女性，51岁，因"发作性四肢抽搐10年，加重3天"收住内分泌代谢科。入院后完善相关检查，肾功能检查正常；血钙1.21 mmol/L（正常2.21～2.52 mmol/L），血气钙离子0.55 mmol/L；甲状旁腺激素测定iPT4.94 pg/ml。临床诊断为甲状旁腺功能减退症。入院心电图如图5-12。

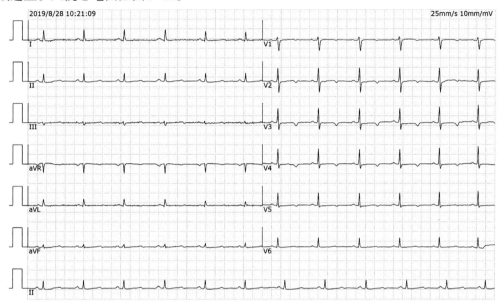

图5-12　入院心电图

1.心电图特点

（1）P波在Ⅱ导联直立，符合窦性心律。心率74次/分。

（2）心电轴不偏。

（3）QRS波群形态、时限和电压正常。

（4）ST段水平型延长是心电图最显著的改变，伴有胸导联T波倒置。QT间期延长达0.48 s。

心电图诊断：窦性心律，心电轴不偏，QT间期延长以ST段水平型延长为著。

结合患者临床诊断和血钙水平，考虑ST段水平型延长与低血钙有关。通常血钙降低不影响P波、PR间期和QRS波群，也无明显的心律失常。

2.临床策略

（1）高钙饮食，避免摔伤，防治骨折。

（2）患者入院主要补充钙剂，葡萄糖酸钙注射液静脉滴注。

（3）口服药物有碳酸钙D3片600 mg，2次/日；骨化三醇胶囊0.5 μg，1次/日。

（4）患者出院后门诊随诊。

高血钾合并低血钙

Case 12 患者女性，38岁，因"厌食3个月，发现肾功能异常1天"，以"尿毒症"收住肾病科。慢性病容，贫血貌。血红蛋白HGB72 g/L，尿蛋白PRO为2+。血肾功能化验：尿素59 mmol/L，肌酐1220 μmol/L，尿酸544 μmol/L。血电解质：钙1.23 mmol/L，血钾6.15 mmol/L。甲状旁腺激素测定iPT666 pg/ml。临床诊断为尿毒症，高钾低钙血症，继发性甲状旁腺功能症，肾性高血压。入院心电图如图5-13。

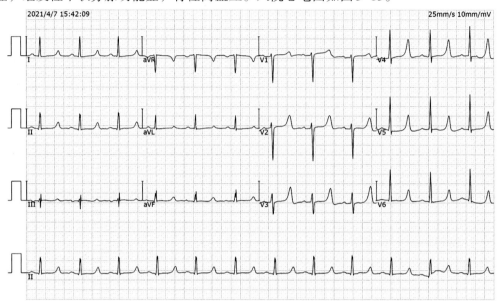

图5-13　入院心电图

1.心电图特点

（1）P波在Ⅱ导联直立，符合窦性心律。心率73次/分。

（2）心电轴不偏。

（3）QRS波群形态、时限和电压正常。

（4）ST段水平型延长至0.30 s。T波形态高尖，双支对称，基底部变窄。

心电图诊断：窦性心律，心电轴不偏，ST段水平型延长伴T波高尖。

结合病史、相关化验及临床诊断，心电图ST-T改变符合低血钙、高血钾的心电图表现。

2.临床评估与处理策略

（1）继发性甲状旁腺功能亢进症是由于各种原因所致的低血钙症，刺激甲状旁腺代偿性分泌过多甲状旁腺激素（PTH），常见于肾功能不全等。该患者明确诊断为肾功能不全尿毒症，导致电解质紊乱，包括低血钙、高血钾等。

（2）监测血压。

（3）心脏超声未见心脏结构和功能异常。

（4）纠正电解质紊乱，补钙降钾治疗。

（5）建议行血液透析治疗（患者拒绝，自动出院）。

小　结

【心电图表现】

电解质紊乱是指血清电解质浓度的增高或降低，无论增高或降低都会影响心肌的除极与复极及激动的传导，并可反映在心电图上。通过分析心电图有助于电解质紊乱的诊断，但应密切结合病史和临床表现。

1. 高血钾心电图改变（图5-14）

（1）T波高耸，双支对称，基底部变窄。

（2）严重的高血钾，P波消失称为窦-室传导。

（3）QRS波群显著增宽并与ST-T融合，可以导致心室停搏或心室颤动。

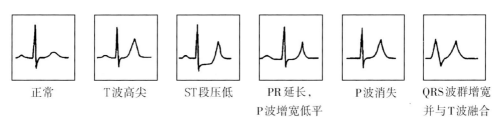

| 正常 | T波高尖 | ST段压低 | PR延长，P波增宽低平 | P波消失 | QRS波群增宽并与T波融合 |

图5-14　高血钾心电图改变

2. 低血钾心电图改变（图5-15）

T波振幅降低而U波振幅增高；T-U融合，U波超过同导联T波，可呈"驼峰"状；U波电压 > 0.10 mV；QU间期不易测量。

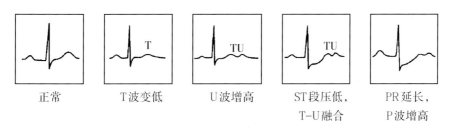

| 正常 | T波变低 | U波增高 | ST段压低，T-U融合 | PR延长，P波增高 |

图5-15　低血钾心电图改变

3. 高血钙心电图改变

（1）高血钙的主要改变为ST段缩短或消失，Q-T间期缩短。

（2）严重的高血钙时，QRS波群时限、PR间期均可延长，可出现二度或完全性房室阻滞。

4. 低血钙心电图改变

（1）低血钙的主要改变为ST段水平型明显延长，致QT间期延长。T波变窄、低平或倒置，一般很少发生心律失常。

（2）通常血钙降低不影响P波、PR间期和QRS波群，也无明显的心律失常。

【学习与思考】

1. 电解质浓度的恒定是维持生命的重要基础。电解质种类甚多，其中钾、钠、钙等与心肌功能密切相关。下述关于静息膜电位与离子的描述，正确的是　　　　　（　　）

A. 钾离子是心肌细胞内的主要阳离子，细胞内液浓度为140 mmol/L，细胞内、外浓

度比例35∶1。钾离子是产生和维持静息膜电位的主要离子

　　B.钠是心肌细胞外液的主要阳离子，细胞外液浓度为145 mmol/L，细胞内、外浓度比为1∶14.5

　　C.钙是人体含量最多的金属元素，血液中钙的含量仅占人体钙的1%，心肌细胞外液浓度为2 mmol/L，心肌细胞内、外浓度比例为1∶20000

　　D.氯是心肌细胞外液的主要阴离子，细胞内、外浓度比为1∶11.5

　　E.以上均正确

　　2.无论是心肌细胞的动作电位，还是自律性、兴奋性、传导性及收缩性，都与钠、钾、钙等离子有关。一旦发生电解质紊乱，势必会影响心肌细胞的生理特性，引起各种心律失常及心肌收缩性降低。心电图检查可为临床诊断和治疗提供一定的重要价值。下列描述正确的是　　　　　　　　　　　　　　　　　　　　　　　　（　　）

　　A.Ⅰ类抗心律失常药物为钠离子通道阻滞剂，作用于动作电位0位相

　　B.Ⅲ类抗心律失常药物为钾离子通道阻滞剂

　　C.Ⅳ类抗心律失常药物为钙离子通道阻滞剂

　　D.钙离子主要参与动作电位2位相（平台期），对应于心电图上ST段

　　E.钾离子主要参与动作电位3位相，对应心电图T波

参考答案： 1.E　　2.ABCDE

（王丽平）

第6章

窦性心律失常

【教学目标】

1.知识目标：掌握各种窦性心律失常的心电图特征，熟悉窦性心律失常的临床表现及治疗原则，了解窦性心律失常的病因。

2.能力目标：会判断正常心律，会识别各种窦性心律失常的心电图。

3.素养目标：建立疾病的系统观念，眼里看的是心电图，心里想的是人。

【重点、难点和策略】

1.重点：各种窦性心律失常的心电图特征。

2.难点：各种窦性心律失常的病因、临床表现及治疗。

3.策略：将心电图基础知识与大量的读图结合，勤于思考。

【相关知识点——窦房结解剖与功能】

1.窦房结（SA node）：位于上腔静脉和右心耳之间的界沟中，呈梭形，心外膜下。负责管控心脏的节律，正常心律60～100次/分。其发出的激动首先激动心房（产生P波），再激动房室结（AV node），然后沿希氏束和左右束支下行到浦肯野纤维网，最后激动整个心室（产生QRS波群）。窦房结是心脏的"司令部"，控制心脏何时跳，以什么样的频率跳（图6-1）。

2.神奇的窦房结：窦房结发出的心律称为窦性心律，它被写进心电图报告里，每次看图也是挂在嘴边。但在心电图上看到的总是P-QRS-T波，而窦房结的痕迹荡然无存，真可谓神奇。心脏先有电活动后发生机械活动，滞后40～60 ms。规律的窦性心律使心脏有序地舒缩。有了电活动不一定有机械活动（如电机分离），但没有电活动，一定没有机械活动。

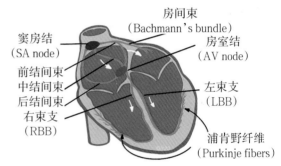

图6-1 心脏传导系统示意图

3.窦房结功能异常

（1）当窦房结工作积极性不高，就出现了窦性心动过缓。

（2）当窦房结的懒惰性进一步加重，突然停止工作（罢工）不发放冲动就出现窦性停搏。

（3）虽然窦房结在勤勤恳恳工作，但发出的指令不能正常地传递出去（在前往心房的路上受阻或其周围的心房肌出现问题），就出现了窦房阻滞。

（4）上述情况下如遭遇心房内短暂"暴乱"（如心房过速、心房扑动或心房颤动），此时的窦房结完全被抑制。"暴乱"过后，懒散的窦房结还没有"苏醒"，出现慢-快-慢的现象，称为慢-快综合征。

综上所述，无论窦性心动过缓、窦性停搏、窦房阻滞以及慢-快综合征等统统归为窦房结病变。因其可引起各种表现（如乏力、头晕、黑矇甚或晕厥），故临床称为病态窦房结综合征。

窦性心动过速

Case 1 患者男性，42岁，因"受凉后咳嗽、咳痰3天伴发热1天"，以"感染性肺炎"收住呼吸科。入院心电图如图6-2。

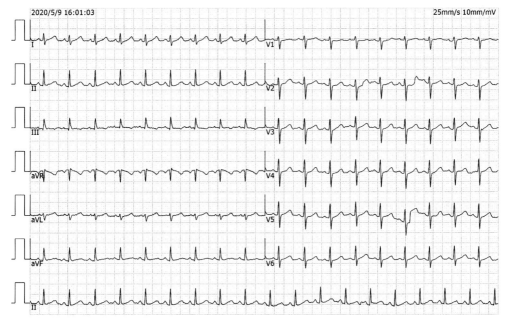

图6-2 入院心电图

1.心电图特点

（1）P波在 II 导联直立，aVR 导联倒立，符合窦性心律。心率106次/分，提示心动过速。

（2）心电轴不偏。

（3）PR间期正常。

（4）ST-T未见异常。

心电图诊断：窦性心动过速。

2.临床处理原则

（1）积极治疗原发病，依据症状、体征、胸片及血常规、C反应蛋白、降钙素原等明确诊断为肺部感染，应给予抗生素治疗。

（2）发热应行物理降温，必要时给予药物降温。

（3）咳嗽、咳痰应给予止咳化痰等对症处理。

（4）心率仍快时可给予β受体阻滞剂治疗。

3.窦性心律过速

成人窦性心律的频率超过100次/分为窦性心动过速。常见的原因如下：

（1）生理性窦性心动过速常见于饮茶或咖啡以及情绪激动等。

（2）见于某些病理状态，如发热、甲亢、贫血、休克、心肌缺血、心力衰竭等。

Case 2 患者女性，30岁，因"乏力头晕、乏力4年加重2个月"收住院。入院后心电图如图6-3。

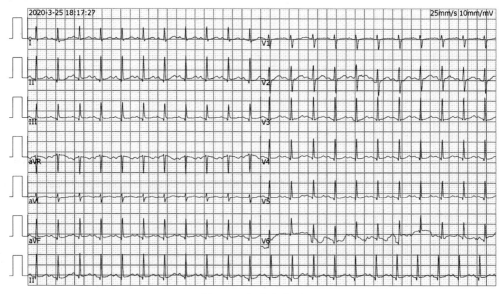

图6-3　入院心电图

1.心电图特征

（1）P波在Ⅱ导联直立，aVR导联倒立，符合窦性心律。心率136次/分，提示心动过速。

（2）心电轴不偏。

（3）PR间期正常。

（4）ST-T未见异常。

心电图诊断：窦性心动过速，心电轴不偏，大致正常心电图。

2.临床评估

（1）询问月经史，经量多，周期长达7天。

（2）血常规提示血红蛋白65 g/L，贫血检查提示铁蛋白降低。

（3）临床诊断为缺铁性贫血。

3.处理原则

（1）窦性心动过速与贫血相关，应治疗原发病。

（2）缺铁性贫血，临床给予患者口服缓释铁治疗。

（3）建议患者定期专科门诊随诊。

Case 3 患者女性，18岁，因"口干、多饮、多尿7年伴恶心呕吐4小时"收住内分泌代谢科。既往住院明确诊断为1型糖尿病。入院心电图如图6-4。

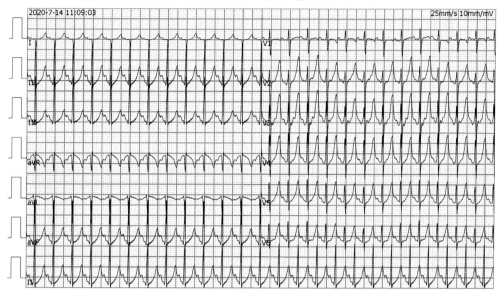

图6-4 入院心电图

1.心电图特征

（1）P波在Ⅱ导联直立，aVR导联倒立，符合窦性心律。心率150次/分，提示心动过速。

（2）心电轴右偏。

（3）PR间期正常。

（4）ST段未见异常。T波在Ⅱ导联及$V_2 \sim V_6$导联呈直立高尖对称。

心电图诊断：窦性心动过速（心率150次/分），心电轴右偏，T波异常。

建议检查电解质。

2.急查血电解质

血钾增高为5.89 mmol/L，氯和钠均偏低。心电图中T波直立高尖对称与高血钾时心电图常见的T波改变吻合。

3.临床评估及诊断

（1）急查血常规提示白细胞和中性粒细胞均明显升高，降钙素原水平升高。

（2）急查血生化提示血糖明显升高，尿常规酮体3+，尿糖3+。急查动脉血气乳酸值，数值明显升高。空腹血糖和餐后2小时血糖均明显升高。

（3）化验甲状腺功能异常（TSH降低，T3、T4均升高）。

（4）临床诊断为肺炎，1型糖尿病合并酮症酸中毒，原发性甲状腺功能亢进症。

4.临床治疗

（1）静脉滴注胰岛素处理高血钾。

（2）纠正诱因，控制肺部感染（抗生素）及对症处理。

（3）控制原发病，如1型糖尿病、酸中毒、甲亢等。

（4）窦性心动过速与上述疾病相关，治疗原发病及并发症后心动过速一般会缓解。

窦性心动过缓

Case 4 患者男性，20岁，运动员。体检心电图如图6-5。

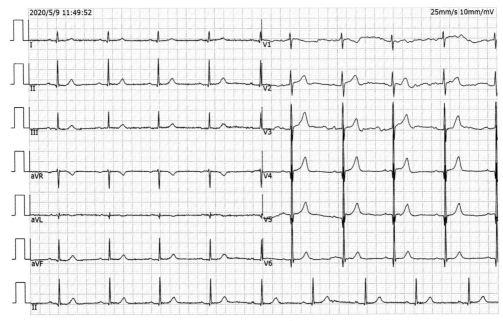

图6-5　体检心电图

1.心电图特点

（1）P波在Ⅱ导联直立，aVR导联倒立，符合窦性心律。心率52次/分，提示心动过缓。

（2）心电轴不偏。

（3）PR间期正常。

（4）QRS波群形态、时限和电压正常。

（5）ST-T未见异常。

心电图诊断：窦性心动过缓，心电轴不偏，大致正常心电图。

2.与窦性心动过缓相关的概念

（1）成人窦性心律的频率低于60次/分为窦性心动过缓，常同时伴有窦性心律不齐。严重窦性心动过缓时可产生逸搏或逸搏心律。

（2）常见于健康的青年人、运动员及睡眠状态。

（3）其他原因包括颅内疾病、甲状腺功能减退、阻塞性黄疸和血管迷走性晕厥等。

（4）药物影响，如使用β受体阻滞剂、钙通道阻滞剂（硫氮䓬酮、维拉帕米）、洋地黄等。

3.临床评估

（1）化验甲状腺功能正常。

（2）心脏超声未见异常。

（3）患者无心动过缓相关症状，无须特殊处理。

Case 5 患者男性，25岁，体检时发现心率慢，心血管门诊就诊。门诊心电图如图 6-6。

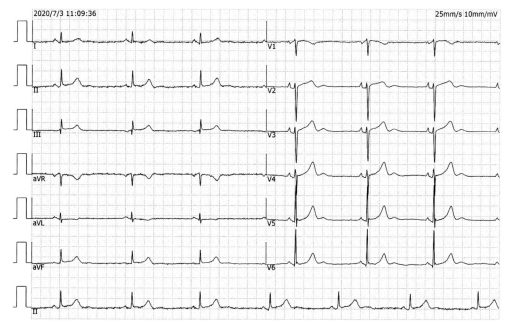

图6-6　门诊心电图

1.心电图特点

（1）P波在Ⅱ导联直立，aVR导联倒立，符合窦性心律。心率为40次/分，提示心动过缓。

（2）心电轴不偏。

（3）PR间期正常，ST-T未见异常。

心电图诊断：严重窦性心动过缓，心电轴不偏。

2.临床评估

（1）化验甲状腺功能正常。超声心动图检测未见异常。

（2）24小时动态心电图检查提示总心搏数6.9万次，平均心率46次/分，最快心率102次/分，最慢心率30次/分（发生在凌晨1时）。低于40次/分的心率持续时间达7分钟。

（3）临床诊断为病态窦房结综合征（窦缓型）。

3.病态窦房结综合征（简称病窦综合征）的相关概念

（1）病窦综合征是由于窦房结病变导致功能减退，产生多种心律失常的综合表现。

（2）某些病因（如纤维化、甲状腺功能减退、某些感染、缺血等）可损害窦房结。

（3）患者出现与心动过缓相关的症状（如头晕、乏力、运动耐力下降、黑矇甚至晕厥）。

4.临床处理

（1）鉴于患者年轻，无与心动过缓相关症状（如疲乏、头晕等），故未做特殊处理。

（2）建议患者临床观察，定期复查动态心动图。

Case 6 患者男性，50 岁，因"间断乏力、黑矇 1 年，加重 1 周"，以"病窦综合征"收住心内科。无高血压等病史。入院心电图如图 6-7。

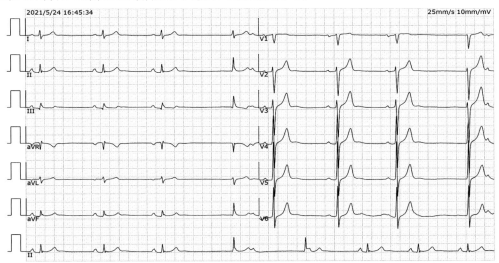

图 6-7　入院心电图

1.心电图特征

（1）P 波在Ⅱ导联直立，符合窦性心律。PP 间期 1.0～2.10 s。长Ⅱ导联上，前面 3 个 P 波及后面 3 个 P 波与 QRS 波群有关，PR 间期固定 0.20 s。第 4、5 个 QRS 波群前无 P 波（P 波在 QRS 波群之后），其 QRS 形态与窦性下传的 QRS 波群稍有不同，表现为电压增高，形态与时限正常，为交界性逸搏。

（2）心电轴不偏。

（3）QRS 波群形态、时限正常。肢体导联 QRS 波群的电压算术和≤0.5 mV。

（4）ST 段在Ⅰ、aVL 导联呈水平型，各导联 ST 段未见明显偏移。胸导联 T 波倒置或呈"负正"双相。

心电图诊断：窦性心动过缓伴交界性逸搏，心电轴不偏，肢导低电压。

2.交界性逸搏发生的原因

窦性心动过缓时，通常会同时伴有窦性心律不齐。严重窦性心动过缓时可产生逸搏甚至逸搏心律。此患者发生交界性逸搏与严重的窦性心动过缓有关，最长 PP 间期 2.10 s。

3.评估与策略

（1）患者有与心动过缓相关的症状，如乏力、黑矇等。

（2）心脏超声检查提示左心房稍大（LAD36 mm），肺动脉压约 28 mmHg，室壁运动未见异常。

（3）24 小时动态心电图检查提示总心搏数 7.68 万次，平均 54 次/分，最快心率 100 次/分（包含加速性交界性自主心律），最长 PP 间期 3.6 s，二度Ⅱ型窦房阻滞。

（4）临床诊断为病态窦房结综合征。

（5）患者植入双腔心脏起搏器。

Case 7 患者男性，59岁，因"间断心悸2年，加重伴头晕、乏力半月"，以"心动过缓"收住心内科。有高血压病史。入院心电图如图6-8。

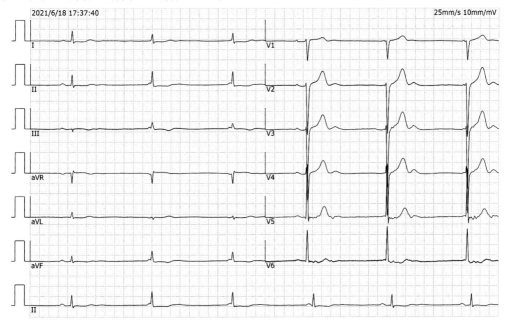

图6-8 入院心电图

1.心电图特点

（1）P波在Ⅱ导联直立，符合窦性心律。PP间期1.7～1.9 s，平均心房率33次/分，提示窦性心动过缓。在长Ⅱ导联上，第1个P波与后面2个P波与QRS波群有关，PR间期固定0.21 s，为窦性下传者。中间3个QRS波群起始可以看到P波群，但与P波无关，其QRS波群形态与窦性下传者相似（第2、3个QRS波群稍有不同），为交界性逸搏心律。

（2）心电轴不偏。

（3）ST-T未见异常。

（4）U波在V_2～V_4导联明显，但电压低于同导联T波的1/2。

心电图诊断：窦性心动过缓伴交界性逸搏心律。

2.临床评估与治疗策略

（1）血生化检查提示低血钾（2.54 mmol/L），患者正常饮食，结合有高血压病史，是否有继发性高血压？外院的肾上腺CT检查提示左侧肾上腺结节样腺瘤。肾素-血管紧张素-醛固酮（立位）抽血检测提示醛固酮（ALD）测定333 pg/ml，肾素活性（PRA）0.05 mg·ml/h。超声心动图检查提示左心室壁轻度增厚，肺动脉压约29 mmHg，室壁运动未见异常。临床诊断考虑为原发性醛固酮增多症。降压药物选择螺内酯20～40 mg，3次/日等，观察血压。

（2）阿托品试验，静脉推注阿托品2 mg后最快心率66次/分。

（3）患者住院期间植入双腔心脏起搏器。

（4）建议患者泌尿科门诊随访，评估手术事宜。

Case 8患者女性，78岁，因"心悸伴急性缺血性脑卒中"收住神经内科。入院后心电图提示心房颤动，心房颤动伴快速心室率，给予静脉胺碘酮进行复律，心房颤动终止后复查心电图。复查心电图如图6-9。

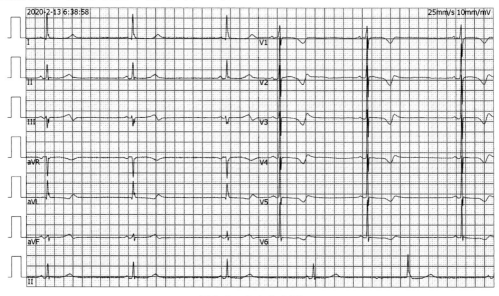

图6-9　复查心电图

1.心电图特点

（1）P波在Ⅱ导联直立，aVR导联倒立，符合窦性心律。心率为32次/分，提示心动过缓。

（2）心电轴不偏。

（3）PR间期正常。

（4）QRS波群形态、时限和电压正常。

（5）ST段多导联呈水平型或下斜型改变，时限延长达0.40 s。T波在V_2～V_6导联呈"负正"双相，QT间期延长至0.6 s。

心电图诊断：窦性心动过缓。

2.窦性心动过缓的原因

（1）患者入院后为心房颤动伴快速心室率，应用静脉胺碘酮进行复律，心房颤动终止后心电图记录到显著窦性心动过缓。因此，显著的窦性心动过缓与使用药物胺碘酮有关。

（2）患者是否存在窦缓，后合并伴快速心室率，心房颤动？需行24小时动态心电图检查。

3.临床处理

（1）由于药物性心动过缓多能在停药后慢慢恢复，暂时不需要特殊处理。

（2）如果患者因心动过缓出现明显头晕等不适，需对症处理。

（3）如果患者存在慢-快综合征，需评估，必要时应植入心脏起搏器。

窦性心律不齐

Case 9 患者女性，28岁，因"间断心悸3个月"就诊。门诊心电图如图6-10。

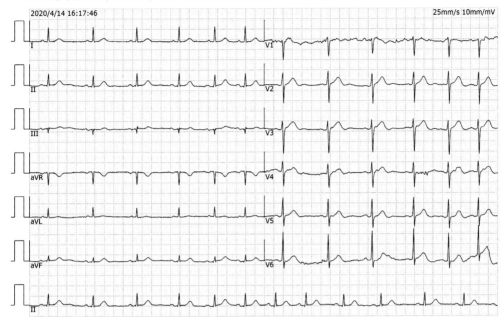

图6-10　门诊心电图

1.心电图特点

（1）P波在Ⅰ、Ⅱ、aVF导联直立，aVR导联倒立，P波同一导联形态一致，提示窦性心律。PP间期相差＞0.12 s，平均心率为65次/分。

（2）心电轴不偏。

（3）QRS波群形态正常，时限、电压正常。

（4）ST-T未见异常

心电图诊断：窦性心律不齐。

2.窦性心律不齐相关概念

（1）窦性心律的起源未变，但节律不整齐，在同一导联上PP间期差异＞0.12 s称为窦性心律不齐，常与窦性心动过缓同时存在。凡是由于窦房结不规则发放冲动而产生节律不均匀的心律，均称为窦性心律不齐。

（2）常见的一类心律不齐与呼吸周期有关，称呼吸性窦性心律不齐，多见于青少年，一般无临床意义。

3.临床处理

患者有心悸症状，但平均心率不快（65次/分），可予观察，暂未做特殊处理。

窦房阻滞

Case 10 患者男性，73岁，因"间断头晕半月，加重8小时"收住神经内科。有高血压、糖尿病病史，药物控制。入院心电图如图6-11。

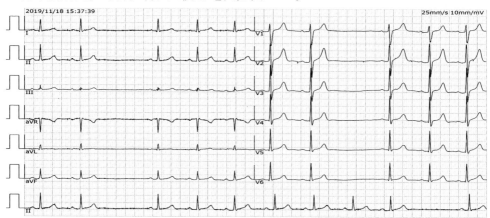

图6-11　入院心电图

1.心电图特点

（1）P波在Ⅱ导联直立，aVR导联倒立，符合窦性心律。出现长PP间期，长PP间期是基本PP间期的2倍。

（2）心电轴不偏。

（3）QRS波群形态、时限和电压正常。

（4）ST-T未见异常。

心电图诊断：窦性心律，心电轴不偏，二度Ⅱ型窦房阻滞。

2.二度窦房阻滞的心电图诊断

窦房阻滞是指窦房结冲动的短暂阻滞，即窦房结产生的冲动，部分或全部不能到达心房。一度和三度窦房阻滞在心电图上无法表现，只有二度窦房阻滞才能在心电图上表现出来。与二度房室阻滞类似，二度窦房阻滞也有两种类型，即Ⅰ型和Ⅱ型。

（1）Ⅰ型为PP间期有规律性逐渐缩短，继以脱落1个P波。长PP间期小于基础PP间期的2倍。

（2）Ⅱ型为规则的PP间期中突然出现一个长的PP间期。长PP间期是基础PP间期的2倍、3倍或多倍。

3.临床评估与处理策略

（1）血生化检查、甲状腺功能等未见异常。

（2）颈部血管超声提示多发斑块形成；脑血管多普勒提示左侧椎动脉 V_1 段狭窄60%～70%。头颅核磁提示双侧侧脑室、半卵圆中心缺血性脑白质病变。专科诊断缺血性脑血管病。

（3）心脏超声提示左心室肥厚，左心房增大。

（4）患者为老年男性，头晕症状可能与脑血管病以及病窦综合征有关，已经予以神经科用药。无黑矇或晕厥史，建议患者定期复查动态心电图，必要时植入心脏起搏器。

窦性停搏

Case 11 患者男性，68岁，因"间断头晕、乏力10个月，加重1周伴黑矇"，以"病窦综合征"收住心内科。无高血压、糖尿病病史。入院心电图如图6-12。

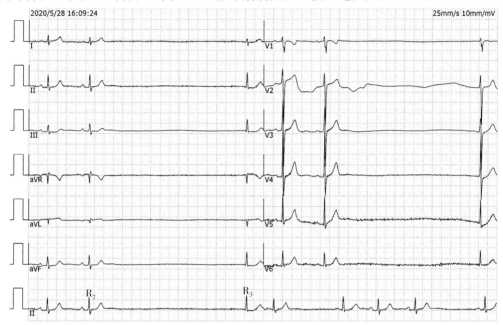

图6-12　入院心电图

1.心电图特点

（1）P波在Ⅱ导联直立，符合窦性心律。PP间期长短不一。长Ⅱ导联上出现长RR间期（R_2R_3）3.34 s，期间无P波，长间期后的QRS波群形态稍不同于窦性下传者，为交界性逸搏。逸搏后QRS波群可能为窦性夺获，也可能为反复搏动。最后一个心动周期的PP间期或RR间期1.76 s。

（2）心电轴不偏。

（3）QRS波群形态、时限和电压正常。

心电图诊断：窦性心律，心电轴不偏，窦性停搏伴交界区逸搏，可能为窦性夺获或反复搏动。

2.临床评估与处理

（1）患者为老年人，甲状腺功能正常，心脏超声未见异常。

（2）患者有心动过缓相关症状，如头晕、乏力及黑矇等。

（3）临床诊断为病态窦房结综合征。

（4）患者植入心脏起搏器。

显著窦缓或窦性停搏

Case 12 患者女性，36岁，因"心悸1周"就诊。门诊心电图如图6-13。

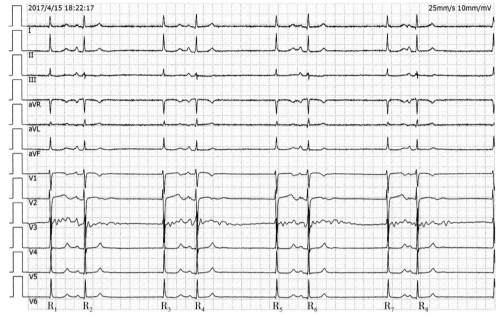

图6-13   门诊心电图

1.心电图特点

（1）第1、3、5、7、9个QRS波群前无P波，其QRS波群形态、时限和电压正常，为交界性逸搏。第2、4、6、8个QRS波群前有P波，在Ⅱ导联直立，符合窦性心律，PR间期固定为0.16 s，为窦性夺获。测量到PP间期为1.88 s，心率32次/分。

（2）两个逸搏的QRS波群之间为直立的P波，形成逸搏-夺获二联律。

（3）交界性逸搏与窦性下传的QRS波群稍有不同。

心电图诊断：窦性心动过缓，心电轴不偏，交界性逸搏-夺获二联律。

2.逸搏-夺获二联律的心电图表现

（1）两个QRS波群中间夹1个窦性P波，PR间期 > 0.12 s，PP间期因窦性心律不齐有所改变，为QRS-P-QRS序列。逸搏多见于交接区，第一个QRS波群出现在长间期之后，期前无房波，QRS波群形态通常为室上性。

（2）逸搏-夺获二联律与逸搏-反复心律不同。逸搏-反复心律为两个QRS波群中间夹1个逆向P′波。逆向P′波为第一个QRS波群逆传至心房所致。往往RR间期 < 0.5 s。

3.临床策略

（1）患者应行24小时动态心电图检测。

（2）查找心动过缓的原因，如甲状腺功能等。

（3）患者应定期随访，检查是否出现与心动过缓相关的症状，如乏力、头晕等。

Case 13 患者女性，40岁，因"间断头晕、失眠、耳鸣7年，加重1周伴晕厥1次"收住心内科。入院心电图如图6-14。

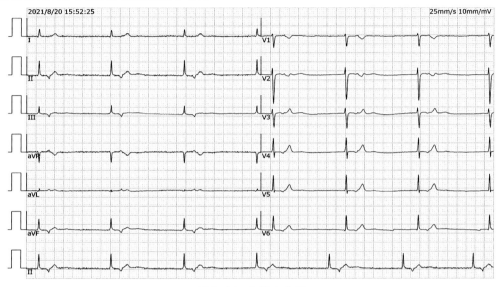

图6-14　入院心电图

1.心电图特点

（1）看不到窦性P波（Ⅱ导联无直立的P波）。

（2）心电轴不偏。

（3）QRS波群前无P波，RR间期缓慢匀齐，心室率38次/分。QRS波群之后有逆向P′波，RP′间期0.20 s（P′波为心室逆传至心房，导致心房除极，P′波并未下传心室，形成逸搏–反复搏动）。

（4）ST-T未见异常。

心电图诊断：交界性逸搏–反复搏动，心电轴不偏。

2.交界性逸搏心律（AV junctional escape rhythms）

（1）心电图表现：QRS波群形态正常或同基本室上性；RR间期匀齐，心室率40～60次/分，QRS波群前后可以无关P波；交界性逸搏心律中经常出现联律心律，一般以二联律形式多见，如逸搏–夺获或逸搏–反复搏动。

（2）交界性逸搏心律系被动性搏动，引起逸搏的原因如窦性停搏等。

3.临床评估与治疗策略

（1）甲状腺功能化验正常。

（2）超声心动图提示左心房轻度增大（LAD37 mm），其余心脏结构与功能未见异常。

（3）24小时动态心电图提示总心搏数5.58万次，平均心率37次/分，最快心率84次，最长RR间期7 s（窦性停搏）。

（4）患者住院期间植入双腔心脏起搏器，术后心电图为AP-VS（AAI）工作模式，自身下传的QRS波群形态呈不完全性右束支阻滞图形。

小　结

【心电图特点】

1.窦性心动过速：P波在Ⅱ导联直立，心率超过100次/分。

2.窦性心动过缓：P波在Ⅱ导联直立，心率低于60次/分。

3.窦性心律不齐：P波在Ⅱ导联直立，同一导联PP间期之差超过0.12 s。

4.窦房阻滞：

（1）窦房结产生的冲动，部分或全部不能到达心房。一度和三度窦房阻滞在心电图上无法表现，只有二度窦房阻滞才能在心电图上表现出来，分为Ⅰ型和Ⅱ型。

（2）Ⅰ型为PP间期有规律性逐渐缩短，继以脱落1个P波。长PP间隔小于基础PP间隔的2倍。

（3）Ⅱ型为规则的PP间隔中突然出现一个长的PP间隔。长PP间隔是基础PP间隔的2倍、3倍或多倍。

5.窦性停搏：心电图表现为规律的PP间距中突然出现P波缺失（或脱落），形成长的PP间距，且长PP间距与正常PP间距不成倍数关系。窦性停搏后常出现逸搏或逸搏心律。

6.病态窦房结综合征的心电图特征：

（1）持续性窦性心动过缓，心率＜40次/分持续1分钟以上。

（2）窦性停搏。

（3）窦房阻滞。

（4）在以上窦性心律失常的基础上，合并了快速性房性心律失常，如心房过速、心房扑动、心房颤动，又称为慢-快综合征。

【学习与思考】

1.窦房结是心脏的司令部，以下对其描述正确的选项是 （ ）

A.窦房结位于上腔静脉入口的右心房内，其为自律细胞，有兴奋和有传导

B.窦房结血供中有60%来自RCA，40%来自LCX

C.睡眠中出现窦性心动过缓和短暂的停搏与迷走张力有关，可以是正常的

D.对慢-快综合征者治疗策略首选起搏器，而快-慢综合征者治疗策略首选导管射频消融

E.以上均正确

2.依据《2018年ACC/AHA/HRS心动过缓和心脏传导延迟患者评估和管理指南》，下述哪些是对窦房结功能障碍者的选项 （ ）

A.没有建议进行永久起搏器的最低心率和停搏持续时间

B.在决定是否需要永久起搏时，确定症状与心动过缓之间的时间相关性非常重要

C.推荐的病态窦房结综合征治疗流程中，强调着症状的重要性

D.植入起搏器不仅可以缓解症状，而且能够降低死亡率

E.以上均是

参考答案： 1.E　　2.E

（姜　程）

第 7 章

期前收缩

【教学目标】

1.知识目标：

（1）掌握常见期前收缩的心电图特点。

（2）熟悉期前收缩的临床表现和处理策略。

（3）了解期前收缩的发病机制。

2.能力目标：会诊断各种期前收缩的心电图。

3.素养目标：培养医者仁心，倾听患者的感受表达，建立有效解决问题的途径。

【重点、难点和策略】

1.重点：各种期前收缩的临床处理策略。

2.难点：患者基本情况各异，期前收缩的起源部位复杂，导致心电图图形多样，治疗方案复杂。

3.策略：找出心电图共性特点，个体化评估，按照流程给予恰当处理。

【相关知识点——室性期前收缩（premature ventricular complex，PVC）】

1.室性期前收缩指起源于希氏束分叉以下的部位过早发生的、提前使心肌除极的心搏。

2.机制有折返激动、触发活动、异位起搏点的兴奋性增高。

3.联律间期（coupling interval，CI）：PVC的QRS波群起点与其前窦性QRS波群起点的时间距离。

4.代偿间歇（compensatory pause，CP）：指PVC代替了一个正常窦性搏动，其后出现一个较正常心动周期为长的间期。PVC多为完全性代偿间歇（PVC未引起窦房结节律重整），也有不完全性代偿间歇，插入性PVC时无代偿间歇，心房颤动时为类代偿间歇。代偿间歇示意图如图7-1。

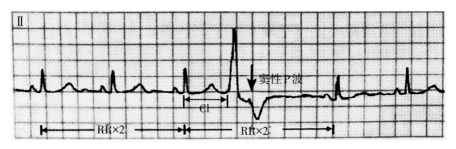

图7-1　代偿间歇示意图

5.PVC形态：在同一导联PVC的形态和联律间期相同，为单源性（unifocal）；联律一致而形态不同，为多形性（multiformed）；联律不等、形态不同，为多源性（multifocal）。

6.PVC呈联律性，如二联律（bigeminy）、三联律（trigeminy）等；成对发生（coupled）或成串发生（clusters）。

室性期前收缩

Case 1 患者女性，36岁，孕27周，"阵发性心悸"就诊。心脏彩超未见心内结构异常。24小时动态心电图记录到总心搏数11.7万次，室性期前收缩1.8万次，部分呈二联律、三联律，有短阵室性心动过速103阵次，最快心率达194次/分。入院后心电图如图7-2。

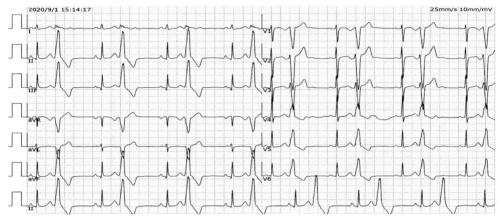

图7-2 入院心电图

1.心电图特点

（1）P波在Ⅱ导联直立，符合窦性心律。

（2）心电轴不偏。

（3）QRS波群形态、时限和电压正常。提前出现的宽大畸形QRS波群形态，其前无P′波，时限约0.14 s，T波与QRS波群主波方向相反，符合室性期前收缩。每个窦性心搏后出现一个室性期前收缩，呈二联律。从PVC形态考虑，此期前收缩起源于右心室流出道。

心电图诊断：窦性心律，心电轴不偏，频发室性期前收缩呈二联律。

2.起源于右心室流出道室性期前收缩的心电图特点

（1）V₁导联QRS波群主波向下，首先提示来源右侧心室。在胸导联移行较靠后，一般在V₃导联之后。

（2）QRS波群在Ⅱ、Ⅲ、aVF导联呈直立高大R形，提示来源流出道。在aVR导联及aVL导联以负向波为主。

3.临床评估

患者为36岁孕妇，无器质性心脏病的证据。24小时动态心电图显示期前收缩总数1.8万次，有明显心悸症状，因妊娠口服抗心律失常药物的使用受到限制。

4.治疗策略

（1）依据2016年中国室性心律失常专家共识，对无结构性心脏病的室性期前收缩，24小时有1万次以上者可行导管射频消融治疗。

（2）经讨论为该患者行"零射线"下射频消融术。在右心室流出道间隔侧，肺动脉左窦与右窦之间成功消融。

（3）3个月后患者门诊随访，无不适。24小时动态心电图结果显示仅有室性期前收缩12个。

Case 2 患者男性，35岁，因"间断心悸2年，加重1周"，以"室性期前收缩"收住院。心脏彩超结果未提示心脏结构异常。24小时动态心电图记录到室性期前收缩1.2万次。入院心电图如图7-3。

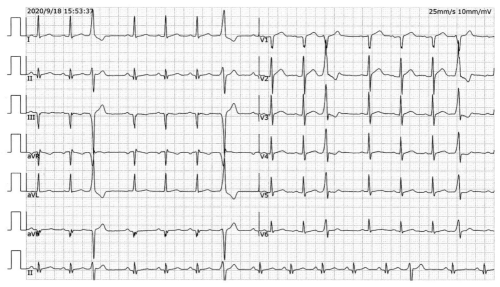

图7-3　入院心电图

1.心电图特点

（1）P波在Ⅱ导联直立，符合窦性心律。心率92次/分。

（2）心电轴不偏。

（3）下壁导联异常Q波。提前出现的宽大畸形QRS波群形态，其前无P′波或者有无相关P波，时限约为0.11 s，T波与QRS波群主波方向相反，有完全性代偿间期。依据室性期前收缩的形态考虑起源于希氏束旁。

心电图诊断：窦性心律，心电轴不偏，频发室性期前收缩，异常Q波。

2.希氏束旁室性期前收缩定位要点

（1）V₁导联QRS波群呈QS型，首先判断是来自右侧心室。移行较快在V₂与V₃导联。V₅、V₆导联较高R波。

（2）肢体及胸导联QRS波群方向与基本心律大体一致。QRS波群时限一般不超过0.13 s。

（3）Ⅰ、aVL导联QRS波群均为正向。

3.治疗策略

（1）患者个人意愿不接受药物治疗，选择介入治疗。

（2）患者经心内电生理检查，在右侧希氏束下方消融成功。

Case 3患者男性，55岁，因"间断心悸2年"，以"室性期前收缩"收住院。心脏彩超提示心内结构未见异常。24小时动态心电图显示室性期前收缩21308个，部分呈三联律。入院心电图如图7-4。

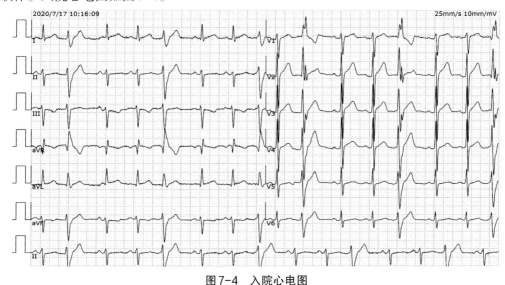

图7-4 入院心电图

1.心电图特点

（1）P波在Ⅱ导联直立，符合窦性心律。心率88次/分。

（2）心电轴左偏。

（3）提前出现的宽大畸形QRS波群形态，时限约为0.15 s，其前无P′波或者相关的P波，联律间期固定，有完全性代偿间歇。T波与QRS波群主波方向相反。每2个窦性心搏后出现1个室性期前收缩，呈三联律表现。依据室性期前收缩的形态考虑起源于左心室后组乳头肌。

心电图诊断：窦性心律，心电轴左偏，频发室性期前收缩三联律。

2.左心室后组乳头肌室性期前收缩心电图特点

（1）在 V₁导联其QRS波群呈 R 型且起始有明显顿挫（首先提示起源于左侧心室）。V₆导联QRS波群形态呈 rS型（r/S<1），以乳头肌室性期前收缩为特征的心电图表现。

（2）电轴左偏或者极度右偏。

（3）下壁导联（Ⅱ、Ⅲ、aVF导联）QRS波群呈 rS型，aVL导联多呈 Rs型。

（4）QRS波群时限比较宽。

3.联律间期的概念

联律间期指异位搏动与其前窦性搏动之间的时间距离。室性期前收缩的联律间期应从异位搏动的QRS波群起点测量至期前主导心搏的QRS波群起点，主导心搏可以是窦性心律、其他室上性心律或室性心律等。

4.治疗策略

经电生理检查，在心腔内超声指导下于左心室后组乳头肌根部消融成功。

Case 4 患者女，58岁，因"间断胸闷、气短10年，加重半月"收住院。高血压病史1年，药物控制良好。入院心电图如图7-5。

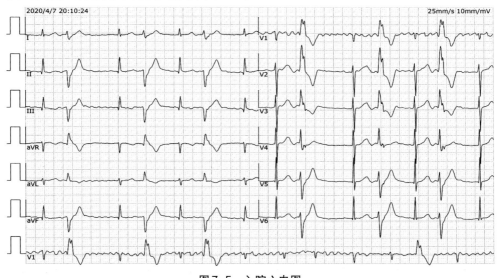

图7-5   入院心电图

1.心电图特点

（1）P波消失，代之为大小不等、形态各异的颤动波（f波），以 V_1 导联最明显。

（2）心电轴不偏。

（3）RR间期绝对不等，平均心室率约68次/分。

（4）提前出现的宽大畸形QRS波，时限约为0.16 s，呈类完全性右束支阻滞+左前图形，联律间期固定，T波与QRS波群主波方向相反，其后有"类代偿间歇"。从室性期前收缩的形态分析考虑起源于左心室后组乳头肌。

心电图诊断：心房颤动，心电轴不偏，频发室性期前收缩。

2.临床评估

（1）超声心动图提示左心房内径增大（LAD55 mm），左心室壁增厚（室间隔及左心室后壁12 mm），左心室内径正常（LVDs24 mm，LVDd43 mm），左心室射血分数正常，肺动脉收缩压40 mmHg。

（2）24小时动态心电图提示全程心房颤动，总心搏数11.1万次，室性期前收缩1.5万次。24小时动态血压提示平均血压130/76 mmHg。

（3）冠状动脉造影检查提示冠状动脉粥样硬化。

（4）心房颤动栓塞评分（ CHA_2DS_2-VASc ）2分，属于中危；出血风险评分（HAS-BLED）0分，属于低危。

3.治疗策略

（1）药物治疗方案：给予患者缬沙坦80 mg，1次/日；琥珀酸美托洛尔47.5 mg，1次/日；利伐沙班20 mg，1次/日；他汀类药物等治疗。

（2）患者3个月后复查24小时心电图，观察室性期前收缩的数目。

（3）必要时患者行心房颤动肺静脉隔离术及室性期前收缩消融术。

Case 5 男性患者，59岁，因"间断心悸半年"，以"室性期前收缩"收住院。心脏彩超提示心内结构未见异常。入院心电图如图7-6。

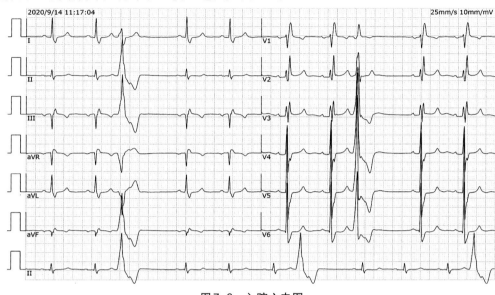

2020/9/14 11:17:04　　　　　　　　　　　　　　　　　　　25mm/s 10mm/mV

图7-6　入院心电图

1.心电图特点

（1）窦性心律。心率70次/分。

（2）心电轴不偏。

（3）QRS波群形态在 V$_1$导联呈 rSR 型，QRS波群时限0.12 s，以终末波增宽为著，符合完全性右束支阻滞。

（4）提前出现的宽大畸形QRS波群形态，时限约为0.16 s，ST段和T波与QRS波群主波方向相反。其前无 P′波或者相关的 P 波，有完全性代偿间歇。每3个窦性心搏后出现1个室性期前收缩为室性期前收缩四联律。依据室性期前收缩形态定位于左心室流出道主动脉瓣-二尖瓣连接处（aortomitral continuity，AMC）。

心电图诊断：窦性心律，心电轴不偏，完全性右束支阻滞，频发室性期前收缩四联律。

2.典型 AMC 室性期前收缩特点

（1）V$_1$导联 QRS波群呈 qR 型，为其最特征性的心电图表现，提示左侧心室来源期前收缩。

（2）Ⅱ、Ⅲ、aVF 导联QRS波群呈高大直立R型，提示心室前顶部来源期前收缩。

（3）aVR 导联及 aVL 导联以负向波为主，且 aVL 导联 S 波较 aVR 导联更深；V$_5$、V$_6$导联 QRS波群有S波。

3.治疗策略

经心内电生理检查及射频消融术证实，在AMC处消融成功。

Case 6 患者男性，64岁，因"间断心悸2年，加重2个月"收住院。心脏彩超提示心内结构未见异常。24小时动态心电图显示室性期前收缩40817次，部分呈二联律。入院心电图如图7-7。

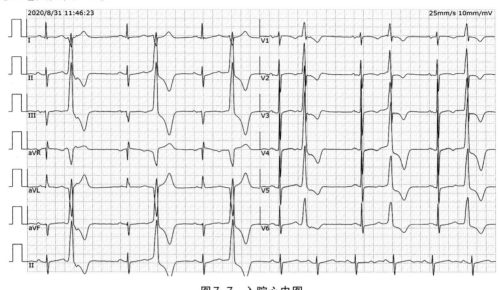

图7-7　入院心电图

1.心电图特点

（1）P波在Ⅱ导联直立，符合窦性心律。心率75次/分。

（2）心电轴左偏。

（3）提前出现的宽大畸形QRS波群形态，时限约0.14 s，在V$_1$导联QRS波群呈Rs形态，其前无P′波或者相关的P波，有完全性代偿间歇，T波与QRS波群主波方向相反，符合室性期前收缩，部分室性期前收缩呈二联律。依据室性期前收缩形态考虑为左心室流出道左冠状动脉窦（left coronary cusp，LCC）。

心电图诊断：窦性心律，心电轴左偏，频发室性期前收缩（部分呈二联律）。

2.LCC室性期前收缩心电图特点

（1）V$_1$导联QRS波群呈不典型的右束支阻滞形态，考虑为左侧心室来源。

（2）Ⅱ、Ⅲ、aVF导联QRS波群呈高振幅单向R波，考虑为心室前顶部来源。

（3）Ⅰ导联为rs型或QS型，aVR、aVL导联呈QS型。

（4）胸前导联移行快（V$_1$、V$_2$导联），V$_6$导联无S波。

3.治疗策略

（1）该患者无器质性心脏病的证据，期前收缩数占总心搏数近一半。

（2）选择导管射频消融术进行治疗，经心内电生理检查及射频消融术证实，在左冠状动脉窦（LCC）处消融成功。

Case 7 患者男性，60岁，因"间断心悸4年，加重1个月"收住院。心脏彩超提示心内结构未见异常。24小时动态心电图提示室性期前收缩20201次，部分呈二联律及三联律。入院心电图如图7-8。

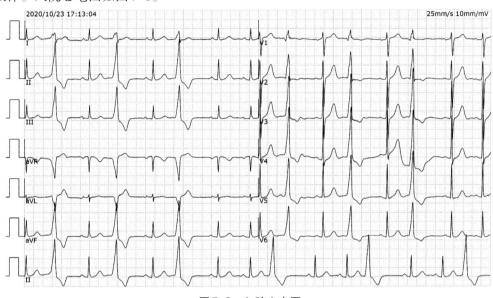

图7-8　入院心电图

1.心电图特点

（1）P波在Ⅱ导联直立，符合窦性心律。心率71次/分。

（2）心电轴不偏。

（3）提前出现的宽大畸形QRS波群，时限约为0.14 s，Ⅰ导联主波方向为正向，V_1导联呈qR型。其前无P′波或有无关的P波，有完全性代偿间歇。T波与QRS波群主波方向相反。每1个或2个窦性心搏后出现1个室性期前收缩，形成室性期前收缩二联律或三联律。依据室性期前收缩的形态起源定位考虑为左心室流出道右冠状动脉窦（right coronary cusp，RCC）。

心电图诊断：窦性心律，心电轴不偏，频发室性期前收缩呈三联律。

2.RCC室性期前收缩定位要点

（1）V_1导联QRS波群呈不典型RBBB图形，V_1导联多有R波，提示左侧心室来源；在胸导联移行快。

（2）Ⅰ导联呈r型或R型，Ⅱ、Ⅲ、aVF导联呈R型，提示心室前顶部来源。

（3）aVL、aVR导联呈QS型。

3.治疗策略

患者经心内电生理检查及导管射频消融术证实，在RCC处消融成功。

Case 8 患者男性，64岁，因"间断心悸2年，加重2个月"收住院。心脏彩超提示心内结构未见异常。24小时动态心电图提示室性期前收缩40817次，部分呈二联律或三联律。入院心电图如图7-9。

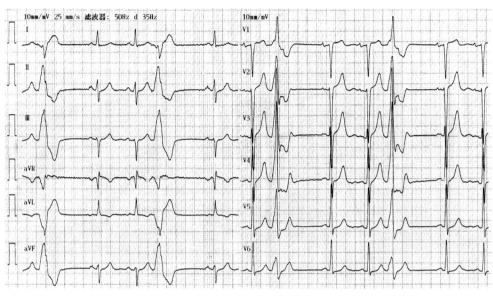

图7-9　入院心电图

1.心电图特点

（1）P波在Ⅱ导联直立，符合窦性心律。心率86次/分。

（2）心电轴左偏。

（3）提前出现的宽大畸形QRS波群形态，时限约为0.18 s，ST段和T波与QRS波群主波方向相反，其前无P′波群或者相关的P波，有完全性代偿间歇。依据期前收缩QRS波群形态考虑起源于左心室前顶部心外膜室性期前收缩，此区域起源的室性期前收缩临床上统称为心大静脉远端（distal great cardiac vein，DGCV；属于Summit区域室性期前收缩的一种）。

心电图诊断：窦性心律，心电轴左偏，频发室性期前收缩二联律。

2.心大静脉远端（DGCV）室性期前收缩定位要点

（1）体表心电图V₁导联QRS波群形态呈CRBBB形态（R型），提示左侧心室来源于期前收缩，且QRS波群起始部有假性"δ"波，即以缓慢除极波为特征。

（2）Ⅱ、Ⅲ、aVF导联呈R型且R$_Ⅲ$>R$_Ⅱ$，考虑为心室前顶部来源期前收缩。

（3）V₂、V₃导联呈Rs型，V₅、V₆导联呈Rs型，考虑为主动脉瓣下期前收缩。

（4）Ⅰ导联呈rS型；aVL和aVR均为QS型，且深度aVL大于aVR。

3.治疗策略

该患者经射频消融术证实，为左心室前顶部外膜室性期前收缩，消融导管通过冠状静脉窦至心大静脉远端（DGCV）Summit区域消融成功。

Case 9 患者男性，64岁，因"间断心悸2年，加重2个月"收住院。心脏彩超提示心内结构未见异常。24小时动态心电图提示室性期前收缩40817次，部分呈二联律或三联律。入院心电图如图7-10。

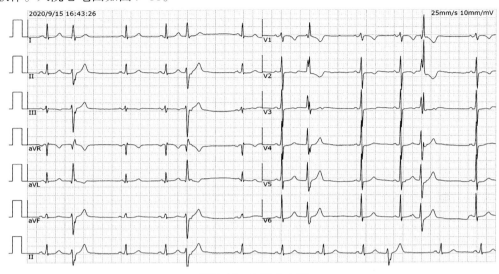

图7-10　入院心电图

1.心电图特点

（1）P波在Ⅱ导联直立，符合窦性心律。心率86次/分。

（2）心电轴不偏。

（3）可见提前出现的宽大畸形QRS波群形态，V$_1$导联QRS波群形态呈rsR型（右束支阻滞形态），肢体导联QRS呈rS型（类左前分支阻滞形态），时限约0.10 s，其前无P'波或者相关的P波，有完全性代偿间歇。T波与QRS波群主波方向相反。依据室性期前收缩的形态考虑为左侧心室左后分支区域起源。

心电图诊断：窦性心律，心电轴不偏，频发室性期前收缩。

2.起源于左后分支室性期前收缩的心电图特点

（1）QRS波群呈右束支阻滞图形，V$_1$导联呈rsR型，提示起源于左侧心室。

（2）Ⅰ导联呈qR或Rs型，aVL导联呈qR型，Ⅱ、Ⅲ、aVF导联呈rS型；为类前分支阻滞图形。

（3）期前收缩QRS波群心电轴左偏，QRS波群时限≤0.15 s。

3.治疗策略

该患者经心内电生理检查及导管射频消融术证实，在左侧心室左后分支区域（左后间隔中部）处消融成功。

Case 10 患者男性，54岁。因"间断心悸1年余，加重2个月"收住院。心脏彩超提示心内结构未见异常。24小时动态心电图提示室性期前收缩13109次，部分呈二联律或三联律。入院心电图如图7-11。

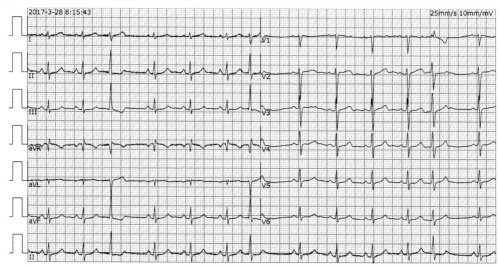

图7-11　入院心电图

1.心电图特点

（1）P波在Ⅱ导联直立，符合窦性心律。心率75次/分。

（2）心电轴不偏。

（3）QRS波群形态、时限和电压正常。长Ⅱ导联R_3、R_7、R_{12}为提前出现的QRS波群，其前无P′波或者相关的P波，V_1导联QRS波群形态呈rsR′型。在Ⅰ和aVL导联呈rS型（期前收缩QRS心电轴右偏），时限约为0.10 s，T波与QRS波群主波方向相反，代偿间歇完全。从室性期前收缩形态分析起源位于左侧心室左前分支区域。

心电图诊断：窦性心律，心电轴不偏，频发室性期前收缩。

2.左前分支型期前收缩定位要点

（1）QRS波群呈类右束支阻滞+左后分支阻滞图形，V_1～V_6导联呈Rs型，Ⅰ、aVL导联呈rS型或Qs型，Ⅱ、Ⅲ、aVF导联呈qR型或qRs型；QRS波群时限稍宽。

（2）心电轴右偏。

3.治疗策略

该患者经射频消融术证实，在左前分支近端处消融成功。

Case 11 患者男性，48岁，因"感冒后气短10天加重3天"就诊，平素体健，无高血压、糖尿病病史。门诊心电图如图7-12。

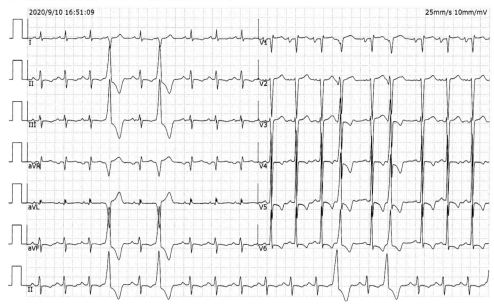

图7-12　门诊心电图

1.心电图特点

（1）P波在Ⅱ导联直立，符合窦性心律。心率105次/分。

（2）心电轴不偏。

（3）QRS波群形态正常，R_{V_5}电压增高 > 2.5 mV，有继发性ST-T改变。

（4）提前出现的宽大畸形QRS波群形态，其前无P′波，QRS波群时限0.12 s，代偿间歇完全，符合室性期前收缩特点。其在V_1、V_2导联呈QS型，Ⅱ、Ⅲ和aVF导联直立呈R型，提示期前收缩起源于右心室流出道。

心电图诊断：窦性心动过速，心电轴不偏，左心室肥厚，频发室性期前收缩。

2.临床评估

（1）患者血压偏低（98/60 mmHg），心率快，感染指标高，BNP升高明显。

（2）超声心动图提示心肌受累疾患，左心房扩大（LAD47 mm），左心室内径增大（左心室收缩末内径50 mm，舒张末内径70 mm），左心室射血分数降低（LVEF30%）。

（3）24小时动态心电图提示总心搏数13.9万次，平均103次/分，室性期前收缩1.46万次，部分呈三联律。

临床诊断：考虑为扩张型心肌病，心脏扩大，频发室性期前收缩，心功能Ⅲ级。

3.治疗策略

（1）治理原则：控制感染，纠正心衰。

（2）心衰方面：在利尿剂的基础上完成"金三角"治疗（沙库巴曲缬沙坦、琥珀酸美托洛尔及螺内酯）。

（3）加强门诊随访，调整用药，复查心电图及心脏超声。

Case 12 患者女性，71岁，因"进食哽噎3个月，加重1个月"就诊消化科并收住院。入院心电图如图7-13。

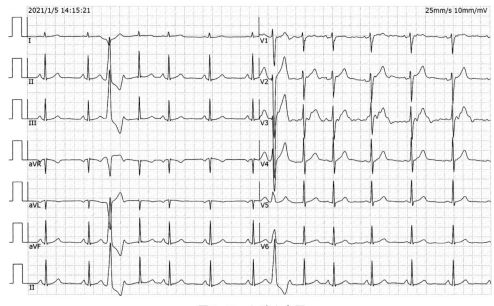

图7-13　入院心电图

1.心电图特点

（1）P波在Ⅱ导联直立，符合窦性心律。心率80次/分。PR间期0.12 s。

（2）心电轴不偏。

（3）QRS波群形态、时限和电压正常。提前出现的宽大畸形QRS波群形态在长Ⅱ导联上第3个和第8个，其前无P′波，发生于两个相邻基础窦性搏动之间，其后无代偿间歇，其后的PR间期延长至0.34 s，符合插入性室性期前收缩。室性期前收缩的形态在V₁、V₂导联主波向下呈rS型，在Ⅱ、Ⅲ和aVF导联呈R型，提示其起源于右心室流出道部位。

（4）ST-T未见异常。

心电图诊断：窦性心律，心电轴不偏，插入性室性期前收缩。

2.插入性室性期前收缩的特点

（1）室性期前收缩插入在两个相邻的正常P-QRS之间，无代偿间歇。

（2）期前收缩后紧跟的PR间期常常较正常下传的PR间期偏长。解释其机制为室性期前收缩向上逆传至房室结（看不到逆传的P波，推测并未逆传至心房）产生不应期，当窦性激动下传时，处于房室结的相对不应期出现下传延缓，所以以PR间期延长。虽然室性期前收缩逆传看不到，但它对其后的传导发生了影响，故称隐匿性传导。

3.治疗策略

（1）患者住院期间经胸部CT和胃镜检查，明确诊断为食管癌，给予专科治疗。

（2）对于室性期前收缩，经24小时动态心电图检查期前收缩数目并不多，也无心室过速，无须抗心律失常治疗。

Case 13 患者男性，67岁，因"心悸和发现室性期前收缩2年"收住院。患者10年前因心肌梗死植入支架，高血压和糖尿病病史多年，长期药物治疗，血糖和血压控制良好。心脏彩超未见心脏结构异常。24小时动态心电图有室性期前收缩2.2万次。入院心电图如图7-14。

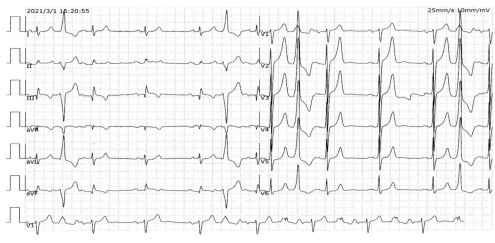

图7-14　入院心电图

1.心电图特点

（1）P波在Ⅱ导联直立符合窦性心律。心率52次/分（提示心动过缓）。PR间期0.22 s。

（2）心电轴不偏。

（3）提前出现的宽大畸形QRS波群形态，时限约0.14 s。其前无P′波。ST段和T波与QRS波群主波方向相反，发生于两个相邻基础窦性搏动之间，无代偿间歇，其后的PR间期延长至0.28 s。V₁导联QRS波群形态呈R型，依据室性期前收缩的形态判断其来自左心室流出道（二尖瓣环后侧壁）。

心电图诊断：窦性心动过缓，心电轴不偏，频发室性期前收缩（呈插入性）。

2.起源于左心室流出道（二尖瓣环后侧壁）室性期前收缩诊断要点

（1）V₁～V₆导联呈正向R波。

（2）起源点邻近二尖瓣环后下部位（后间隔、后侧壁）的室性期前收缩除极方向向上，下壁导联以负向波为主；起源点邻近二尖瓣环前侧壁的室性期前收缩Ⅰ导联以负向波为主。起源点邻近二尖瓣环后侧室性期前收缩Ⅰ导联可为单向R波，也可见终末负向波（Rs）。

（3）QRS波群宽度≥140 ms。

3.临床评估与治疗

（1）患者在医生指导下长期合理用药，β受体阻滞剂已用至大剂量，导致心率过缓，但室性期前收缩依然很多，患者伴心悸气短。

（2）选择导管射频消融术，在左心室流出道二尖瓣后间隔部与游离壁间部位消融成功。患者术后及门诊随访症状明显缓解，心电图未见室性期前收缩，动态心电图期前收缩仅20次。患者出院后继续慢病的药物治疗。

Case 14 患者女性，48岁，因"间断心悸7年，加重8个月"，以"室性期前收缩"收住院。心脏彩超提示未见心脏结构异常。24小时动态心电图提示室性期前收缩10002次。入院心电图如图7-15。

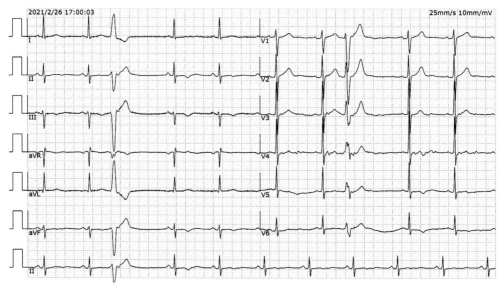

图7-15　入院心电图

1.心电图特点

（1）P波在Ⅱ导联直立，符合窦性心律。心率71次/分。

（2）心电轴不偏。

（3）提前出现的宽大畸形QRS波群形态，时限约0.14 s，其前无P波，其后有完全性代偿间期。ST段和T波与QRS波群主波方向相反。V₁导联QRS波群形态呈rS型。

心电图诊断：窦性心律，心电轴不偏，频发室性期前收缩（依据期前收缩的形态定位于三尖瓣环）。

2.临近三尖瓣环室性期前收缩定位要点

（1）V₁导联呈完全性左束支阻滞形态（rS型或者QS型）。V₁导联呈rS型者，提示室性期前收缩起源于三尖瓣游离壁侧，时限通常＞0.16 s；V₁导联呈QS型者，提示室性期前收缩起源于三尖瓣间隔侧，时限通常＞0.14 s。

（2）肢体导联上，Ⅰ和aVL导联主波正向，aVR导联呈QS型，Ⅱ、Ⅲ、aVF导联主波向下。

（3）胸导联移行靠后V₃～V₅导联。

3.治疗策略

（1）患者室性期前收缩数目多，无器质性心脏病史。

（2）患者经射频消融术证实，在三尖瓣后间隔（6点位置）处消融成功。

Case 15 患者女性，27岁，因"心悸"就诊。门诊心电图如图7-16。

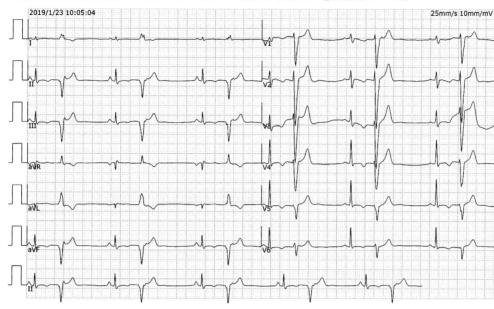

图 7-16 门诊心电图

1.心电图特点

（1）P波在Ⅱ导联直立，符合窦性心律。

（2）心电轴不偏。

（3）QRS波群形态和时限正常。提前出现的宽大畸形QRS波群形态，其前无相关P波，T波与QRS波群主波方向相反，联律间期相等，符合室性期前收缩。每个窦性心搏后跟1个室性期前收缩形成二联律。从室性期前收缩的形态V₁、V₂导联主波向下呈rS型，下壁Ⅱ、Ⅲ和aVF导联呈QS型，考虑其起源于右心室心尖部。

心电图诊断：窦性心律，心电轴不偏，频发室性期前收缩二联律。

2.临床评估

（1）24小时动态心电图显示总心搏数8.5万次，平均心率66次/分，室性期前收缩6320次，无室性心动过速。

（2）超声心动图提示右心室前后径增大（RVD30 mm）。

（3）心脏核磁显示右心室体积增大，右心室流出道增宽，室壁运动异常，前下壁心肌内信号不均，脂肪浸润信号，延迟扫描中间段室间隔心内膜下呈线样钙化，考虑为心律失常性右心室心肌病。

（4）各项化验检查（包括甲状腺）未见异常。

3.治疗策略

诊断考虑为心律失常性右心室心肌病，给予患者心肌病的相关治疗预防心衰发生，如琥珀酸美托洛尔、ARB治疗。建议患者定期门诊随访。

Case 16 患者男性，70岁，因"心悸"就诊。高血压病史，多年药物治疗，无糖尿病病史。门诊心电图如图7-17。

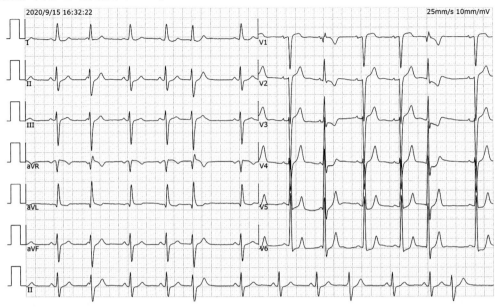

图7-17   门诊心电图

1.心电图特点

（1）P波在Ⅱ导联直立，符合窦性心律。心率75次/分。

（2）心电轴不偏。

（3）QRS波群形态、时限和电压正常。可见提前出现的宽大畸形QRS波群形态，长Ⅱ导联显示联律间期明显不等，RR′间期0.48～0.74 ms，符合室性并行心律，其QRS波群形态呈类完全性右束支阻滞+左前分支阻滞图形，推测起源于左后分支区域。

心电图诊断：窦性心律，心电轴不偏，室性并行心律。

2.室性并行心律的心电图特点

（1）室性并行心律属于心室异位搏动。

（2）联律间期明显不等。室性期前收缩的联律间期从异位搏动的QRS波群起点测量至其前窦性QRS波群起点。

（3）室性异位搏动之间的时间距离呈倍数或有最大公约数关系。

3.临床评估

（1）24小时动态心电图显示总心搏数11万次，平均心率85次/分，室性期前收缩2.56万次。

（2）超声心动图未见心脏结构和功能异常。

4.治疗策略

（1）老年高血压病患者，首选降压药β受体阻滞剂，如琥珀酸美托洛尔或比索洛尔，既降压又治疗室性期前收缩。降压不理想时可以联用钙通道阻滞剂。

（2）患者应定期门诊随诊。

Case 17 患者男性，65岁，因"胸痛4小时"急诊就诊。急诊心电图如图7-18。

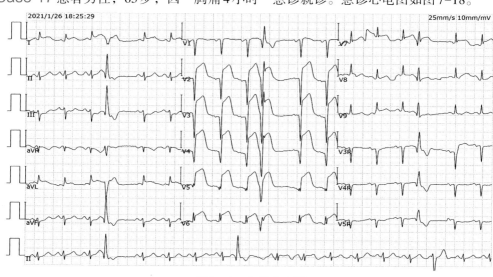

图7-18 急诊心电图

1.心电图特点

（1）P波在Ⅱ导联直立，PP间期0.56 ms，心率107次/分，符合窦性心动过速。

（2）心电轴不偏。

（3）QRS波群形态在V_1、V_2导联呈QS型，$V_3 \sim V_5$导联呈QR型，V_6导联呈r型；Ⅰ和aVL导联呈qr型。时限正常。ST段在$V_2 \sim V_6$、Ⅰ和aVL导联抬高，以$V_2 \sim V_5$导联抬高最明显，对应的T波直立高大。

（4）提前出现的宽大畸形QRS波群形态，其前无P'波，电轴右偏，其后明显代偿间歇，符合室性期前收缩。从长Ⅱ导联看，期前收缩的形态明显不同（主波方向有的朝上有的朝下）且联律间期明显不等（主波方向朝上者联律间期极短，为0.28 ms，主波方向朝下者联律间期很长，为0.50 ms）。

心电图诊断：窦性心动过速，心电轴不偏，急性广泛前壁心肌梗死，多源性室性期前收缩。

2.临床评估与治疗

（1）患者生命体征平稳，胸痛明显，诊断明确。

（2）室性期前收缩与心肌缺血相关。

（3）应尽早开通血管恢复血流。经急诊冠状动脉造影检查显示左前降支近端100%闭塞，植入支架1枚。术后患者安返病房。复查心电图ST段明显回落到等电位线，期前收缩消失。

（4）心脏超声检查提示左心室室壁运动减弱，左心室扩大，左心室射血分数降低（LVEF40%）。

（5）患者术后给予双联抗血小板药物、强化他汀类药物、琥珀酸美托洛尔及沙库巴曲缬沙坦钠等治疗。

（6）建议患者心内科门诊随访。

房性期前收缩

Case 18 患者男性，81岁，1年前因心绞痛行冠状动脉造影，造影结果提示左前降支中段有弥漫性50%～90%狭窄，右冠状动脉中段99%狭窄。于右冠状动脉及前降支各植入支架1枚。遵照医嘱按时服用他汀类药物、阿司匹林、氯吡格雷和琥珀酸美托洛尔，无胸痛及气短等不适。入院心电图如图7-19。

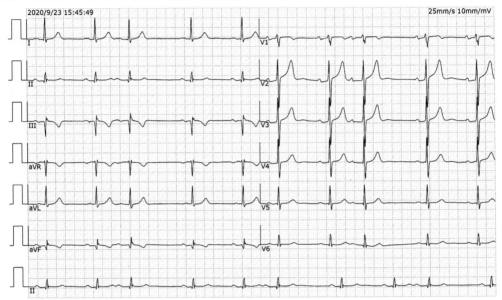

图7-19　入院心电图

1.心电图特点

（1）P波在Ⅱ导联直立，符合窦性心律。心率56次/分。

（2）心电轴不偏。

（3）QRS波群在下壁Ⅱ、aVF导联呈qR型，Ⅲ导联呈Qr型。时限和电压正常。可见提前出现的P′-QRS波，图7-19在长Ⅱ导联上第3、6、9个P为房性期前收缩（premature atrial complex，PAC），下传的QRS波群形态同基本窦性心律。

心电图诊断：窦性心律，陈旧性下壁心肌梗死，频发房性期前收缩。

2.临床评估与治理策略

（1）患者为老年人，PCI术后超声心动图提示主动脉瓣和二尖瓣少量返流。胃镜检查提示慢性萎缩性胃炎。

（2）复查冠状动脉造影提示支架冠状动脉通畅。

（3）停用氯吡格雷，其余药物继续服用。

（4）必要时使用抗心律失常药物治疗。

Case 19 患者男性，25岁，因"心悸3年"就诊。门诊心电图如图7-20。

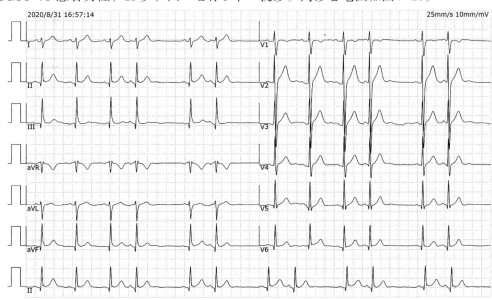

图 7-20　门诊心电图

1.心电图特点

（1）P波在Ⅱ导联直立，符合窦性心律。心率110次/分。

（2）心电轴右偏。

（3）QRS波群形态正常，下壁导联呈qR型，时限和电压正常。可见提前出现的P′-QRS波，长Ⅱ导联上第4、6、8、10、12个P显示提前发生，下传心室的QRS波群形态同窦性下传者。1个窦性心搏后跟1个房性期前收缩形成二联律。

心电图诊断：窦性心律，心电轴右偏，频发房性期前收缩部分呈二联律。

2.临床评估

（1）甲状腺功能化验正常。

（2）超声心动图检查未见结构异常。

（3）24小时动态心电图显示总心搏数10.7万次，平均心率74次/分，房性期前收缩16617次。

3.治疗策略

（1）患者年轻，无器质性心脏病史，不愿接受药物治疗。

（2）行心脏电生理检查在左心房间隔面标测到最早激动，以30 W放电，消融成功。术后给予患者抗凝药物治疗1个月，动态心电图复查无期前收缩。

Case 20 患者男性，72岁，因"间断胸闷气短3年，加重2个月"收住院。无高血压、糖尿病病史。门诊心电图如图7-21。

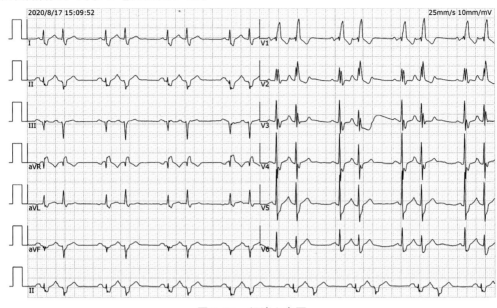

图7-21　门诊心电图

1.心电图特点

（1）P波在Ⅱ导联直立，符合窦性心律。

（2）心电轴左偏。

（3）QRS波群呈右束支阻滞形态，V₁导联呈rsR型，QRS波群时限增宽＞120 ms，以终末波增宽为著。Ⅲ、aVF导联呈QS型。提前发生的P'波在V₁导联直立，下传的QRS波群形态同窦性下传者，即右束支阻滞图形，符合房性期前收缩。每1个窦性搏动后跟1个房性期前收缩呈二联律。

　　心电图诊断：窦性心律，心电轴左偏，完全性右束支阻滞，下壁异常Q波，频发房性期前收缩二联律。

2.临床评估与治疗

（1）寻找房性期前收缩的原因。常规甲状腺功能化验，TSH105.637 μIU/ml（明显升高），FT34.08 pmol/L，FT48.7 pmol/L，提示甲状腺功能减退。

（2）血脂低密度脂蛋白胆固醇升高（LDL-C4.15 mmol/L）。

（3）考虑陈旧性下壁心肌梗死，但患者拒绝冠状动脉造影，后行冠状动脉CTA显示右冠状动脉未见异常，左前降支中段40%狭窄，诊断冠状动脉粥样硬化。

3.治疗策略

（1）请内分泌科会诊给予左甲状腺素钠，建议患者专科门诊随访。

（2）给予患者他汀类药物治疗。

（3）房性期前收缩频发考虑与甲状腺功能减退有关，患者除内分泌专科治疗外，可以给予β受体阻滞剂治疗，门诊随访。

Case 21 患者男性，64 岁，因"间断胸闷 1 个月"收住院。有糖尿病病史 2 年，胰岛素治疗，血糖控制较好。入院心电图如图 7-22。

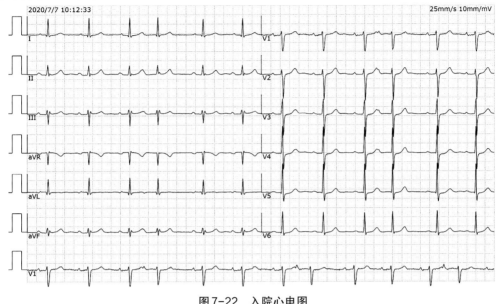

图 7-22　入院心电图

1. 心电图特点

（1）P 波在 Ⅱ 导联直立，符合窦性心律，心率 73 次/分，PR 间期 0.20 s。

（2）心电轴不偏。

（3）QRS 波群形态正常，时限和电压正常。提前出现 P′ 波（在长 Ⅱ 导联第 4、8、12 个 P′ 波显示），下传的 P′R 间期延长至 0.3 s，下传的 QRS 波群形态正常，符合房性期前收缩，每 3 个基本的窦性心搏后跟 1 个房性期前收缩形成四联律。

心电图诊断：窦性心律，心电轴不偏，频发房性期前收缩四联律。

2. 房性期前收缩 P′R 间期延长的机制

当房性期前收缩发生较早，下传时处于房室交接区的相对不应期，就会引起 P′R 间期比基础的 PR 间期要长。

3. 临床评估

（1）患者为老年男性，有糖尿病病史，有胸闷症状。

（2）血生化检查及甲状腺功能正常。

（3）心脏超声未见结构异常。

（4）行冠状造影检查提示左前降支中段和右冠状中段有 80%～90% 狭窄，术中两支血管各植入 1 枚支架。

4. 药物治疗

支架植入后给予患者双联抗血小板药物、强化他汀类药物治疗；琥珀酸美托洛尔 47.5 mg，1 次/日，长期；厄贝沙坦 150 mg，1 次/日，长期。建议患者门诊随诊。

Case 22 患者男性，78岁，因"间断胸闷气短2年，加重10天"收住院。有高血压及糖尿病病史，药物控制良好。入院后心电图如图7-23。

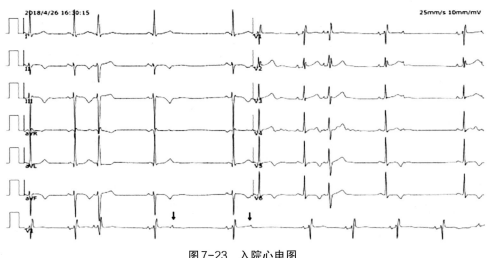

图7-23   入院心电图

1.心电图特点

（1）P波在Ⅱ导联直立，符合窦性心律。心率60次/分。

（2）心电轴左偏。

（3）基础QRS波群形态呈完全性右束支阻滞+左前分支阻滞形态。提前出现的P′波在长V₁导联上，第3个P′波正常下传形成P′-QRS-T波，其下传的QRS波群形态同基础的QRS波群，符合房性期前收缩。第5个、第7个提前出现的P′波（箭头所指处），其后无QRS波群，为房性期前收缩未下传，形成比较长的RR间期。

心电图诊断：窦性心律，心电轴左偏，完全性右束支阻滞，左前分支阻滞，频发房性期前收缩部分未下传。

2.房性期前收缩部分未下传

房性期前收缩部分未下传是由于其出现太早，下传遇到房室结的绝对不应期。

3.临床评估及治疗

（1）甲状腺功能化验TSH7.37 μIU/ml。心脏超声检查未见明显异常。

（2）24小时动态心电图提示总心搏数10万次，平均74次/分，房性期前收缩5900次，阵发性心房颤动（持续时间约5小时）。

（3）冠状动脉造影检查提示左主干尾部60%狭窄，左前降支近中段50%狭窄，左回旋支近段80%狭窄，右冠状动脉近段90%狭窄。在明显狭窄病变处植入支架。

4.治疗策略

（1）内分泌科会诊考虑为亚临床甲状腺功能减退，建议患者定期门诊随访。

（2）患者支架植入后给予双联抗血小板药物、他汀类药物、β受体阻滞剂等治疗。

（3）阵发性心房颤动问题是否和缺血相关，需要患者定期复查动态心电图。降压药物选择ARB，β受体阻滞剂对心房颤动的预防和心率控制有一定作用。

Case 23 患者男性，54岁，因"间断胸闷胸痛2年"收住院。入院心电图如图7-24。

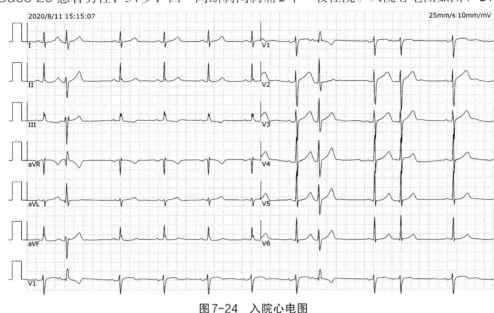

图7-24 入院心电图

1.心电图特点

（1）P波在Ⅱ导联直立，符合窦性心律。心率70次/分，PR间期正常。

（2）心电轴不偏。

（3）基础QRS波群形态、时限和电压正常。提前发生的P′-QRS-T波，P′波在V₁导联清楚，下传的QRS波群呈右束支阻滞+左前分支阻滞形态，符合房性期前收缩伴室内差异性传导，在长V₁导联上第2、8个P′-QRS-T波符合此诊断，第10个P′-QRS-T为房性期前收缩正常下传。

（4）ST-T未见异常。

心电图诊断：窦性心律，心电轴不偏，频发房性期前收缩部分伴室内差异性传导。

2.室内差异性传导的特点

提前出现的房性P′波，下传时跟随一个宽大畸形的QRS波群。这是由于房性期前收缩出现较早，恰遇室内传导束的绝对不应期，使QRS波群形态不同于基本的QRS波群形态，图7-24呈右束支阻滞图形（房性期前收缩波下传时遇到右束支的绝对不应期）。临床以右束支阻滞图形多见，少数呈左束支阻滞图形。这种房性期前收缩伴室内差异性传导简称差传，为功能性阻滞。

3.临床评估

（1）甲状腺功能化验正常。心脏超声检查未见异常。

（2）冠状造影检查提示冠状动脉心肌桥。

4.处理策略

（1）患者的胸闷胸痛症状可能与壁冠状动脉心肌桥有关。

（2）频发房性期前收缩。

（3）治疗上给予患者β受体阻滞剂控制心率。

Case 24 患者男性，20岁，因"心悸"就诊。门诊心电图如图7-25。

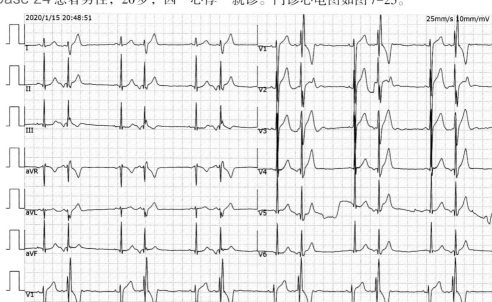

图7-25   门诊心电图

1.心电图特点

（1）P波在Ⅱ导联直立，符合窦性心律。心率70次/分。PR间期正常。

（2）心电轴不偏。

（3）基础QRS波群形态、时限和电压正常。提前发生的P'-QRS-T波，P'波下传的QRS波群呈右束支阻滞+左后分支阻滞形态，符合房性前期收缩伴室内差传。每个窦性心搏后跟1个房性期前收缩形成二联律。

心电图诊断：窦性心律，心电轴不偏，频发房性期前收缩伴室内差传呈二联律。

2.临床评估

（1）甲状腺功能化验正常。

（2）心脏超声未见异常。

（3）24小时动态心电图提示总心搏数6.5万次，平均40次/分，房性期前收缩8000次，部分未下传。

3.临床策略

（1）患者为年轻人，拒绝服药，选择了导管射频消融治疗，手术成功。

（2）术后随访患者，无心悸发生。复查24小时动态心电图无期前收缩。

小　结

【心电图表现】

1.室性期前收缩心电图

（1）提前出现的 QRS-T 波，提前无 P′波或无相关 P 波。

（2）提前出现的 QRS 波群形态宽大畸形，时限在 0.12 s 以上，T 波多与 QRS 波群的主波方向相反。

（3）多为完全性代偿间歇，即期前收缩前后两个窦性 P 波之间的间距等于正常 PP 间距的两倍。

（4）间位性或插入性室性期前收缩是位于两个正常窦性搏动之间的期前收缩。因其没有取代正常的窦性激动，故其后无代偿间歇；但会影响其后正常窦性激动的下传，通常表现为其后的 PR 间期较正常 PR 间期稍长。

（5）提前收缩与前一个正常窦性激动的联律间期不等，期前收缩彼此间的间距相等或有一定的倍数关系，通常应诊断为室性并行心律。

2.房性期前收缩心电图

（1）期前发生的异位 P′波，其形态与窦性 P 波不同。

（2）P′R 间期 > 0.12 s。

（3）大多数 P 波为不完全性代偿间歇，即期前收缩前后两个窦性 P 波之间的间距小于正常 PP 间距的 2 倍。

（4）异位 P′波下传的 QRS 波群形态多与基础的窦性心律相同。如果 P′波发生太早，落于基础窦性激动交界区的绝对不应期时，表现为期前收缩未下传；发生较早落在交界区的相对不应期时，表现为干扰下的 P′R 间期延长；下传落于左束支或右束支的不应期时，表现为 QRS 波群形态增宽变形，称为室内差异性传导。

3.Schamaroth's 室性期前收缩分类法

南非国际著名的心电图大师 Schamaroth 根据室性期前收缩的 QRS 波群和 ST-T 波的形态特征，提出了病理性和功能性室性期前收缩的心电图鉴别要点，称为 Schamaroth's 室性期前收缩分类法（见表 7-1）。

表 7-1　Schamaroth's 室性期前收缩分类法

心电图表现	功能性 PVC	病理性
QRS 波群		
振幅	> 20 mm	< 10 mm
时限	< 0.14 s	> 0.14 s
切迹	无切迹	多见
ST 段		
等电位线	无	有
T 波		
对称性	非对称	对称
形态	倒置	倒置,高尖

【学习与思考】

1.室性期前收缩（PVC）是临床最常见的心律失常，正常人和各种心脏病患者均可发生PVC。以下对PVC描述中正确的选项是   （ ）

A.常见于高血压、冠心病、心肌病、瓣膜病等

B.心肌炎、缺血、缺氧、麻醉和手术均可使心肌收到机械、电、化学性刺激发生PVC

C.洋地黄、奎尼丁、三环类抗抑郁药中毒发生严重心律失常之前有PVC出现

D.电解质紊乱（低钾、低镁等），过量酒、咖啡摄入等均能诱发PVC

E.以上描述均正确

2.对于PVC的治疗，描述正确的选项是   （ ）

A.对于无器质性心脏病而症状明显的PVC患者，治疗以消除症状为目的，药物β受体阻滞剂为首选

B.对于有器质性心脏病合并心功能不全的PVC患者，应以治疗原发病为原则

C.急性心肌缺血或梗死合并PVC患者，首选再灌注治疗，不主张预防性应用抗心律失常药物

D.对起源右心室流出道频发PVC，若症状明显且药物疗效不佳，建议导管射频消融治疗

E.以上描述均正确

参考答案：1.E 2.E

（吴　强）

第 8 章

心房颤动与心房扑动

【教学目标】

　　1.知识目标：

　　(1) 掌握心房扑动和心房颤动的心电图诊断，以及合并各种情况的诊断。

　　(2) 熟悉心房扑动和心房颤动的病因、临床评估和治疗原则。

　　(3) 了解心房扑动和心房颤动的发生机制。

　　2.能力目标：会诊断心房扑动和心房颤动。

　　3.素养目标：建立未雨绸缪的上游干预理念，避免并发症发生。

【重点、难点和策略】

　　1.重点：心房扑动和心房颤动的心电图特点。

　　2.难点：心室率缓慢时是否合并房室阻滞，尤其是心房扑动。

　　3.策略：结合24小时动态心电图综合分析。

【相关知识点——房性心律失常发生机制】

　　1.典型心房扑动的折返环发生在右心房（如图8-1A）。

　　2.环绕肺静脉心房交界处的肌袖，是部分心肌退化并由纤维组织代替的，肌束纵横交错深入肺静脉呈网状排列环状分布，向肺静脉远端延伸时逐渐变薄并消失（图8-1B）。这种复杂的结构和传导的不均一性，成为触发灶或微折返的基质。上腔静脉口部及近端也有类似肺静脉的肌袖结构。肌袖被认为与心房颤动的发生有关，环肺静脉导管射频消融也是基于此机制。

　　3.房性心动过速中，发生部位以右心房界嵴最常见，其他部位也多见（图8-1C黑点标识）。

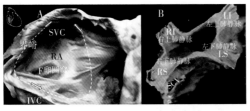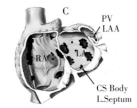

图8-1　房性心律失常机制示意图

【知识点拓展——心房颤动与脑卒中相关】

　　1.心房颤动相关的卒中占全部心源性卒中的79%以上，是最主要的心源性卒中危险因素。左心耳是心房颤动血栓栓塞的主要来源。

　　2.非瓣膜病性心房颤动是相对于瓣膜病性心房颤动的，是指无风湿性二尖瓣狭窄、机械瓣膜/生物瓣膜、二尖瓣修复等情况下发生的心房颤动。

　　3.非瓣膜病性心房颤动导致脑卒中的风险评估及出血风险评估方法

　　(1) 栓塞风险的 CHA_2DS_2-VASc 评分，总分为9分，男性≥2分或女性≥3分，为栓塞高危风险，应给予抗凝治疗。

　　(2) 出血风险的 HAS-BLED 评分，总分9分，≥3分为出血高风险。

　　4.心房颤动分类为首诊心房颤动（首次确诊）、阵发性心房颤动（持续时间≤7天，一般≤48小时，能自行终止）、持续性心房颤动（持续时间>7天，一般不能自行终止）、长程持续心房颤动（持续≥1年，患者有复律愿望）、永久性心房颤动（心房颤动时间>1年，不能终止或终止后复发）。

心房颤动

Case 1 患者男性，47岁，因"心悸4小时"收住心内科。无高血压和糖尿病病史，有吸烟史。门诊心电图如图8-2。

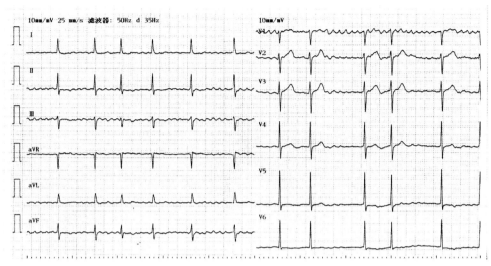

图8-2 门诊心电图

1.心电图特点

（1）P波消失，代之以大小不等、形态不一、节律不齐的心房颤动波"f波"出现，频率350～600次/分，V_1导联最明显。

（2）心电轴不偏。

（3）RR间期不匀齐，平均心室率70次/分。QRS波群形态、时限和电压正常。

（4）ST段无明显异常，T波低平。

心电图诊断：心房颤动，心电轴不偏，T波改变。

临床诊断：特发性心房颤动或孤立性心房颤动。

2.心房颤动的听诊特点

心律绝对不匀齐，第一心音强弱不等，出现脉搏短绌（脉率少于心率）。

3.临床评估与处理

（1）甲状腺功能化验结果正常。超声心动图检查提示心脏结构和瓣膜未见异常。头颅CT和核磁检查提示未见异常。

（2）24小时动态心电图检查提示全程心房颤动，总心搏数10.9万次。

（3）对于心房颤动患者无论持续性或阵发性，均应进行$CHA_2DS_2\text{-}VASc$评分，该患者0分，栓塞风险为低危，未予抗血小板或抗凝治疗。

（4）心电监护及动态心电图显示心室率不快，未给予药物干预心率。次日查房时心电监护显示窦性心律。临床诊断为阵发性心房颤动。

（5）建议患者门诊随诊，戒烟。

（6）如果心房颤动反复发作，建议患者药物治疗维持窦性心律或行导管射频消融术治疗心房颤动。

Case 2 患者男性，64岁，因"阵发性心悸气短3年，加重1天"收住心内科。6年前行心房颤动导管射频消融术。2型糖尿病病史多年，胰岛素治疗。入院前3个月因"出现反应迟钝2天加重伴失语1天"急诊收住神经内科，头颅CT提示右侧顶颞叶及岛叶出血性脑梗死，右侧基底节区及尾状核出血。入院心电图如图8-3。

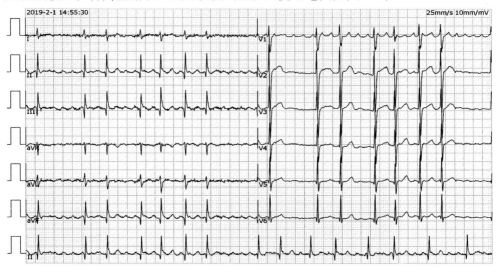

图8-3   入院心电图

1.心电图特点

（1）P波消失，代之以快速的房颤波，其形态、振幅、间隔既不像心房颤动波快乱也不像心房扑动锯齿波规整。

（2）心电轴不偏。

（3）RR间期绝对不匀齐，平均心室率90次/分。QRS波群形态、时限和电压正常。

心电图诊断：不纯性心房扑动，心电轴不偏。

2.心房颤动常见病因

心房颤动常发生于器质性心脏病病人，多见于高血压性心脏病、冠心病、风湿性心脏病、二尖瓣狭窄、心肌病以及甲状腺功能亢进。若心房颤动发生在无结构性心脏病的中青年，则称特发性心房颤动。

3.临床评估

（1）CHA_2DS_2-VASc评分3分，HAS-BLED评分3分。

（2）动态心电图检查可见到窦性心律，提示阵发性心房颤动。

（3）复查头颅CT：右侧颞顶叶脑梗死恢复期改变，右侧基底节区出血灶已吸收。

（4）经食道超声心动图检查显示左心房内径44 mm，左心耳未见异常。

4.治疗策略

（1）患者曾行心房颤动消融术，术后3年再发生心房颤动，期间发生出血性脑梗死。最佳治疗方案为心房颤动消融术加左心耳封堵术。已为患者顺利实施一站式手术。

（2）术后6个月随访，复查头颅CT仅提示右侧颞顶枕叶软化并层状坏死。患者无心悸发生，复查动态心电图未监测到心房颤动的发生。

Case 3 患者女性，77岁，因"咳嗽、咳痰、胸闷、气短10天"，以"COPD急性加重"收住院。既往有高血压和高血压肾损害、脑梗死及运动性失语病史。入院血压180/100 mmHg，呼吸频率28次/分。入院心电图如图8-4。

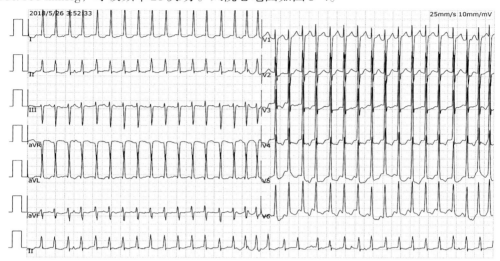

图8-4　入院心电图

1.心电图特点

（1）P波消失，RR间期不等，平均心室率204次/分，符合快速心室率心房颤动的特点。

（2）心电轴不偏。

（3）QRS波群形态、时限正常，$R_{V5} + S_{V1} > 4.0$ mV 和 $R_{V5} > 2.5$ mV。

（4）ST段在R波为主的导联上呈压低，相应导联T波倒置，T_{V1}直立。

心电图诊断：心房颤动伴快心室率，心电轴不偏，左心室肥大。

2.临床评估

（1）炎性指标包括白细胞及中性粒细胞占比、C反应蛋白及降钙素原均明显升高；血肾功能提示肌酐331 μmol/L，尿素28.4 mmol/L。

（2）胸部CT提示右肺感染。

（3）超声心动图提示左心轻度增大（左心室收缩末内径34 mm，舒张末内径52 mm），左心室射血分数正常。

（4）CHA_2DS_2-VASc评分6分。

3.临床处理

（1）给予抗感染、化痰、平喘等治疗。

（2）降压、利尿及改善心功能。

（3）经上述处理，患者心房颤动心室率明显下降在100次/分左右。住院期间给予低分子肝素0.4 ml，皮下注射，12小时/次。

（4）患者出院后给予口服CCB、β受体阻滞剂、利伐沙班（15 mg）等治疗。建议患者门诊随诊。

心房颤动伴心室预激

Case 4 患者男性，45岁，因"胸闷、胸痛伴心悸、气短30分钟"急诊就诊。既往有心动过速病史，无高血压和糖尿病病史。急诊心电图如图8-5。

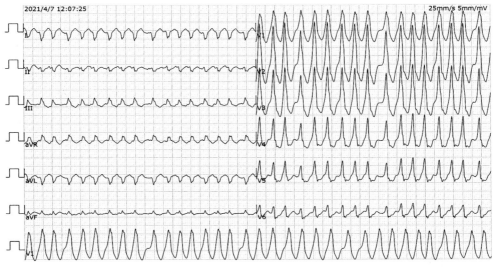

图8-5　急诊心电图

1.心电图特点

（1）P波消失。RR间期绝对不匀齐，平均心室率220次/分，最短RR间期0.24 s，符合心房颤动的心电图特点。

（2）心电轴右偏。

（3）QRS波群宽大，时限0.16 s，在$V_1 \sim V_5$导联呈R型，V_6导联呈Rs型，QRS波群起始部顿挫为δ波，符合A型心室预激的特点。

心电图诊断：心房颤动伴预激综合征，心电轴右偏。

2.心电图鉴别诊断

（1）心房颤动伴差传蝉联现象：QRS波群形态为室内连续差异性传导所致，但沿房室结下传，往往为右束支阻滞图形。

（2）室性心动过速：起源于左侧心室的室性心动过速（简称室速）在胸导联上多表现为正向同向性，但心室率相对规整。多形性室速由于起源于心室某个部位（联律间期相同），QRS波群形态可以不同，但RR间期比较规整。

3.临床评估与处理

（1）心室预激提示存在旁道。心房颤动波沿旁道下传，往往导致极快的心室率，甚至诱发心室颤动。测患者血压为80/50 mmHg，心悸气短明显，给予200 J同步电复律后恢复窦性心律。心电图显示窦性心律，A型心室预激。血压120/70 mmHg。

（2）旁道常导致房室折返性心动过速（AVRT）或心房颤动甚至心室颤动。建议患者行导管射频消融旁道。经心内电生理检查证实为左侧旁道，进行旁道消融；行肺静脉电隔离术消融心房颤动。

（3）术后患者心电图正常。建议患者服用胺碘酮和利伐沙班3个月，门诊随诊。

心房颤动伴室内差异性传导

Case 5 患者女性，80岁，因"阵发性心悸病史1年，右侧肢体无力伴言语不利6小时"收住神经内科。急诊科心电图为窦性心律，头颅核磁提示左侧颞顶叶大面积脑梗死。有高血压病史20年，血压控制较好。入院心电图如图8-6。

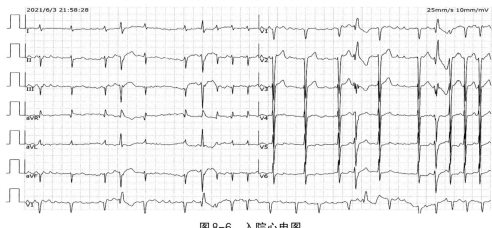

图8-6　入院心电图

1.心电图特点

（1）P波消失，代以大小不等、形态不一、节律不齐的心房颤动波（f波）。

（2）心电轴左偏。

（3）心室率绝对不匀齐，平均心室率125次/分。QRS群波形态在胸导联表现为递增不良，电压和时限正常，可以看到增宽变形的QRS波群呈右束支阻滞+左前分支阻滞图形，在长 V_1 导联有"长-短RR间期"规律，其后无类代偿间期，考虑为心房颤动伴室内差异性传导。

心电图诊断：心房颤动（快速心室率）伴室内差异性传导，心电轴左偏。

2.分析患者大面积脑梗死的原因

患者80岁，女性，高血压病史多年，系列心电图提示阵发性心房颤动。患者入院后心脏超声提示左心房内径增大（LAD43 mm），左心室壁增厚，内径轻度增大，左心室射血分数正常（LVEF55%），各瓣膜未见明显异常。临床上属于非瓣膜病性心房颤动。患者 CHA_2DS_2-VASc评分6分及HAS-BLED评分3分。综合考虑系心房颤动导致急性脑栓塞。

3.处理策略

（1）抗凝治疗，目前对于 CHA_2DS_2-VASc评分在3分以上的女性患者，推荐抗凝治疗。MR检查提示左侧颞顶叶大面积脑梗死且除外梗死后出血。住院期间临床上选择给予低分子肝素0.4 ml皮下注射，12小时1次。待出血灶吸收后，可以给予华法林抗凝（监测INR2～3）或新型口服抗凝剂利伐沙班15mg，1次/日，长期。

（2）控制心室率，老年心房颤动患者可以选择洋地黄类，出院前改为口服地高辛，如果心室率仍控制不佳时可用β受体阻滞剂。

（3）建议患者行左心耳封堵术。

心房颤动伴室性期前收缩

Case 6 患者女性，58岁，因"间断胸闷、气短、四肢无力10年，加重半月"收住入院。既往高血压病史5年，长期服用降压药物。血压150/80 mmHg。入院心电图如图8-7。

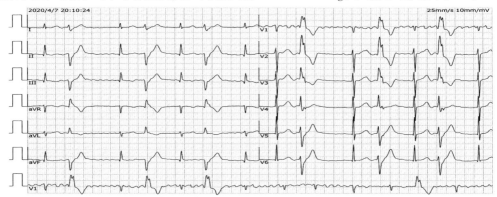

图8-7　入院心电图

1.心电图特点

（1）P波消失，代以大小不等、形态不一、节律不齐的心房颤动波（f波），以V₁导联明显。

（2）心电轴不偏。

（3）基本QRS波群形态、时限和电压正常。平均心室率85次/分。在长V₁导联第2、4、6、12个QRS波群呈宽大畸形，呈类"完全性右束支阻滞+左前分支阻滞"形态，其QRS波群顶端或降支有挫折，联律间期固定为0.72 s，其后有类代偿间期，提示为室性期前收缩。

心电图诊断：心房颤动，心电轴不偏，频发室性期前收缩。

2.临床评估

（1）24小时动态心电图提示全程心房颤动，总心搏11.19万次，平均心室率79次/分，室性期前收缩8500次。

（2）超声心动图检查提示左心房内径明显增大（LAD52 mm），左心室壁增厚（室间隔12.3 mm，左心室壁11.4 mm），左心室内径增大（左心室收缩末内径24.3 mm，舒张末内径43.4 mm），左心室射血分数正常。三尖瓣中量返流，肺动脉压力40 mmHg。

（3）头颅CT检查提示双侧基底节区多发性腔隙性脑梗死。颈动脉超声提示颈内动脉内膜增厚伴斑块形成。冠状动脉造影检查提示冠状动脉硬化。

（4）CHA₂DS₂-VASc评分4分。

3.处理策略

（1）药物选择沙坦类、β受体阻滞剂、利伐沙班和他汀类药物等。

（2）左心房内径明显扩大，推测心房颤动导管射频消融效果不佳，建议患者行左心耳封堵术。

（3）出院前复查心电图提示心房颤动，平均心室率70次/分，无室性期前收缩。

（4）建议患者定期心内科门诊随诊。

心房颤动伴缓慢心室率

Case 7 患者男性，73岁，因"发现心电图异常6年"收住院，既往有高血压病史，药物治疗。入院心电图如图8-8。

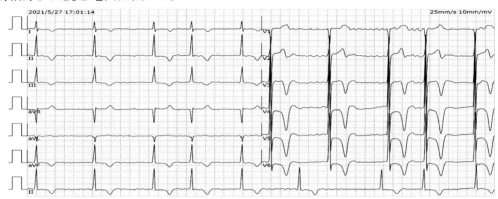

图8-8 入院心电图

1.心电图特点

（1）P波消失，代之以大小不等、形态不一、节律不齐的心房颤动波（f波），V_1导联最明显。

（2）心电轴不偏。

（3）RR间期不等，平均心室率50次/分。QRS波群形态、时限正常。$R_{V_5} > 2.5$ mV。

（4）ST-T：ST段在$V_4 \sim V_6$导联压低明显，T波在V_1导联直立，V_2导联"正负"双相以正向为主，$V_3 \sim V_6$导联深倒置。

心电图诊断：心房颤动伴缓慢心室率，心电轴不偏，左心室肥厚。

2.临床评估

（1）血常规检查提示血小板稍低（85×10^9/L），血生化提示尿酸稍高，D-二聚体升高。

（2）24小时动态心电图显示全程为心房颤动，总心搏数8.4万次，平均心室率58次/分，最慢心室率35次/分，最快心室率106次/分，RR间期超过2 s有120次，最长RR间期为2.3 s。ST-T改变。

（3）经食道超声心动图提示左心房增大（LAD41 mm），主动脉瓣钙化并少量返流，二尖瓣少量返流，肺动脉高压（约42 mmHg），左心房及左心耳内可见自显影。

（4）血管造影（左心房+肺静脉）提示左心房增大，左心耳内血栓形成。

（5）CHA_2DS_2-VASc评分2分。

3.治疗策略

（1）降压药选择沙坦类。

（2）患者住院期间抗凝首选低分子肝素，同时联用华法林，待INR值在2～3之间后停用低分子肝素。

（3）患者服用华法林，门诊随诊。6～8周后复查心动图，观察左心房及心耳血栓吸收情况。

（4）建议患者择期行心房颤动导管射频消融术。

心房颤动伴长RR间期

Case 8 患者男性，60岁，因"反复发作晕厥，时间3年"收住心内科。10年前因风湿性心脏瓣膜病行二尖瓣置换术和心房颤动消融术，术后按医嘱服用华法林。入院后动态心电图发现多个长RR间期，动态心电图片段如图8-9。

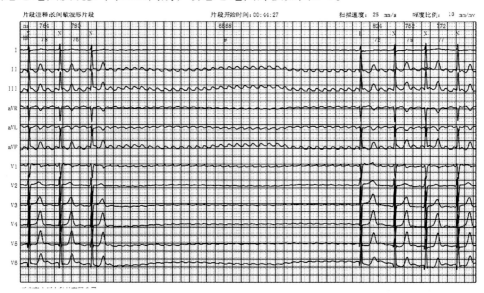

图8-9 动态心电图片段

1.心电图特点

动态心电图提示全程心房颤动或心房扑动，总心搏数10万次，最快心室率为150次/分，为心房扑动2∶1下传；5 s以上的长间期有6次，最长RR间期6.8 s。

2.临床评估

患者因瓣膜置换术长期服用华法林3 mg，INR检测在2.2～2.5之间。因心悸长期服用地高辛，0.125 mg/日。入院后行超声心动图提示瓣膜开启正常，左心房增大（LAD50 mm）。头颅CT未见明显异常。结合患者晕厥和动态心电图改变，考虑晕厥与心房颤动伴长RR间期有关。

3.临床诊断

（1）风湿性心脏瓣膜病（二尖瓣狭窄合并关闭不全），心脏扩大（左心房），心房扑动和颤动，心功能Ⅱ级。

（2）人工瓣膜置换术。

（3）心源性晕厥（心房颤动伴长RR间期）。

4.治疗策略

（1）患者晕厥原因明确，植入单心室起搏器（VVI），患者长期服用华法林，应用低分子肝素进行桥接。

（2）患者有阵发性心悸，动态心电图提示最快心室率150次/分（心房扑动2∶1下传），加用控制心室率的药物（如琥珀酸美托洛尔）。

Case 9 患者男性，58岁，因"阵发性心悸伴有晕厥"就诊。患者高血压病史多年，药物控制较好。动态心电图显示阵发性心房颤动，心房颤动终止后有长间歇，动态心电图片段如图8-10。

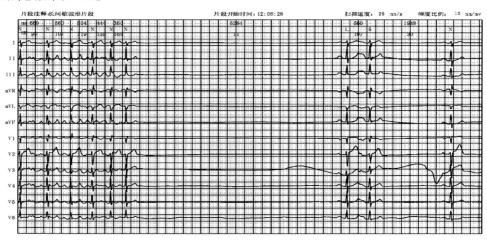

图8-10 动态心电图片段

1.心电图特点

（1）心房颤动终止后出现长达5.3 s的长RR间期，其间无P波或心房颤动波。

（2）心电轴不偏。

（3）QRS波群形态、时限和电压正常。

（4）长间期后的QRS波群形态同基本QRS波群形态，其前有P波，为窦性心搏。

心电图诊断：阵发性心房颤动，全心停搏，窦性搏动，窦房阻滞？

2.临床评估

（1）患者心悸与发生心房颤动有关，晕厥考虑与心房颤动终止后长间歇相关。既往24小时动态心电图也有类似情况，最长间期达12 s。

（2）行头颅MR检查，未见异常。

（3）超声心动图显示左心房内径稍大（LAD35 mm），左心室稍增大（LVDd51 mm），LVEF64%。

（4）CHA_2DS_2-VASc评分1分。

3.治疗策略

（1）高血压患者，调整降压药为β受体阻滞剂和沙坦类。

（2）临床诊断考虑为快-慢综合征。首选方案为导管射频消融术，采用肺静脉电隔离。

（3）患者术后口服抗凝药物（利伐沙班20 mg，1次/日）和胺碘酮，疗程为3个月。

（4）患者术后3个月，复查24小时动态心电图均为窦性心律，总心搏数8.3万次，平均心室率58次/分，无心房颤动发生。停服抗凝药物和胺碘酮。

（5）患者术后1年，复查动态心动图提示窦性心律，总心搏数10万次，平均心室率74次/分，有单个房性期前收缩3055次，无长间期，无心房颤动。

心房颤动伴三度房室阻滞

Case 10 患者女性，47岁，因"头晕发现血压高、心率缓慢1周"就诊。其父亲50岁猝死，其妹36岁因三度房室阻滞植入双腔起搏器，术后2年发生心房颤动。入院心电图如图8-11。

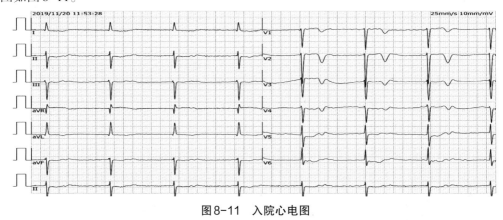

图8-11　入院心电图

1.心电图特点

（1）P波消失，代之以极其细小的心房颤动波，以胸导联清楚。

（2）心电轴左偏（-73°）。

（3）RR间期缓慢整齐，频率40次/分。QRS波群呈左前分支阻滞形态，时限和电压正常，为交界性逸搏心律。

（4）胸导联T波异常。

心电图诊断：心房颤动伴三度房室阻滞，心电轴左偏，交界性逸搏心律，左前分支阻滞。

2.临床评估

（1）患者头晕，血压150/96 mmHg，脉搏缓慢。患者入院后行动态心电图检查提示总心搏数为5.3万次，平均心室率37次/分，提示全程心房颤动，三度房室阻滞及交界区逸搏心律。

（2）寻找病因，甲状腺功能化验和风湿免疫系统检查均未见异常；超声心动图提示左心房内径增大（LAD38 mm），其他未见异常。

（3）头颅CT未见异常，CHA_2DS_2-VASc评分2分。

3.治疗策略

（1）降压药选择ARB类，血压控制理想。

（2）治疗策略：心房颤动持续时间不清楚，房颤波极其细小，消融成功的难度较大，但可以尝试导管射频消融房颤。

（3）该患者是否需要起搏？长期的心房颤动可以导致心功能损害。如果植入起搏器，应避免右心室心尖部起搏。经讨论为患者行HIS束起搏及右心室心尖部备用导线，起搏图形和其交界性逸搏图形完全一致。起搏低限频率设置为60次/分，延长AV间期。建议患者门诊随访。

Case 11 患者女性，78岁，因"发作性黑矇伴晕厥1次"就诊。患者有多年高血压病史，服用氨氯地平，血压控制良好。无糖尿病和冠心病病史。入院心电图如图8-12。

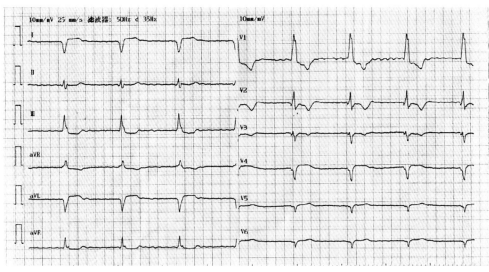

图8-12 入院心电图

1.心电图特点

（1）P波消失，心房颤动波在 V_1 导联清楚可见。基本心律为心房颤动。

（2）心电轴右偏（+128°）。

（3）RR间期缓慢匀齐，心室率50次/分。QRS波群形态为类完全性右束支阻滞+左后分支阻滞图形，考虑为起源于左前分支区域的室性逸搏心律。

心电图诊断：心房颤动伴三度房室阻滞，室性逸搏心律。

2.临床评估

（1）高龄是心房颤动发生的独立危险因素，老年高血压患者中心房颤动的发生率可高达50%。阻滞部位多考虑为双侧束支阻滞或三分支阻滞，多为老年人传导系统退行性改变所致，也是老年人常见的心律失常的原因。

（2）虽然常见的室性逸搏频率多在20～40次/分，但当心室逸搏点不能及时发出时可出现心室停搏，导致晕厥发生。

（3）头颅CT检查提示有腔隙性脑梗死。

（4）超声心动图检查提示左心房大（LAD48 mm），心室结构和心功能正常。

（5）CHA_2DS_2-VASc评分6分，HAS-BLED 3分。

3.治疗策略

（1）植入起搏器是最佳的治疗方案，选择单心室VVI起搏器。患者手术过程顺利，起搏频率设置60次/分。

（2）患者术后给予利伐沙班15 mg，1次/日，继续服用原有降压药物。

（3）建议患者择期行左心耳封堵术。

心房颤动伴心肌梗死

Case 12 患者男性，70岁，因"突发胸部闷痛3小时，含药不缓解"急诊就诊。无高血压病史。急诊心电图（18导联心电图）如图8-13。

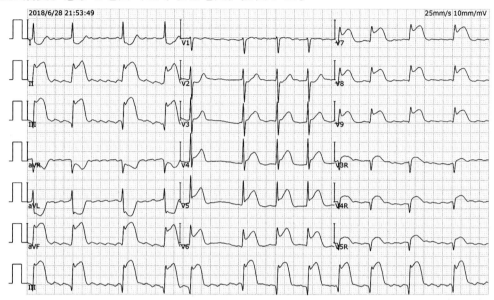

图8-13　急诊心电图（18导联心电图）

1 心电图特点

（1）P波消失，代之以心房颤动波，肢体导联及V_1导联清楚。平均心室率75次/分。

（2）心电轴不偏。

（3）QRS波群形态基本正常，Ⅲ导联呈qR型；时限和电压正常。

（4）ST段抬高是图8-13最为明显的特征表现，在下壁Ⅱ、Ⅲ、aVF导联，右心室V_{3R}、V_{4R}和V_{5R}导联，以及正后壁$V_7 \sim V_9$导联，最大抬高在Ⅲ导联1.0 mV（大于Ⅱ和aVF导联），aVL导联ST明显压低。ST段抬高的导联其T波均直立增高。

心电图诊断：心房颤动，心电轴不偏，急性下壁、右心室、正后壁心肌梗死。

2.临床评估与治疗策略

（1）临床诊断为急性ST段抬高型心肌梗死，心房颤动，Killip心功能Ⅰ级。

（2）心电图ST段抬高，在Ⅲ导联最高，考虑罪犯血管为右冠状动脉。

（3）尽早开通血管以恢复血流是最佳治疗方案。服用阿司匹林、替格瑞洛、他汀类药物等。急诊冠状动脉造影结果提示右冠状动脉第2段100%闭塞，经血栓抽吸后在病变处植入1枚支架。术后患者安返病房。

（4）复查心电图：窦性心律，ST段回落至等电位线（心房颤动消失）。

（5）患者术后给予双联抗血小板药物、强化他汀类药物治疗，3个月后常规剂量服用。

（6）建议患者心内科门诊随诊。

心房扑动2:1

Case 13 患者女性，70岁，因"阵发性心悸1天"就诊。高血压和糖尿病病史多年，药物控制。有心房扑动史，曾在外院行食道调搏终止心动过速。门诊心电图如图8-14。

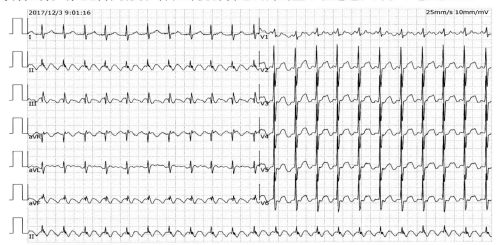

图8-14　门诊心电图

1.心电图特点

（1）P波消失，代之以形态一致、振幅和间距相同的锯齿状扑动波，称为F波（flutter），扑动波之间的等电位线消失，频率为300次/分，心房扑动波以2:1下传，心室率为150次/分。

（2）心电轴不偏。

（3）QRS波群形态、时限和电压正常。

心电图诊断：心房扑动2:1下传心室，心室率150次/分，心电轴不偏。

2.临床评估、治疗与转归

（1）CHA$_2$DS$_2$-VASc评分4分（未行头颅影像学检查），提示发生栓塞的风险为高危。

（2）给予患者低分子肝素0.6 ml，皮下注射。食管心房调搏进行复律，Burst成功终止心房扑动。患者自行回家。

（3）3天后凌晨，患者左上肢疼痛明显直接来病房。查体右桡动脉搏动正常，脉搏70次/分，节律整齐；左侧上臂发凉，桡动脉未触及搏动，考虑左上肢动脉栓塞。急诊收住院，心电图为窦性心律。

（4）急诊上肢超声检查，提示左上肢动脉流速减慢，左上肢尺动脉远端闭塞。

（5）急诊行左上肢动脉造影，结果提示左腋动脉闭塞。术中给予患者抽吸、球囊扩张、尿激酶100 IU溶栓，替罗非班负荷后静脉滴注。患者安返病房后左上肢皮温变暖，动脉搏动恢复，住院期间使用低分子肝素治疗。

（6）再次行CHA$_2$DS$_2$-VASc评分6分，给予患者利伐沙班20 mg，1次/日，长期使用。

（7）合理选择降压药物和降糖药物，如ARB、β受体阻滞剂、他汀类药物等。

Case 14 患者男性，68岁，因"心悸加重3天"就诊。有吸烟史多年。慢性咳嗽、咳痰伴喘息多年，曾明确诊断为慢性阻塞性肺疾病（COPD）。入院心电图如图8-15。

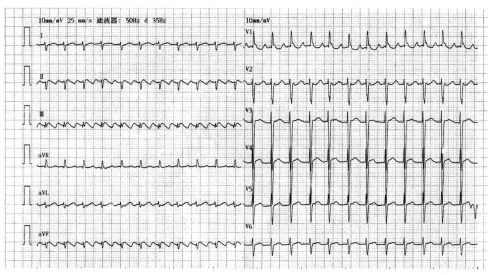

图8-15　入院心电图

1.心电图特点

（1）窦性P波消失，代之以锯齿样心房扑动波，扑动波之间的等电位线消失，频率为300次/分。

（2）心电轴右偏（+150°）。

（3）心房扑动波以2:1下传心室，心室率150次/分。QRS波群形态异常，aVR导联呈qR型；V₁导联呈qR型，V₅导联呈rS型。肢体导联电压算术和＜0.5 mV。QRS波群时限正常。

心电图诊断：心房扑动2:1下传，心电轴右偏，肢导低电压，右心室肥大。

2.临床评估

（1）患者有吸烟史多年，明确诊断为慢性阻塞性肺疾病。从心电图诊断分析符合肺心病的心电图特征。

（2）血气和氧饱和度提示低氧血症。化验结果提示C反应蛋白和中性粒细胞增高。

（3）常规行胸部X线提示右下肺部感染，右下肺动脉增宽，肺动脉段膨出。

（4）心脏超声提示右心室、右心房增大，肺动脉高压。

3.治疗原则

（1）面罩吸氧纠正低氧血症。

（2）选择抗生素治疗感染，解痉化痰等。

（3）静脉给予洋地黄类药物以减慢心室率，长期控制心室率可以选用钙通道阻滞剂，如合心爽等。

Case 15 患者男性，58岁，因"间断腹胀伴气短20天"收住院。听诊心率快达150次/分，血压106/80 mmHg。入院心电图如图8-16。

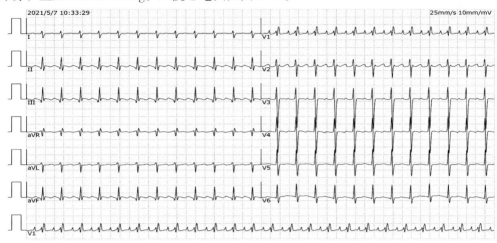

图8-16 入院心电图

1.心电图特点

（1）P波消失。在两个QRS波群中间可以看到F波（V_1导联），FF间期0.2 s，心房率300次/分，符合Bix法则。

（2）心电轴右偏（+98°）。

（3）心室率快速规整，心率150次/分。QRS波群形态在V_1导联呈主波向上，呈rsR'型。

心电图诊断：心房扑动2:1下传，心电轴右偏，右心室肥大，不完全性右束支阻滞。

2.Bix法则

（1）瑞典心脏病学家Harold Bix指出，当室上性心动过速发作时，如果在两个QRS波群中间看到P波或F波，就应该考虑到可能有另一个P波或F波隐藏在QRS波群内。

（2）Bix法则的原理：心动过速时房室传导比例2:1，未下传的P波或F波恰好隐藏于QRS波群内而难以发现，另一个P波或F波则位于两个QRS波群中间。

（3）主要用于房性心动过速或心房扑动的鉴别诊断。

3.临床评估与处理

（1）动态心电图检查提示全程心房扑动，传导比例2:1到3:1，总心搏数14.5万次。

（2）超声心动图提示左心房内径增大（46 mm），左心房容积指数35 mm/m²；左心室内径增大（收缩末41 mm，舒张末51 mm），左心室射血分数降低（LVEF36%）；右心室内径35 mm。下腔静脉增宽，坍塌消失（提示右心房高压）。

（3）CHA_2DS_2-VASc评分1分。

（4）对心房扑动用食管调搏的方法进行终止，恢复窦性心律。

（5）甲状腺功能化验正常。胺碘酮维持窦性心律，ARB类药物治疗心脏重塑。患者加强随访。

心房扑动 4∶1

Case 16 患者男性，因"胸闷、气短5天"收住心内科。2017年因风湿性心脏瓣膜病行二尖瓣机械瓣置换术，术后服用华法林抗凝。入院心电图如图8-17。

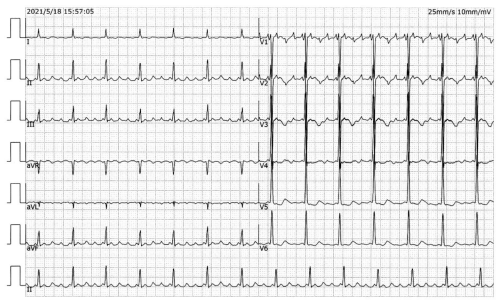

图8-17　入院心电图

1.心电图特点

（1）P波消失，代之以形态一致、振幅和间距相同的锯齿状扑动波，心房扑动波频率300次/分。

（2）心电轴不偏。

（3）心室率规整，房室传导比例为4∶1，频率75次/分。QRS波群形态、时限正常。$R_{V5} = 2.5$ mV，$S_{V1}+R_{V5} > 4.0$ mV。

心电图诊断：心房扑动4∶1下传，心电轴不偏，左心室肥大。

2.临床评估

（1）给予患者华法林3 mg，1次/日，化验INR值2.1。

（2）超声心动图检查提示二尖瓣人工机械瓣置换术后，左心房内径增大（37 mm），左心室内径增大（收缩末内径46.9 mm，舒张末内径59.2 mm），左心室射血分数降低（LVEF42%）。肺动脉压力约45 mmHg。

（3）24小时动态心电图提示全程心房扑动，总心搏数11.8万次，平均心室率80次/分，最快心率165次/分。

（4）因心脏扩大给予患者ARB类药物，琥珀酸美托洛尔控制心率。

（5）建议患者行导管射频消融心房扑动。

心房扑动伴三度房室阻滞

Case 17 患者男性，85岁，因"双眼视物模糊2年，加重1个月"，以"双眼老年性白内障"收住眼科。糖尿病病史多年，药物控制。入院心电图如图8-18。

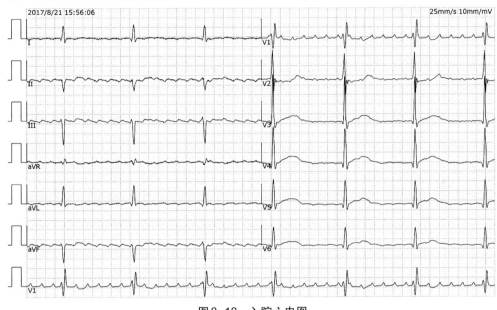

图8-18　入院心电图

1.心电图特点

（1）P波消失，代之以形态一致、振幅和间距相同的锯齿状扑动波，心房扑动波频率300次/分。

（2）心电轴左偏（-71°）。

（3）QRS波群缓慢匀齐，RR间隔相等，FR不固定，心室率40次/分。QRS波群增宽，时限0.12 s，V_1导联呈rSR'型，Ⅱ、Ⅲ、aVF导联呈rS型，$S_Ⅲ > S_Ⅱ$；Ⅰ、aVL导联呈qRs型，$R_{aVL} > R_Ⅰ$。

（4）ST-T未见明显异常。

心电图诊断：心房扑动，心电轴左偏，三度房室阻滞，交界性逸搏心律，完全性右束支阻滞，左前分支阻滞。

2.临床评估与处理

（1）患者无明显头晕，无黑矇或晕厥发生，血糖控制正常。

（2）患者曾在当地行心脏超声检查提示左心房增大（左心房前后径46 mm），全程心房扑动，左右心室结构未见异常。左心室射血分数正常（LVEF65%）。24小时动态心电图提示总心搏数为6.68万次，平均心率室45次/分，最慢心率34次/分，最快心室率85次/分（心房扑动3:1下传，发生在21:12，下传时QRS波群形态同基本图形）。

（3）患者入院后完善相关检查，第3天在局麻下行左眼白内障摘除伴人工晶体一期植入术，术程顺利，手术成功。

（4）建议患者出院后在心血管门诊和糖尿病门诊随诊。

Case 18 患者男性，77岁，因"间断胸闷气短伴咳嗽、咳痰10年，加重2周"，以"急性心衰"收住心内科。患者曾在外院明确诊断为COPD。本次入院前2周因受凉感冒，症状加重。入院前1天呈嗜睡状态，遂被送至急诊科。急诊心电图如图8-19。

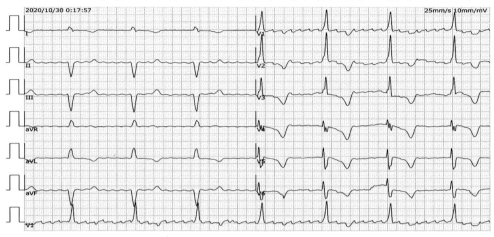

图8-19　急诊心电图

1.心电图特点

（1）P波消失，代之以锯齿状扑动波，扑动波频率300次/分。

（2）心电轴左偏（-83°）。

（3）RR间期缓慢匀齐，心室率44次/分。QRS波群时限0.14 s，V_1、V_2导联呈R型，起始部钝挫；Ⅱ、Ⅲ、aVF导联呈QS型；aVR导联呈R型。QRS波群电压正常。

（4）ST-T：V_1～V_6导联ST段呈下斜型，相应T波倒置。

心电图诊断：心房扑动，心电轴左偏，三度房室阻滞，室性逸搏心律（起源于左心室）。

2.临床评估与治疗策略

（1）胸部和头颅CT检查提示右侧基底节区腔隙灶。双肺感染，右侧主支气管痰栓形成，双侧胸腔积液，心脏增大，心包积液。

（2）入院后复查心电图提示心房扑动，QRS波群呈类"完全性左束支阻滞"型，心室率38次/分。

（3）心脏超声检查提示全心扩大（左心房前后径46 mm；左心室收缩末内径55.9 mm，舒张末内径69.3 mm），左心室射血分数降低（LVEF38%），弥漫性室壁运动减弱；少量心包积液；肺动脉压约46 mmHg。

（4）24小时动态心电图提示全程心房扑动，总心搏数6.93万次，平均心室率47次/分，最高心室率56次/分，最低心室率40次/分，短阵室性心动过速。

（5）临床考虑为难治性心衰，COPD急性加重，心房扑动及三度房室阻滞。CHA_2DS_2-VASc评分5分，HAS-BLED评分2分。患者经抗感染、改善心功能等治疗后病情好转。建议患者植入心脏起搏器，门诊随诊。

小　结

【心电图特点】

1.心房颤动的心电图特点

（1）窦性P波消失，代之以大小不同、形态各异、间隔不等的颤动波（f波），通常以 V_1 导联最明显，"f波"之间无等电位线；心房颤动波可较粗大，也可较细小；其频率为350~600次/分。

（2）RR间隔绝对不匀齐。当合并三度AVB时表现为RR间期规则。

（3）QRS波群形态通常正常。当心室率过快发生室内差异性传导或经旁室旁道下传时QRS波群增宽变形。

（4）持续性心房颤动患者，如果心电图上出现RR绝对规则，且心室率缓慢，提示存在完全性房室阻滞。QRS波群多表现为交界性逸搏心律或室性逸搏心律。

2.心房扑动的心电图特点

（1）窦性P波消失，代之以形态相同、间隔均匀的锯齿形心房扑动波（F波），扑动波之间等电位消失，频率在250~350次/分。F波可以倒置或直立。

（2）心室率规则或不规则取决于房室传导比例是否恒定，可以是2:1或4:1或交替下传等。

（3）QRS波群形态正常，当出现室内差异性传导、原有束支阻滞或经旁室旁道下传时，QRS波群增宽，形态异常。

【学习与思考】

1.心源性卒中为心源性栓子脱落，栓塞相应脑动脉造成的缺血性卒中占全部缺血性卒中20%~30%。图8-20为超声心动图显示的各种心源性栓子。

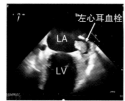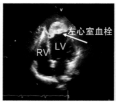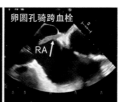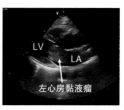

图8-20　超声心动图显示心腔内血栓

在下述心源性卒中的描述中，正确的选项是　　　　　　　　　　　　　（　　）

A.心房颤动相关的卒中占全部心源性卒中的79%以上，是最主要的心源性卒中的危险因素。左心耳是心房颤动血栓栓塞的主要来源

B.心力衰竭发生卒中的机制与心腔扩大、室壁运动减弱、低心输出和高凝状态有关，可促进左心室内血栓形成，血栓脱落堵塞脑血管

C.急性心肌梗死（尤其是前壁心肌梗死）时，发生卒中的高危因素包括高龄、高血压、糖尿病、心功能不全、前壁心肌梗死者的左心室射血分数（LVEF）<40%，心室附壁血栓发生率高达27%

D.卵圆孔未闭（PFO）通过反常栓塞机制致病，当右心房压力高于左心房时，如果咳嗽、打喷嚏、屏气等，来自下肢深静脉或盆腔静脉的血栓，经过未闭合的卵圆孔

进入动脉循环，可引发脑血管栓塞事件

E.风湿性二尖瓣狭窄与卒中关系明确，左心房扩大是血栓形成及栓塞事件的危险因素。人工瓣膜尤其机械瓣表面利于血栓形成，增加了血栓栓塞的风险

2.关于心房颤动的治疗包括   （   ）

A.长期综合管理包括治疗原发病、病症诱因及生活方式的干预

B.预防血栓栓塞包括口服抗凝治疗和左心耳封堵

C.转复心房颤动并维持窦性心律包括药物复律、电复律和导管射频消融

D.控制心室率药物包括β受体阻滞剂、钙通道阻滞剂、洋地黄制剂

E.对于心室率较慢的心房颤动患者，最长的RR间期＞5 s应考虑予以起搏器治疗

参考答案： 1.ABCDE   2.ABCDE

（郭雪娅）

第 9 章

阵发性室上性心动过速

【教学目标】

1.知识目标：

（1）掌握阵发性室上性心动过速（PSVT）的心电图诊断和发作特点。

（2）熟悉 PSVT 的治疗策略。

（3）了解经食管心房调搏检查及 PSVT 发生机制。

2.能力目标：学习病史询问的技巧，会识别心电图表现，能指导医生终止 PSVT。

3.素养目标：用心灵温暖心灵的大爱精神，体现医学的人文关怀。

【重点、难点和策略】

1.重点：此病发作时心电图的诊断。

2.难点：此病为发作性或阵发性疾病。

3.策略：多看图，熟读、熟记心电图特点，熟悉疾病特点。

【相关知识点——折返是快速性心律失常中最常见的机制】

1.折返的产生和维持必须满足三个必备的条件

（1）解剖或功能式环路。解剖上的旁道（如 Kent 氏预激）或房室结存在功能性纵向分离（如快、慢双径路），就可以形成环路。

（2）单向阻滞。

（3）传导延缓。

2.折返的常见机制

在阵发性室上性心动过速（简称室上速）中，以房室结折返性心动过速（AVNRT）最为多见，其比例为 60%～70%。旁道参与的房室折返心动过速（AVRT）以顺向型多见，其中左侧旁道更为多见。房室结折返与房室折返的折返环路如图9-1。

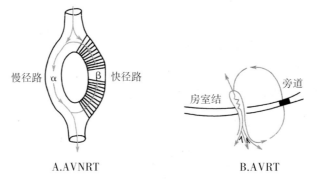

慢径路　快径路　房室结　旁道

A.AVNRT　　　　B.AVRT

图9-1　折返环路示意图

3.折返路径的不同在心电图上影响逆 P′ 的位置，在射频消融上却有天壤之别

（1）AVNRT 时折返的激动可同时上传心房和下传心室，房室之间同属被动传导关系。逆 P′ 与 QRS 波群无传导关系，逆 P′ 可在 QRS 波群后面（可形成假 S 波或假 R 波）、中间甚至前面。消融方法叫房室结改良术，在慢径区域，结合解剖和电位进行放电消融，使无跳跃和心动过速不再发作。

（2）AVRT 时房室是顺序激动，房室之间存在传导和被传导关系，逆 P′ 出现在 QRS 波群之后，且有一定距离。放电消融需标测到最早的逆传 P′ 波位置，以判断旁道逆传部位，而后在 VA 距离最短处（靶点）进行消融，消除旁道。

窄QRS波群心动过速

Case 1 患者男性，62岁，因"阵发性心悸数小时"就诊。既往有类似发作。心悸发作时心电图如图9-2。

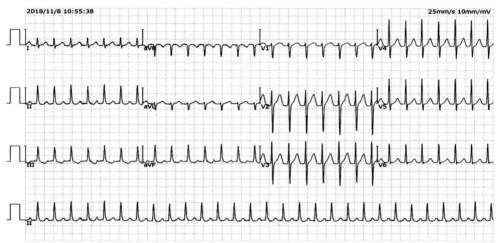

图9-2　心悸发作时心电图

1.心电图特点

（1）P波不易辨认。

（2）心电轴不偏。

（3）窄QRS波群心动过速，频率175次/分。逆P′不易辨认。

（4）ST-T未见异常。

心电图诊断：阵发性室上性心动过速（PSVT）。

2.阵发性室上速

（1）患者通常不具有器质性心脏病，有突发突止的临床特点。

（2）发生机制主要为折返，期前收缩刺激可诱发也可终止心动过速。心动过速通常由一个房性期前收缩诱发。

（3）狭义的阵发性室上速特指房室结双径路参与的房室结折返性心动过速（AVNRT）和由旁道参与的房室折返性心动过速（AVRT）。一般可通过导管射频消融术根治。

3.阵发性室上速发作时的处理

（1）阵发性室上速发作时间长时可能会影响血流动力学，应尽快终止阵发性室上速。

（2）药物治疗是终止心动过速发作的常用和有效的方法。腺苷、维拉帕米或心律平等都是被推荐的药物。患者经用ATP20 mg弹丸式静脉推注后成功终止心动过速。

4.根治策略

（1）患者住院后经心内电生理检查提示心动过速，心电图同就诊心电图，心腔内电生理证实为房室结双径路参与的房室结折返性心动过速（AVNRT，慢-快型）。

（2）经导管射频消融慢径路治疗后成功根治此心动过速。

Case 2 患者男性，55岁，因"心悸"就诊。平素有心动过速伴胸闷病史，有突发突止的特点。门诊以"可疑冠心病"收住院，入院后经食道心房调搏诱发心动过速。诱发心动过速时心电图如图9-3。

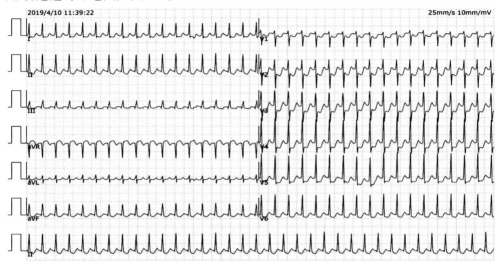

图9-3　诱发心动过速时心电图

1.心电图特点

（1）P波不易辨认。

（2）心电轴不偏。

（3）窄QRS波群心动过速，频率200次/分。

（4）ST-T：ST段水平型或下斜型压低明显，主要表现在导联Ⅰ、Ⅱ和aVF以及胸导联。

心电图诊断：阵发性室上性心动过速（PSVT）。

2.PSVT的特点

（1）发作时有突发突止的临床特点，持续时间长短不一。

（2）P波不易辨认。心室率一般在150～250次/分，节律快速而规则。

（3）QRS波群形态一般正常，伴有束支阻滞或室内差异性传导，或沿旁道下传时可呈宽QRS波群心动过速。

3.PSVT时伴ST段压低

（1）窦性心律情况下ST段水平或下斜型压低，可能与冠心病心肌缺血有关。类似运动平板试验时阳性标准的判断。

（2）PSVT时ST段压低多考虑与折返环路相关，不能以此ST段压低推断有心肌缺血表现。

4.临床策略

（1）患者经心内电生理检查证实房室结双径路参与的AVNRT，经消融慢径路治疗，成功根治心动过速。

（2）患者为中年男性，胸闷与PSVT发作相关。冠状动脉造影检查未见异常。

Case 3 患者男性，11岁，因"突发心悸伴胸闷2小时，症状缓解后门诊就诊"，以"阵发性室上性心动过速"收住院。入院后经食道心房调搏诱发出心动过速。诱发心动过速时心电图如图9-4。

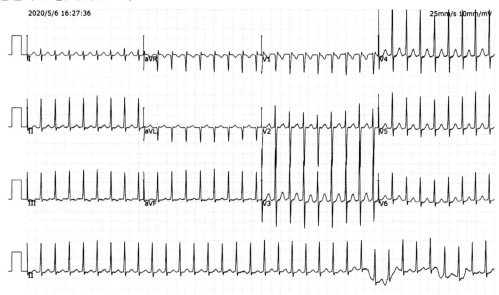

图9-4　诱发心动过速时心电图

1.心电图特点

（1）P波不易辨认。

（2）心电轴不偏。

（3）QRS波群形态、时限和电压正常，为窄QRS波群心动过速，心室率快速匀齐，频率200次/分。

（4）ST-T未见明显异常。

心电图诊断：阵发性室上性心动过速（PSVT）。

2.PSVT可能的机制及依据

（1）折返可能系房室结双径路参与，称为房室结折返性心动过速（AVNRT）。

（2）诊断依据有窄QRS波群心动过速；逆P′不明显（可能重叠于QRS波群中）；在V₁导联呈Qr型，而窦性心律心电图V₁导联呈QS型，故"r"为假性r波，实为逆向P′波。ST-T未见异常，通常折返发生在房室结，为小折返环路。

3.治疗策略

患者心内电生理证实为房室结双径路参与的AVNRT，经消融慢径路治疗，成功根治心动过速。

Case 4 患者男性，58岁，因"发作性心悸5小时"门诊就诊。既往类似发作10年，突发突止，每次持续时间长短不一，间隔时间不等。门诊就诊时患者面色差，听诊心率快，测血压90/60 mmHg。门诊心电图如图9-5。

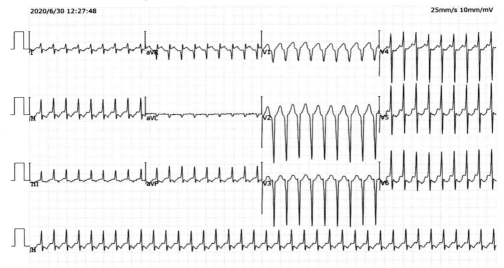

图9-5　门诊心电图

1.心电图特点

（1）P波不易辨认。一般可以清楚地看到逆行P'波，Ⅱ导联清楚，RP'间期120 ms。

（2）心电轴不偏。

（3）窄QRS波群心动过速，频率220次/分。

（4）ST段下斜型压低，以Ⅱ、Ⅲ、aVF导联和V₄～V₆导联明显。

心电图诊断：阵发性室上性心动过速（考虑旁道参与的AVRT，顺向型）。

2.房室折返性心动过速（AVRT）与预激综合征

（1）房室折返性心动过速是预激综合征最常伴发的快速型心律失常。折返环路由房室结前传旁道逆传的室上速称为AVRT顺向型，由旁道前传房室结逆传的室上速称为AVRT逆向型。

（2）预激综合征是指心房激动由房室传导系统以外的先天性旁道下传，使心室部分心肌预先激动。旁道具有前向传导或逆向传导的电生理特性，仅能逆向传导的旁道称为隐匿性旁道。前向传导的旁道因在心电图上显示心室预激波被称为显性旁道。

3.临床评估和处理

（1）PSVT发作持续时间长，血压偏低，提示已经有血流动力学改变，应急诊治疗。

（2）立即行食道心房调搏，经Burst刺激治疗后终止PSVT。复查心电图提示正常心电图。患者收住心内科。

（3）心脏电生理检查诱发窄QRS波群心动过速（同门诊心电图），心脏腔内图提示为左侧旁道，经消融旁道成功治疗此心动过速。

Case 5 患者女性，46岁，因"阵发性心悸2小时"就诊。平素心电图提示B型心室预激。入院后行经食道心房调搏检查诱发心动过速。诱发心动过速时心电图如图9-6。

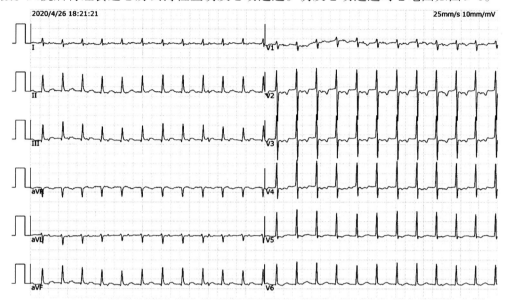

图9-6 诱发心动过速时心电图

1.心电图特点

（1）P波不易辨认。逆P′不明显。

（2）心电轴不偏。

（3）窄QRS波群心动过速，频率150次/分。QRS波群形态、时限和电压正常。

（4）ST-T未见明显异常。

心电图诊断：阵发性室上性心动过速（PSVT）。

2.既往心电图提示心室预激对诊断PSVT的意义

（1）心电图提示心室预激即表现为显性旁道，旁道可参与房室折返性心动过速的形成。通常心动过速时表现为旁道逆传而房室结前传的顺向型AVRT，心电图上往往为窄QRS波群心动过速。

（2）食管电极刺激可以诱发PSVT，也可以终止此PSVT。

3.根治此类PSVT的方法

（1）患者有心室预激，应行导管射频消融旁道。消融策略包括消融旁道前传和逆传。

（2）患者经腔内电生理证实为右侧希氏束旁道，成功消融旁道前传和逆传。

（3）患者术后心电图正常。

Case 6 患者女性，80岁，因"阵发性心悸3小时"就诊。既往心电图正常，无类似发作。心悸发作时心电图如图9-7。

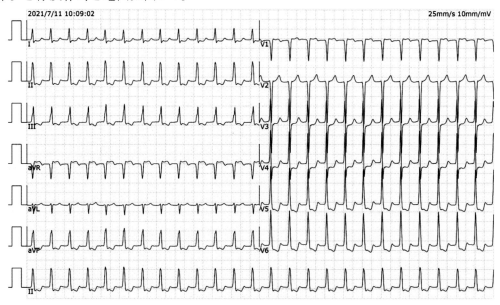

图9-7　心悸发作时心电图

1.心电图特点

（1）P波不易辨认。

（2）心电轴不偏。

（3）RR间期绝对匀齐，呈窄QRS波群心动过速，心室率150次/分。Ⅱ、Ⅲ、aVF导联呈Rs型，对照既往心电图下壁导联呈R型，S波其实为逆行P′，RP′间期 < 70 ms。QRS波群形态、时限和电压正常。

（4）ST段在下壁导联和$V_3 \sim V_6$导联呈水平型或下斜型压低。aVR导联ST段抬高。

心电图诊断：阵发性室上性心动过速（PSVT）。

2.治疗策略

（1）经静脉注射胺碘酮终止PSVT。复查心电图正常。患者收住心内科。

（2）行心内电生理检查，诱发窄QRS波群心动过速，形态同发作时图形。心腔内心电图证实为房室结折返性心动过速AVNRT（慢-快型），行导管射频消融慢径路治疗，根治此心动过速。

Case 7 患者男性，52岁，因"阵发性心悸2小时伴晕厥1次"就诊。既往有心动过速发作史。心悸发作时心电图如图9-8。

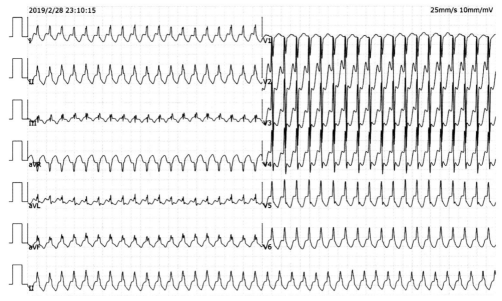

图9-8　心悸发作时心电图

1.心电图特点

（1）P波不易辨认。

（2）心电轴不偏。

（3）窄QRS波群心动过速，频率231次/分。

（4）ST段广泛性水平型明显压低。

心电图诊断：阵发性室上性心动过速（PSVT）。

2.PSVT可能的机制

窄QRS波群心动过速，不考虑旁道前传。频率极快，231次/分（一般房室结折返性心动过速时频率没有这么快）。ST段压低明显，提示可能系旁道参与的房室折返性心动过速（AVRT，顺向型）。

3.患者晕厥的可能原因及评估

（1）PSVT时心室率极快，左心室舒张充盈期显著缩短，故而左心室在收缩期时每搏输出量也显著减少，可能诱发晕厥发生。推测晕厥发生时可能存在由旁道前传的快速心动过速。

（2）血压低，患者有意识障碍。

4.处理策略

（1）首选电复律，经150 J直流电复律终止PSVT。复查心电图为窦性心律，频率66次/分。

（2）建议患者择期行心内电生理检查明确诊断，选择导管射频消融进行根治。

Case 8 患者男性,21岁,因"阵发性心悸1小时"就诊。平素无心动过速发作。心悸发作时心电图如图9-9。

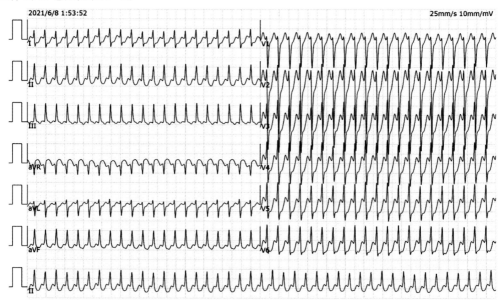

2021/6/8 1:53:52   25mm/s 10mm/mV

图9-9　心悸发作时心电图

1.心电图特点

(1)窦性P波消失。

(2)心电轴不偏。

(3)RR间期绝对匀齐,窄QRS波群心动过速,其频率258次/分。

(4)ST段多导联呈上斜型压低。

心电图诊断:阵发性室上性心动过速(PSVT)。

2.终止心动过速的方法

推荐患者在诊室进行改良的Valsalva动作(MVMT)。其操作要点如下:

(1)患者取半卧位或坐位。

(2)取1支20 ml注射器,让患者吹动注射器活塞,持续吹气约15 s。

(3)立即让患者仰卧位并抬高下肢45°~90°度维持45 s。

用此方法终止了心动过速。复查心电图正常。患者收住心内科。

3.临床策略

患者住院后经心内电生理检查确定为左侧旁道,诱发心动过速,证实旁道参与AVRT(顺向型,旁道仅有逆传功能)。经导管射频消融成功阻断逆传。

Case 9 患者女性，37岁，因"发作性心悸2年，加重3小时"就诊。心悸发作时心电图如图9-10（V_1导联为食道导联）。

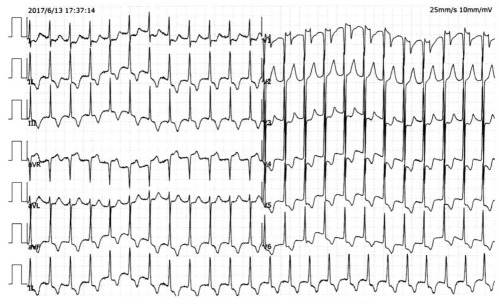

图9-10 心悸发作时心电图(V_1导联为食道导联)

1.心电图特点

（1）P波不易辨认。

（2）心电轴不偏。

（3）RR间期快速匀齐，为窄QRS波群心动过速，QRS波群频率150次/分。QRS波群形态、时限和电压正常。V_1导联为食道导联描记，可清楚显示食道P'波，RP'间期160 ms。

（4）ST段在下壁导联及V_4～V_6导联呈下斜型压低，相应导联T波倒置。

心电图诊断：考虑为房室折返性心动过速（AVRT，顺向型）。

2.食道导联在鉴别AVNRT和AVRT方面的意义

（1）窄QRS波群的阵发性室上性心动过速可以是AVNRT或者AVRT（顺向型），进一步明确PSVT分型需要借助食道心电图或者心脏腔内图。

（2）在心电图的食道导联中，可以清晰描记到食道P'波。若RP'间期<70 ms，则AVNRT可能性大；若RP'间期 > 70 ms，则AVRT（顺向型）可能性大。

（3）心脏腔内心电图可确诊折返类型以及发作机制。

3.食道心房调搏终止PSVT

经食道心房调搏终止PSVT。常用Burst，即频率超速抑制终止PSVT；也可以采用亚速刺激法，即低于心动过速发作时的心率来终止PSVT。

4.临床策略

对于反复发作者，可通过导管射频消融术进行治疗，根治率可在95%以上。建议患者行导管射频消融术。

Case 10 患者男性，54岁，因"突发性心悸4小时"就诊。既往有类似发作，平时心电图正常。心悸发作时心电图如图9-11。

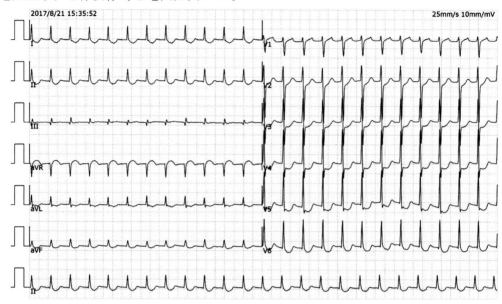

图9-11　心悸发作时心电图

1.心电图特点

（1）P波不易辨认。

（2）心电轴不偏。

（3）RR间期匀齐，窄QRS波群心动过速，频率150次/分。V$_1$导联上似乎T波中段有直立高尖波，可能为直立的逆向P′波（如果是逆向P′波，RP′间期180 ms）。

（4）ST段在Ⅰ导联和Ⅱ导联，以及左胸导联水平型压低。

心电图诊断：阵发性室上性心动过速（PSVT）。

2.PSVT可能的机制

（1）窄QRS波群心动过速，但频率低，仅为150次/分。

（2）患者无显性旁道的心电图。

（3）结合RP′间期及ST段，可能为旁道参与的AVRT顺向型，须经心内电生理证实。

3.发作时处理

经食道心房调搏终止PSVT。复查心电图正常。患者收住心内科。

4.临床策略

经心内电生理检查，诱发相同形态的心动过速，冠状窦电极CS$_{1,2}$A、V融合，提示左前旁道，心动过速为顺向型AVRT（房室结前传，旁道逆传）。成功消融旁道，阻断逆传。

5.隐匿性旁道的概念

仅能逆向传导的旁道称为隐匿性旁道，无前传功能，在心电图上看不到心室预激的特点。

Case 11 患者女性，47岁。患者拟行"宫颈恶性肿瘤手术"收住院。术前检查心电图正常。于2019年4月26日全麻下行"宫颈恶性肿瘤根治术"，术后恢复良好。住院期间发生阵发性心悸，心悸发作时心电图如图9-12。

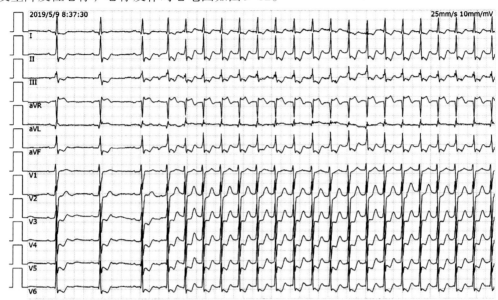

图9-12 心悸发作时心电图

1. 心电图特点

（1）P波在Ⅱ导联直立（前3跳P-QRS系列），提示窦性心律。心率67次/分。

（2）心电轴不偏。

（3）第4个P波为房性期前收缩，下传心室并导致心动过速发生，为窄QRS波群心动过速，频率158次/分。心动过速时QRS波群形态同窦性下传者，ST段压低明显。

心电图诊断：房性期前收缩诱发阵发性室上性心动过速（PSVT）。

2. 临床评估与处理

（1）经心内科会诊，考虑PSVT持续时间较长，建议终止PSVT。

（2）经食道心房调搏，Burst成功终止PSVT。

（3）建议患者择期行导管射频消融术。

逆向型AVRT

Case 12 患者男性，48岁，因"阵发性心悸1小时"就诊。血压80/50 mmHg。既往心电图提示A型心室预激。心悸发作时心电图如图9-13。

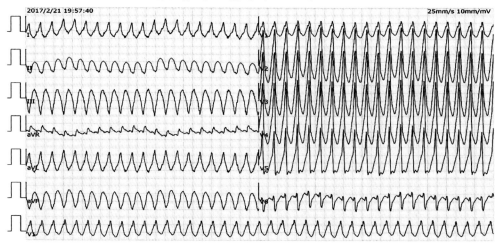

图9-13　心悸发作时心电图

1.心电图特点

（1）P波消失，呈宽QRS波群心动过速，频率244次/分。

（2）心电轴左偏。

（3）RR间期绝对匀齐，QRS波群形态V_1～V_4导联呈R型，V_5导联呈Rs型，V_6导联呈rS型。R波为主的导联QRS波群起始部可见明确预激波（δ波），与未发作心动过速时的显性心室预激图形相同，提示左侧旁道。

心电图诊断：房室折返性心动过速AVRT（逆向型）。

2.AVRT（逆向型）

AVRT为旁道参与的房室折返性心动过速。如果折返沿旁道前传，心动过速时心电图的QRS波群形态应基本与窦性心律下心室预激图形一致。逆向型指室上性激动沿旁道前传激动心室，同时沿房室结逆传形成折返性心动过速。

3.此类PSVT可能的机制

（1）旁道前传所致的房室折返性心动过速与室性心动过速同为宽QRS波群心动过速，且心室率极快。鉴别虽有困难，但处理原则一致。当快速的心室率造成患者血流动力学不稳定，甚至发生晕厥，需要紧急予以直流电复律治疗。

（2）抗心律失常药物可以使用普罗帕酮或胺碘酮。禁用洋地黄、β受体阻滞剂、非二氢吡啶类钙通道阻滞剂，这些药物可导致经旁道前传增加，心室率进一步增快。

4.治疗策略

（1）该患者经直流电复律200 J治疗后终止心动过速。复查心电图为A型心室预激图形。患者收住心内科做进一步治疗。

（2）患者经心内电生理检查证实左侧房室旁道，成功消融旁道。

Case 13 患者男性，19岁，因"突发性心悸1小时"就诊。平时未进行过心电图记录。心悸发作时心电图如图9-14。

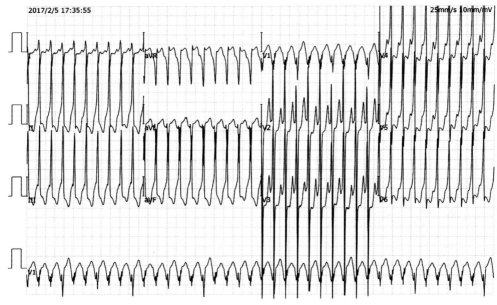

图9-14 心悸发作时心电图

1.心电图特点

（1）P波消失。

（2）心电轴不偏。

（3）RR间期匀齐，宽QRS波群心动过速，频率240次/分。QRS波群形态在Ⅱ、Ⅲ、aVF导联呈R型，在V₁导联呈QS型，V₄～V₆导联呈Rs型。QRS波群时限增宽，时限达120 ms，R波为主的导联QRS波群起始部似乎为缓慢除极的心室预激波（δ波）。

（4）ST段在R波为主的导联上呈下斜型明显压低。

心电图诊断：阵发性室上性心动过速（AVRT，逆向型）。

2.心动过速的处理

（1）患者年轻，心率极快。选择食道心房调搏终止PSVT。

（2）复查心电图提示B型心室预激。

（3）建议患者行导管射频消融术以根治心动过速。

顺向型AVRT

Case 14 患者男性，68岁，因"发作性心悸2小时"就诊，平时有正常心电图，也有A型心室预激心电图。心悸发作时心电图如图9-15。

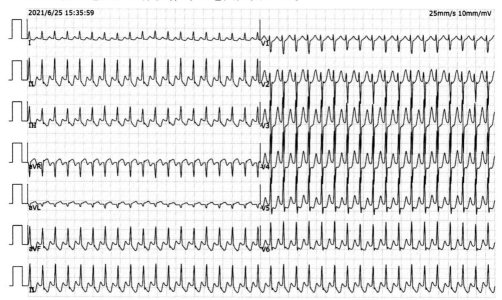

图9-15 心悸发作时心电图

1.心电图特点

（1）P波不易辨认。

（2）心电轴不偏。

（3）RR间期快速匀齐，窄QRS波群心动过速，频率221次/分。QRS波群形态、时限和电压正常。

（4）ST段下壁导联呈下斜性压低，V_3～V_6导联呈水平型压低。

心电图诊断：结合既往心电图有A型心室预激，诊断考虑旁道参与的房室折返性心动过速。

2.对PSVT的处理

（1）经静脉推注普罗帕酮70 mg终止心动过速。

（2）复查心电图为A型心室预激。患者收住心内科。

3.根治策略

（1）经心内电生理检查证实为左前旁道。

（2）经行导管射频消融术，成功阻断旁道前传和逆传，根治此心动过速。

PSVT合并右束支阻滞

Case 15 患者男性，57岁，因"发作性心悸2小时"就诊。既往心电图为完全性右束支阻滞图形。心悸发作时心电图如图9-16。

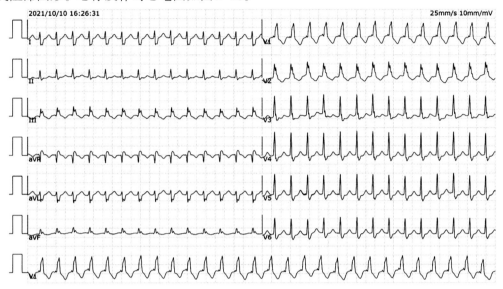

图9-16　心悸发作时心电图

1.心电图特点

（1）P波不易辨认。

（2）心电轴不偏。

（3）宽QRS波群心动过速时限0.12 s。RR间期绝对匀齐，心室率168次/分。QRS波群呈完全性右束支传导阻滞形态（V₁导联呈rsR′型，I、V₅、V₆导联呈Rs型，s波增宽），未见明显逆行P′波。

（4）R波为主的导联ST段下斜型，T波倒置；T波与S波方向相反，为直立。

心电图诊断：PSVT合并完全性右束支传导阻滞（多考虑为AVNRT）。

2.宽QRS波群室上性心动过速需与室性心动过速做鉴别，鉴别点如下：

（1）是否有室房分离，如果有，支持室性心动过速。

（2）是否为无人区电轴，如果是，支持室性心动过速。

（3）是否有窦性夺获或室性融合波，如果有，支持室性心动过速。

（4）aVR导联QRS波群是否为起始R型，如果是，支持室性心动过速。

（5）胸导联上是否QRS波群呈负向同向性，如果是，支持室性心动过速。

（6）QRS波群时限如果RBBB型>0.14 s或LBBB型>0.16 s，支持室性心动过速。

3.心动过速处理

（1）刺激迷走神经的方法包括Valsalva动作，需要在医生的指导下进行。

（2）药物首选腺苷或普罗帕酮。

（3）非药物治疗方法包括经食道心房调搏。

（4）伴有血流动力学障碍时可选用同步直流电复律，能量在100 J为宜。

PSVT合并左束支阻滞

Case 16 患者男性，39岁，因"发作性心悸5年，加重1小时"就诊。既往心电图检查提示正常，心悸发作时心电图如图9-17。

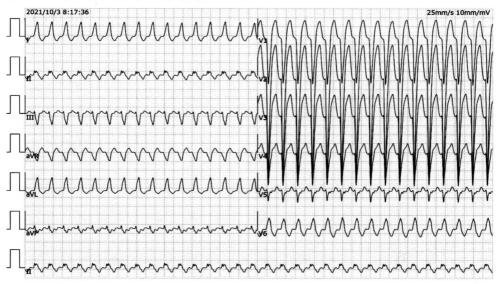

图9-17 心悸发作时心电图

1.心电图特点

（1）P波不易辨认。

（2）心电轴不偏。

（3）QRS波群增宽，时限0.14 s。QRS波群呈完全性左束支阻滞图形。心室率快速而匀齐，RR间期0.36 s，频率168次/分。

（4）ST-T呈继发性改变（R波为主的导联ST段压低，T波倒置；S波为主的导联ST段抬高，T波直立）。

心电图诊断：考虑为PSVT合并完全性左束支阻滞。

2.图9-17为宽QRS波群心动过速，需与室性心动过速（VT）相鉴别。室性心动过速时常有以下心电图表现：

（1）RR间期可以不匀齐（PSVT时RR间期绝对匀齐）。

（2）有时会见到室房分离，但发生率仅有30%。

（3）无人区心电轴（Ⅰ导联和aVF导联QRS波群呈负向波）。

（4）aVR导联有时会呈现R波。

（5）胸导联QRS波群有时会表现为负向同向性或正向同向性。

3.该患者心动过速的处理策略

（1）经心内科会诊，急诊静脉推注胺碘酮终止心动过速，患者转入心内科做进一步治疗。

（2）患者经电生理检查，证实是房室结折返性心动过速（AVNRT），行房室结慢径消融术，成功根治此心动过速。

房性心动过速

Case 17 患者女性，57岁。因"间断胸背痛、气短6个月伴发作性心悸1个月"，以"心力衰竭"收住院。既往无高血压和糖尿病病史。入院查体，血压90/60 mmHg，心率70次/分，律齐，主动脉瓣听诊区可闻及4/6级收缩期杂音且向颈部传导。双肺未见异常。超声心动图提示主动脉瓣钙化狭窄（重度），主动脉瓣前向血流4.53 m/s，左心室内径增大（收缩末内径39.2 mm，舒张末内径53.8 mm），LVEF52%。冠状动脉造影检查提示LADm30%狭窄，LCX的OMp90%局限性狭窄。住院次日患者突发心悸。心悸发作时心电图如图9-18。

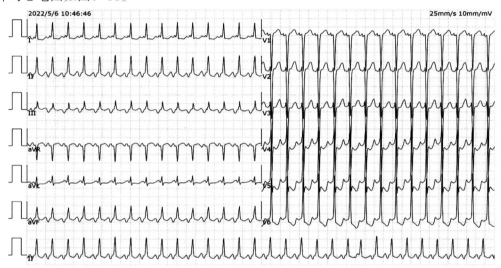

图9-18　心悸发作时心电图

1.心电图特点

（1）窄QRS波群心动过速，频率174次/分；QRS波群前可见P波，在Ⅱ、Ⅲ、aVF导联呈倒置，aVR导联及V_1导联呈直立，PR间期0.12 s。

（2）心电轴不偏。

（3）ST段在V_4～V_6导联下斜型压低0.1～0.2 mV。

心电图诊断：考虑房性心动过速（不除外房室结折返性心动过速的快–慢型）。

2.临床评估与策略

（1）患者心率快，血压低，给予胺碘酮静脉滴注终止心动过速。心电图为窦性心律，ST-T未见异常。

（2）患者住院期间行心内电生理检查，心室S_1S_1刺激400 ms诱发心动过速，$CS_{9~10}$A波最早，考虑右心房来源的房速。在右心房三维建模标测，冠状窦口标测到最早激动点，消融过程中房速终止。异丙肾上腺素及房室刺激均未诱发出心动过速。消融成功。

（3）患者有经导管主动脉瓣置换术（TAVR）的适应证且无禁忌证，成功行TAVR。术后给予患者双联抗血小板药物治疗6个月，及冠心病二级预防用药。

（4）建议患者门诊随访。

Coumel定律诊断AVRT

Case 18 患者男性，52岁，因"阵发心悸4年余，持续时间数分钟不等，有突发突止的表现"收住院。既往心电图正常。住院期间行经食道心房调搏检查，常规S_1S_1和S_1S_2刺激诱发宽QRS波群心动过速，后经$S_1S_2S_3$刺激诱发宽、窄两种心动过速，窄QRS波群持续时间较短并自行终止。经食道心房调搏诱发心动过速时心电图（最下行为食道导联EB）如图9–19。

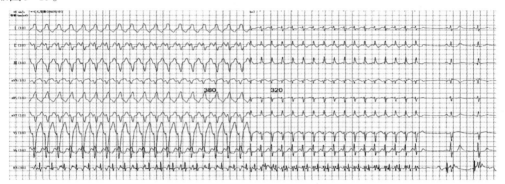

图9–19　经食道心房调搏诱发心动过速时心电图(最下行为食道导联EB)

1.心电图特点

宽的QRS波群心动过速为LBBB图形，心动周期380 ms，心率158次/分，EB导联RP′间期160 ms；窄的QRS波群心动过速时心动周期320 ms，心率188次/分，EB导联RP′120 ms。转窦性心律的PR间期0.14 s（EB导联PR间期140 ms），QRS波群正常。

心电图诊断：顺向型房室折返性心动过速伴左束支阻滞型室内差异性传导，符合Coumel定律，提示左侧隐匿性房室旁道。

2.Coumel定律

Coumel定律由法国著名心脏电生理学家Coumel于1973年首次提出而得名，指预激综合征患者发生顺向型房室折返性心动过速（AVRT）时，合并旁道同侧的束支阻滞时的RR间期比无束支阻滞时的RR间期延长35 ms以上（图9–20A和B）；合并旁道对侧束支阻滞时，与伴有和不伴有束支阻滞时的RR间期相同（图9–20B和C）。Coumel定律只适合旁道位于左心室或右心室游离壁者。

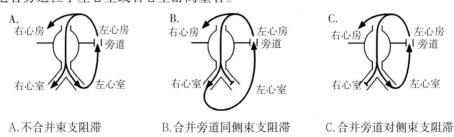

A.不合并束支阻滞　　　　B.合并旁道同侧束支阻滞　　　　C.合并旁道对侧束支阻滞

图9–20　Coumel定律示意图

3.临床策略

心腔内电生理检查诱发顺向型AVRT，旁道位于左后侧壁，并成功消融旁道。

房室结非折返性心动过速

Case 19 患者男性，54岁。因"外伤致右胸部疼痛6天伴心悸1天"，以"心律失常"收住院。既往有类似心悸发作，未引起重视。入院血压140/100 mmHg，心率120次/分，心律不齐。心悸发作时心电图及对应的梯形图如图9-21。

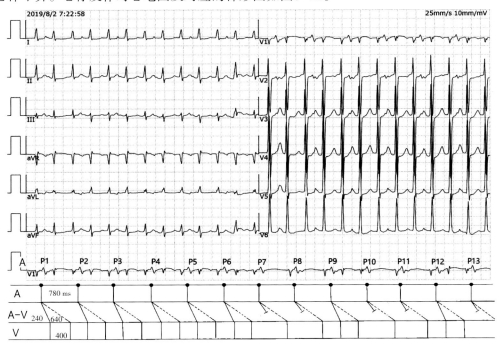

图9-21　心悸发作时心电图及对应的梯形图

1.心电图特点（对应梯形图）

（1）窄QRS波群心动过速，心室率150次/分。

（2）心房波规律出现，以V₁导联尤为清楚，呈"负正"双相。长V₁导联标注P波是P1～P13，对应梯形图PP间期0.78 s，心房率77次/分，符合窦性心律。

（3）长V₁导联和对应梯形图上显示心室率不齐，但很有规律。多数P波后面跟随两个QRS波群，形成1:2房室传导，其中短PR为240 ms（快径），长PR为640 ms（慢径）。少数P波后面跟一个QRS波群伴有长PR间期（慢径下传）。

（4）左心室电压增高（Rᵥ₅ 3.0 mV），伴T波低平。

心电图诊断：窦性心律，房室结非折返性心动过速（DAVNNT），快径前传间歇性阻滞，左心室肥厚。

2.临床评估与策略

（1）超声心动图提示左心室壁增厚，甲状腺功能化验结果正常。

（2）行心内电生理检查时见心房激动后面跟随两个H波（希氏束电位）和V波（心室电位）。证实为房室结双径路伴1:2房室传导现象，并进行慢径消融改良房室结。

（3）给予患者沙坦类降压药。

（4）建议患者门诊随访有无心动过速发作。

小　结

【心电图特点】

1.P波不易辨认。

2.心动过速发作时有突发突止的临床特点，频率一般在150～250次/分，节律快而规则。

3.QRS波群形态一般正常（伴有束支阻滞或室内差异性传导时，可呈宽QRS波群心动过速）。

4.考虑为房室结折返性心动过速AVNRT的心电图依据或线索有：

（1）P波为逆行性，在Ⅱ、Ⅲ、aVF导联倒置，常埋藏于QRS波群内或位于其终末部分，逆P′与QRS波群保持固定关系，RP′间期<70 ms。

（2）心动过速通常由一个房性期前收缩触发，其下传的PR间期显著延长（慢径下传），随之引起心动过速发作。

5.考虑为房室折返性心动过速AVRT的心电图依据或线索有：

（1）既往有或无预激综合征的心电图。

（2）预激综合征并发房室折返性心动过速时，根据折返方向不同，将其分为顺向型房室折返性心动过速OAVRT（冲动经房室结前传激动心室，经旁道逆传激动心房，多为窄QRS波群心动过速，此型最常见，占AVRT的90%）和逆向型房室折返性心动过速AAVRT（冲动经旁道前传激动心室，经房室结逆传激动心房，QRS波群呈完全心室预激图形，RP′间期≥70 ms）。

【学习与思考】

1.关于PSVT的描述中，正确的选项是　　　　　　　　　　　　　　（　　）

A.临床表现以突发突止为特点

B.心动过速常由一个PR间期延长的房性期前收缩诱发

C.心室率快速而整齐，以窄QRS波群心动过速多见，因差传或伴功能性束支阻滞或逆向型AVRT时为宽QRS波群心动过速，注意与室性心动过速的鉴别

D.顺向型AVRT时，合并旁道同侧束支阻滞的RR间期较无束支阻滞的RR间期延长35 ms。合并旁道对侧束支阻滞时RR间期与无束支阻滞的相同

E.DAVNNT与AVNRT都与房室结双径路有关，但机制不同。前者是心房激动分别沿快慢径前传形成两次心室激动的非折返性心动过速，而后者折返发生在房室结内

2.关于阵发性室上速的治疗方法，正确的选项有哪些　　　　　　　　（　　）

A.非药物治疗指迷走神经刺激，如Valsalva动作、咽部刺激、冷水敷面等

B.静脉应用药物终止PSVT，如腺苷（弹丸式）、维拉帕米、普罗帕酮等。应用鼻喷雾剂依曲帕米有利于缓解症状，减少急诊室干预

C.发作时血流动力学不稳定时可以选择直流电复律

D.食道调搏能有效终止室上速

E.导管射频消融术能有效根治心动过速

参考答案：1.ABCDE　　2.ABCDE　　　　　　　　　　　　　　　（常鹏）

第10章

室性心动过速和心室扑动、心室颤动

【教学目标】

1.知识目标：掌握室性心动过速（VT）的心电图诊断及处理原则，熟悉室性心动过速分类和临床表现，了解室性心动过速的发生机制。

2.能力目标：会识别恶性、快速性危急的心律失常，具备对其及时有效处理的能力。

3.素养目标：医学科学知识的普及和救治意识的融入是迈向健康中国的医者胸怀。

【重点、难点和策略】

1.重点：室性心动过速的诊断和临床处理原则。

2.难点：宽QRS波群心动过速的诊断与鉴别。

3.策略：根据此类心律失常的诊断、处理原则和流程明确诊断，恰当处理。

【相关知识点——室性心动过速（VT）】

1.VT指起源于希氏束分叉以下的特殊传导系统或心室肌的连续3个或3个以上的异位搏动。

2.分类：

（1）依据VT持续的时间分为非持续性VT（NSVT，＜30 s）和持续性VT（SVT，≥30 s）。

（2）依据VT发生机制分为加速性室性自主节律、单形性VT、束支折返性VT、特发性VT、双向性VT、儿茶酚胺敏感性VT等。

3.特发性室速为无器质性心脏病的患者，根据起源部位分为流出道室速（如右心室流出道RVOT-VT）、流入道室速（如乳头肌起源的室速）、分支型室速（称维拉帕米敏感性室速，左后分支型室速占90%，左前分支型室速占10%）。特发性心外膜室速主要为局灶性机制。

4.起源于不同部位的VT如图10-1。

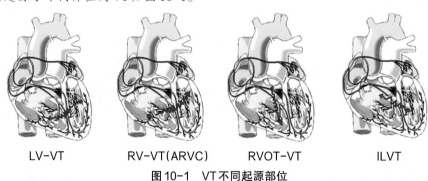

LV-VT　　　RV-VT(ARVC)　　　RVOT-VT　　　ILVT

图10-1　VT不同起源部位

【知识点拓展——离子通道病】

当离子通道或调控通道的蛋白发生基因突变时，其功能出现异常升高或降低，导致心肌细胞除极或复极异常，从而延长或缩短动作电位时程，产生心律失常甚至猝死，称为离子通道病。常见的离子通道病有：

（1）长QT间期综合征（LQTS），临床表现为尖端扭转型室速引起反复晕厥或猝死。

（2）Brugada综合征，临床表现为反复晕厥，为中青年非器质性心脏病猝死的主要原因之一。

（3）儿茶酚胺敏感性室速（CPVT）等。

短阵室速

Case 1 女性患者，55 岁，因"间断心悸 6 年，伴意识丧失 1 次"，以"癫痫"收住神经内科。入院心电图如图 10-2。

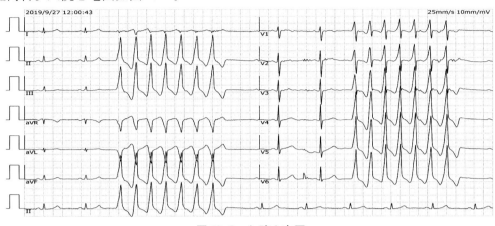

图 10-2　入院心电图

1. 心电图特点

（1）窦性心律，心率 65 次/分。

（2）心电轴不偏。

（3）QRS 波群形态正常，肢体导联低电压。规律的 RR 间期中可见成串发生的宽大畸形的 QRS 波群（连续 7 个），其在胸前导联呈主波向上，同一导联形态相同，心率约186 次/分。

心电图诊断：窦性心律，心电轴不偏，肢体导联低电压，短阵性室性心动过速。

2. 室性心动过速（VT）

（1）3 个或以上的室性期前收缩连续出现，QRS 波群形态畸形，时限超过 0.12 s；ST-T波方向与 QRS 波群主波方向相反；心室率通常 > 100 次/分；心律规则，但也可略不规则。

（2）持续时间 < 30 s 的室速称为非持续室速，持续时间 ≥ 30 s 的室速称为持续性室速。

（3）治疗原则：治疗基础心脏病，血流动力学不稳定的室性心动过速的急诊处理，室速的二级预防治疗。

3. 临床评估与处理

（1）神经内科查体病理征阴性。头颅核磁和 CT 未见异常。脑电图未见异常。

（2）动态心电图提示总心搏数 9.5 万次，室性期前收缩 4880 次，有成对发生，室速24 阵次，最长连续 17 个，最快心率 188 次/分。

（3）心脏彩超未见异常。

（4）心内科会诊后考虑意识丧失可能与心室颤动或极快频率室速有关，建议先予以药物治疗（如琥珀酸美托洛尔等），观察病情变化，必要时保留 ICD。

（5）3 个月后患者门诊随诊，自诉无明显心悸症状，复查动态心电图提示偶发室性期前收缩。

Case 2 患者男性，19岁，因"发作性心悸3年余，持续3天"收住院。入院时心电图如图10-3。

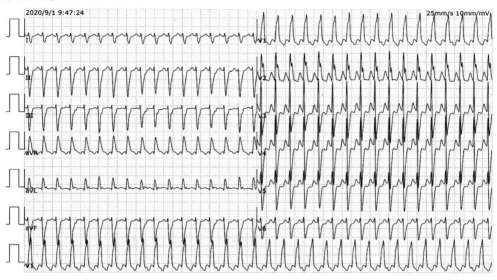

图 10-3   入院心电图

1.心电图特点

（1）P波不易辨认。

（2）无人区心电轴（+260°）。

（3）宽QRS波群心动过速，频率200次/分。QRS波群形态在Ⅰ、aVF导联呈rS型；V_1导联呈qR型；V_6导联呈rS型，r/S<1。QRS波群时限0.14 s。长V_1导联可明显看到窦性P波，心房率明显慢于心室率，为房室分离。

（4）ST-T未见明显异常。

心电图诊断：室性心动过速（左心室特发）。

2.室性心动过速的心电图表现

（1）心率在140~200次/分，节律可稍不齐。

（2）QRS波群形态宽度畸形，时限通常 > 0.12 s。

（3）如能发现P波且P波频率慢于QRS波群频率，PR间期无固定关系（房室分离），则可明确VT的诊断。偶尔心房激动夺获心室或发生室性融合波，也支持VT的诊断。

3.临床评估与处理

（1）患者年轻，尚无血流动力学的变化。考虑VT时间长，在心电监护下静脉推注胺碘酮150 mg终止心动过速。复查心电图提示窦性心律，QRS波群形态、时限和电压正常。

（2）超声心动图见微量心包积液，其他未见异常。

（3）心内电生理检查未诱发心动过速。在左心室间隔侧靠近心尖部1/3处，沿着左后分支区域标到P电位，CARTO指导下行线性消融，消融成功。诊断为左后分支型室速。患者术后服用阿司匹林100 mg，1次/日，共1月。

（4）建议患者心内科门诊随诊。

Case 3 患者男性，46 岁，因"间断抽搐 1 年余，头痛伴左侧肢体无力 1 个月"，以"颅内占位性病变"收住神经外科。入院心电图正常。住院期间在全麻下行大脑病损切除术，诊断为"左侧额叶脑膜瘤"。术后次日上午，发现患者心电监护显示心率增快，立即做心电图。心率增快时心电图如图 10-4。

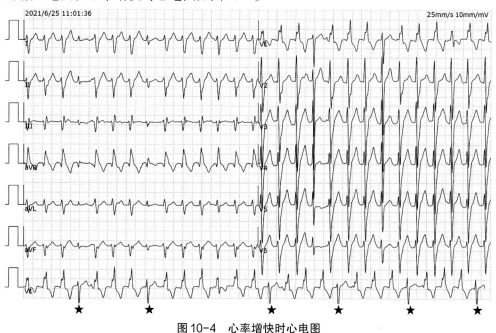

图 10-4　心率增快时心电图

1.心电图特点

（1）宽 QRS 波群心动过速，频率 160 次 / 分。宽 QRS 波群心电轴为无人区（+229°）。宽 QRS 波群的形态在 V_1 导联呈 R 型，升支明显挫折，V_5、V_6 导联呈 rS 型；aVR 导联呈 qR 型。

（2）长 V_1 导联上看到窦性夺获的 QRS 波群，呈 rS 型，"★"所示。夺获的 QRS 波群在肢体导联为低电压。

心电图诊断：室性心动过速。

2.临床评估与处理

（1）心电监护显示室性心动过速持续大约 2 分钟后自行终止。患者生命体征平稳。复查心电图窦性心律的频率大约 100 次 / 分。

（2）心内科会诊后，建议完善动态心电图和超声心动图，关注血电解质水平。

（3）动态心电图监测到频发室性期前收缩，短阵室速。超声心动图未见异常，建议患者服用琥珀酸美托洛尔，随诊观察。

Case 4 患者男性，72岁，因"间断发热2天，伴腹痛半天"，以"直肠恶性肿瘤切除术后2个月"收住普外科。住院期间诊断为感染性多器官功能障碍综合征。既往有高血压病。经1周的治疗后，病情不能控制，患者办理出院。次日凌晨病情恶化送入急诊科，血压测不出。急诊心电图如图10-5。

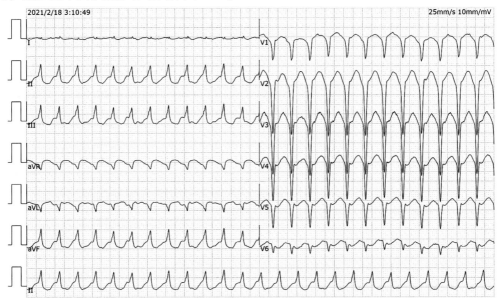

图10-5   急诊心电图

1.心电图特点

（1）宽QRS波群心动过速，频率150次/分，QRS波群时限0.12 s。

（2）心电轴不偏。

（3）QRS波群形态在胸前导联呈负向同向性（QS型），aVR呈QS型。

心电图诊断：室性心动过速。

2.宽QRS波群心动过速的诊断与鉴别

（1）体表心电图上QRS波群时限≥0.12 s，频率＞100次/分的心动过速。

（2）宽QRS波群心动过速的鉴别有室性心动过速，室上速伴室内差传或束支阻滞，室上速伴旁道前传，起搏器介导的心动过速（PMT，右心室心尖部起搏时QRS波群可呈QS型）。

3.临床评估与处理

（1）患者室性心动过速发作时频率150次/分，不是很快，但对直肠恶性肿瘤患者且已存在多脏器衰竭来说，这个室性心动过速也可能是致命性的，需要做急诊处理。

（2）计划行电复律时，心电监护又出现多源性室性心动过速，进而蜕变为心室颤动，很快心电监护显示为直线。

Case 5 患者男性，47岁，因"劳累性胸闷、气短1周，伴晕厥1次"就诊。6年前曾因"急性前壁心肌梗死"在前降支植入1枚支架，术后常规药物治疗。急诊心电图如图10-6。

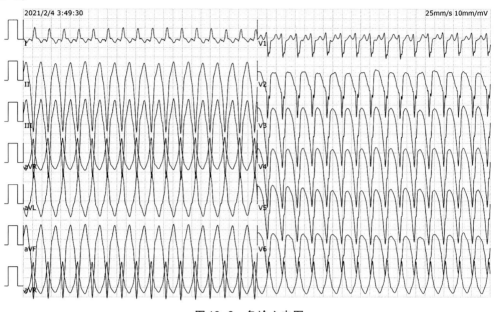

图10-6 急诊心电图

1.心电图特点

（1）宽QRS波群心动过速，频率190次/分。

（2）心电轴左偏（-80°）。

（3）QRS波群形态在aVR导联呈R型，V_1导联呈rS型，V_2～V_6导联呈QS型（胸前导联负向同向性）。QRS波群时限0.20 s。

心电图诊断：室性心动过速。

2.急诊评估与处理

（1）患者血压低，血流动力学不稳定，立即行心脏直流同步电复律，心电监护显示室性心动过速终止。复查心电图为窦性心律，心电轴右偏，广泛前壁心肌梗死，V_1～V_5导联呈QS型，V_6、Ⅰ和aVL导联呈Qr型，对应导联ST段轻度抬高，但T波呈"正负"双相。考虑近期广泛前壁心肌梗死（是否原位梗死？）收住心内科。

（2）超声心电图检查提示左心室内径增大，左心室射血分数降低（LVEF40%）。

（3）择期行冠状动脉造影提示左前降支（LAD）近段闭塞。开通血管，药物球囊扩张。

（4）术后给予患者双联抗血小板药物治疗，应用强化他汀类药物、琥珀酸美托洛尔、沙库巴曲缬沙坦、呋塞米、螺内酯等治疗，门诊随诊。

Case 6 患者男性，50岁，因"间断心悸、胸闷、气短3个月，加重10天"，以"室性心动过速"收住心内科。入院前2个月曾因"晕厥"收住全科医学科，动态心电图提示室性心动过速，行冠状动脉造影前降支第1对角支开口40%狭窄，心脏核磁显示左心室基底部前壁近处可能为膜处间叶源性肿瘤。为患者植入了双腔ICD，本次心内科住院期间突发心悸。心悸发作时心电图如图10-7。

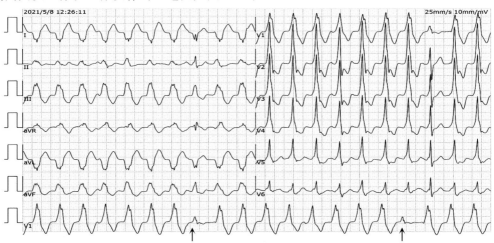

图10-7　心悸发作时心电图

1.心电图特点

（1）宽QRS波群心动过速，频率120次/分。

（2）心电轴右偏（+145°）。

（3）QRS波群形态宽大畸形，V_1～V_6导联呈正向同向性改变，可见提前出现的较窄QRS波群，在长V_1导联箭头所示处，为心室融合波。

心电图诊断：持续单形性室性心动过速（左心室起源）。

2.室性夺获及室性融合波

室性心律失常心动过速有时可以看到P波多与QRS波群无关，呈室房分离，但发生率约30%。P波偶可传导至心室而引起正常的QRS波群，称为窦性夺获。夺获心室波与室速波融合形成一个介于两者之间的心室波，为室性融合波。

3.临床评估与处理

（1）超声心动图未见心脏结构和功能异常。

（2）24小时动态心电图提示有频发的室性期前收缩2.1万次，有持续约3h的室性心动过速，频率约130次/分。起搏器并未终止该室性心动过速的发作，可能和室性心动过速时频率相对较慢有关。患者室性期前收缩和室性心动过速为同一部位来源。

（3）在三维标测下行导管射频消融术，经Summit区域、RVOT、心大静脉及左心室，均不能消除室性期前收缩和室性心动过速，考虑左心室心外膜室性心动过速。

（4）分析室性期前收缩和室性心动过速来源，考虑与左心室基底部前壁近处的膜处间叶源性肿瘤有关。患者术后应加强药物管理和随访。

Case 7 男性患者，46岁。因"发作性心悸5年，加重7个月"，以"阵发性心动过速"收住心内科。心脏彩超提示心内结构未见异常。入院心电图如图10-8。

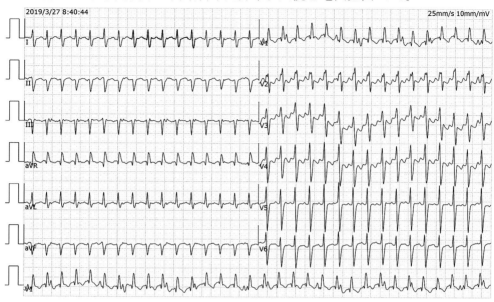

图10-8　入院心电图

1.心电图特点

（1）宽QRS波群心动过速，QRS波群时限0.12 s。QRS波群形态在V_1导联呈rsR型。心电轴左偏。

（2）长V_1导联，导联明显可见P波与QRS波群无关，最短PP间期为0.50 s，心房率120次/分，心室率200次/分，呈房室分离现象。

心电图诊断：左心室特发性室性心动过速（IVT，分支型）。

2.特发性室性心动过速（IVT）

（1）约10%的持续性单形性室性心动过速患者，无结构性心脏病病史，如缺血性心脏病、先天性心脏病和瓣膜病等疾病，应用当前的临床诊断技术无病因可循，因此称为特发性室性心动过速（IVT）。特发性室性心动过速（IVT）包括多种类型，如腺苷敏感型室速和分支型室速等。

（2）IVT的导管射频消融局灶性右心室流出道室性心动过速的成功率高且操作风险低，分支型室速和非流出道起源的局灶室性心动过速（如左心室或右心室乳头肌室性心动过速）可首选导管射频消融治疗。

3.临床治疗策略

（1）ATP20 mg静脉弹丸式注射后终止VT。

（2）超声心动图、心脏核磁和动态心电图未发现异常。

（3）建议患者择期行导管射频消融治疗。

Case 8 患者女性，26岁，因"停经9个月，要求入院待产"收住院。曾在产检时心电图有频发室性期前收缩，其形态在Ⅱ、Ⅲ、aVF导联呈R型（振幅高大），Ⅰ、aVL导联呈QS型，$V_1\sim V_2$导联呈Rs型，$V_3\sim V_6$导联呈R型，但振幅较低顶端有挫折，推测为Summit区域来源。入院当天14:00进入产房待产，于18:00自娩一女婴。待产过程中于16:40出现心悸。心悸发作时心电图如图10-9。

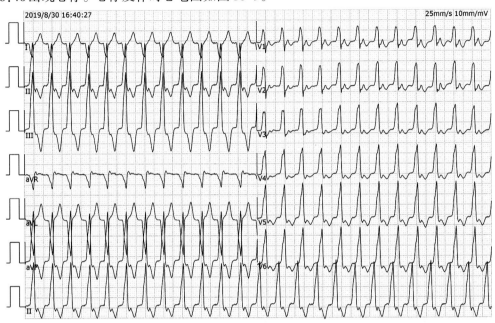

图10-9　心悸发作时心电图

1.心电图特点

（1）宽QRS波群心动过速，频率150次/分。

（2）心电轴右偏（+104°）。

（3）QRS波群形态基本同室性期前收缩的形态，QRS波群时限0.15 s，终末部有逆行P波（室房1:1逆传？），RP间期160 ms。

（4）ST段在下壁导联呈下斜型压低，T波倒置；Ⅰ、aVL导联ST段上斜型，T波直立。

心电图诊断：特发性室性心动过速（Summit区域来源）。

2.临床评估与处理

（1）患者待产中出现频率150次/分的室性心动过速，经心内科会诊后，心电监护下静脉推注胺碘酮150 mg终止室性心动过速。

（2）患者出院前完善超声心动图检查未见异常。24小时动态心电图总心搏数13万次，平均心率91次/分，室性期前收缩85个。甲状腺功能检查正常。

（3）建议患者择期行导管射频消融术治疗室性心动过速。

多形性及尖端扭转型室速

Case 9 患者女性，57 岁，因"胸闷、气短1个月，加重伴意识模糊半天"，以"肺部感染"收住急诊 ICU。入院时患者生命体征平稳，心脏彩超提示左心增大，左心室射血分数30%。常规心电图未见异常。给予抗生素、抗病毒药物，纠正贫血等治疗。入院第5日下午患者心悸明显，急诊化验血钾 1.9 mmol/L。心悸发作时心电图如图 10-10。

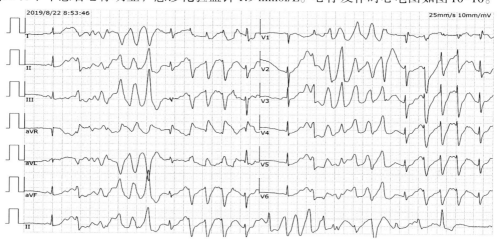

图 10-10　心悸发作时心电图

1.心电图特点

（1）P波在Ⅱ导联直立。

（2）窦性下传的 QRS 波群形态、时限和电压正常。QT（QU）间期明显延长。

（3）第1个提前出现宽大畸形的 QRS 波群发生在 T 波（U 波）后，其联律间期约560 ms，并成串出现，形成 RR 间期不等、QRS 波群形态多变以主波方向变化为特点。

心电图诊断：QT 间期延长，尖端扭转型室性心动过速。

2.尖端扭转型室性心动过速（torsades de pointes，Tdp）

（1）Tdp 时 QRS 波群形态呈多形性，常连续5～20个 QRS 波群，QRS 波群极性围绕等电位线在扭转，RR 间期不等。心率通常在200～250次/分，易恶化为心室颤动。常伴有 QT/QU 间期延长，QTc > 500 ms。触发时的联律间期多 > 450 ms。Tdp＝长 QTc＋长联律间期＋多形性 VT。

（2）长 QT 综合征（LQTs）分先天性和后天获得性。先天性是与遗传有关的离子通道疾病；后天获得性有电解质紊乱（如低钾、低镁等）、抗心律失常药物（如胺碘酮）应用、一过性（如急性心肌缺血）等。

3.室性心动过速的治疗策略

（1）Tdp 一般能自行终止，少部分会变为心室颤动，需立即行心脏除颤治疗。

（2）静脉补充硫酸镁和钾制剂。临时起搏器可以提高心率以缩短 QT 间期。经静脉推注25%硫酸镁 2 g 后 Tdp 消失，继续静脉滴注氯化钾，使血钾水平在 4 mmol/L 以上。

（3）治疗原发病和纠正心功能。

Case 10 患者女性，68岁，因"间断胸闷、心悸、气短1年，加重半月"，以"急性冠状动脉综合征"收住心内科。入院时心电图如图 10-11。

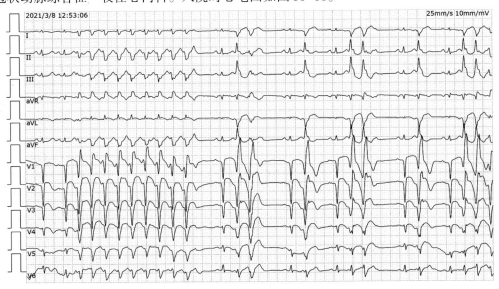

图 10-11　入院心电图

1.心电图特点

（1）P波在Ⅱ导联直立；其窦性下传的QRS波群在肢体导联低电压，$V_1 \sim V_4$导联QRS波群呈QS型，对应导联的ST段凸面向上型抬高 0.1～0.2 mV，T波浅倒置。

（2）提前发生的宽大畸形、形态多样的QRS波群呈串出现，联律间期短且固定（联律间期 280 ms）形态不同，频率约 200 次/分。

心电图诊断：近期前壁心肌梗死，非持续性多形性室性心动过速。

2.多形性室速（polymorphic ventricular tachycardia，PMVT）

多形性室速是在同一次室速发作过程中呈多种不同形态的QRS波群且频率 > 100次/分，通常不伴有或可伴有QT间期延长，但触发时联律间期很短，多 < 400 ms。

3.临床治疗策略

（1）患者胸痛加重半月，心电图提示有近期前壁心肌梗死，VT。患者予以抗凝、双联抗血小板药物治疗，应用强化他汀类药物及琥珀酸美托洛尔治疗后，心电监护显示VT减少。

（2）超声心动图提示心脏扩大（LVDs40 mm，LVDd60 mm），左心室射血分数（LVEF）34%。左心室节段性室壁运动异常。

（3）冠状动脉造影显示LAD近段闭塞，其余血管有粥样硬化。开通血管，在病变处植入1枚支架。

（4）患者术后继续药物治疗，予以双联抗血小板药物治疗，应用强化他汀类药物、琥珀酸美托洛尔，并选用沙库巴曲缬沙坦改善心脏功能。

（5）建议患者行ICD植入，定期心血管门诊随诊。

Case 11 患者女性，78 岁。因"间断胸痛 1 周，加重 1 天伴晕厥 1 次"，以"心肌梗死"急诊收入院。入院血压 80/50 mmHg，心律不齐。心电图提示有急性前壁心肌梗死，频发室性期前收缩，间歇性左束支阻滞。心悸发作时心电图如图 10-12。

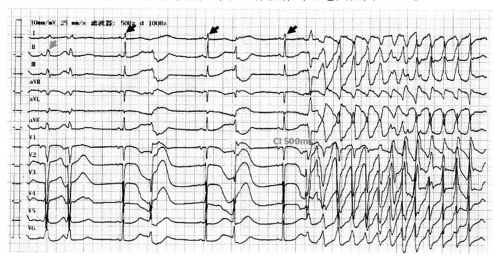

图 10-12　心悸发作时心电图

1.心电图特点

（1）P波在Ⅱ导联直立。

（2）心电轴不偏。

（3）黑色箭头所示 QRS 波群为窦性下传，$V_1 \sim V_3$ 导联呈 QS 型，时限和电压正常，ST 段凸面向上型无明显偏移，T 波倒置，QT 间期明显延长约 600 ms（受期前收缩影响，QT 间期不能完全展示）。期前收缩形态不同于基本 QRS 波群，$V_1 \sim V_4$ 导联 ST 段明显抬高，T 波直立高大。随后的室性期前收缩成串发生，频率极快，QRS 波群主波方向上下变化，发生时期前收缩的联律间期（CI）约 500 ms。图 10-12 中红色箭头所示列，其 QRS 波群形态不同于基本 QRS 波群，时限宽，对照入院的心电图考虑为左束支阻滞形态。

心电图诊断：窦性心律，急性前间壁心肌梗死，间歇性左束支阻滞（新发），频发室性期前收缩，QT 间期延长，尖端扭转型室速，室性期前收缩提示急性前间壁心肌梗死。

2.临床治疗策略

（1）Tdp 持续时间较短能自行终止。开通血管非常必要，冠状动脉造影显示 LAD 中段闭塞，在病变处植入 1 枚支架。术后复查心电图 QT 间期缩短至 450 ms，无其他心律失常。

（2）超声心动图提示心脏扩大（LVDs40 mm，LVDd60 mm），LVEF34%，左心室节段性室壁运动异常，考虑缺血性心肌病。

（3）术后给予患者双联抗血小板药物治疗，应用强化他汀类药物、琥珀酸美托洛尔及沙库巴曲缬沙坦改善心脏功能。

（4）定期门诊复查。

Case 12 患者女性，36岁。外院治疗时晕厥反复发生，心电图QTc 487 ms，在发作时心电监测记录到Tdp。患者接受了ICD治疗，程控为AAI模式，低限心率为70次/分。每日给予比索洛尔7.5～10 mg。治疗期间动态心电图记录到短联律间期的室性期前收缩和多形性室速。给予患者奎尼丁900 mg，用药后1小时患者心悸发作。心悸发作时心电图如图10-13。

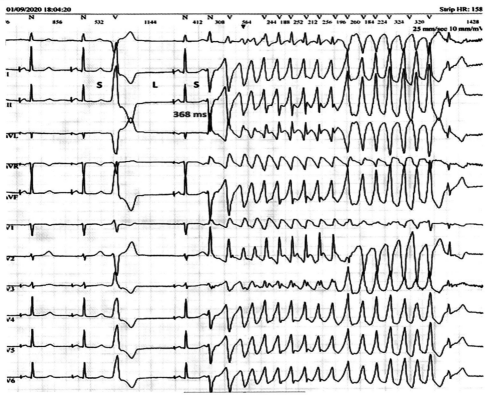

图10-13   心悸发作时心电图

1.心电图特点

心房起搏心律，心率70次/分。QTc 415 ms。发生室性心动过速时联律间期为368 ms。

心电图诊断：考虑为多形性室速（PMVT），而非Tdp。最新研究证实Tdp的联律间期总是>400 ms。

2.临床治疗策略

继续给予患者奎尼丁治疗，室性心律失常终止。因患者对此药物过敏而停用，后频发短联律间期室性期前收缩并反复PMVT，持续时间短且能自行终止，心电图和ICD腔内图均无Shock事件。针对触发PMVT浦肯野纤维的期前收缩进行消融，随访患者6个月，无心律失常发生。

加速性室性自主心律

Case 13 患者男性，62岁，因"突发胸痛2小时"就诊。心动图提示急性前壁心肌梗死，QRS波群提示右束支阻滞伴左前分支阻滞。予以尿激酶150万单位静脉溶栓，溶栓后1.5小时胸痛症状明显缓解，复查心电图ST段有回落。溶栓后1小时40分钟心电监护显示宽QRS波群心动过速。急查心电图如图10-14。

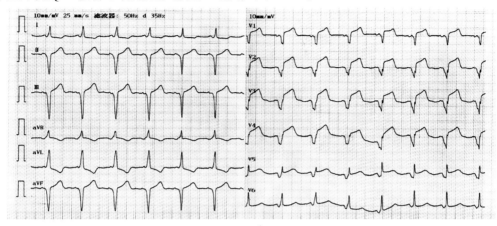

图10-14　急查心电图

1.心电图特点

（1）宽QRS波群心动过速，频率80次/分；窦性P波的频率与室速频率相同但无关，为等频性房室分离。

（2）QRS波群形态在下壁导联呈QS型，在$V_1 \sim V_4$导联呈QS型，V_5导联呈QR型，V_6导联呈qR型。QRS波群时限0.12 s。

心电图诊断：加速性室性自主心律。

2.再灌注性心律失常（seperfusion arrhythmia，RA）

（1）概念：RA是指冠状动脉内血栓形成后自溶或药物溶栓，经皮冠状动脉腔内成形术等方法使闭塞的冠状动脉再通及予以冠状动脉痉挛的缓解等方法恢复心肌再灌注所致的心律失常。

（2）意义：常发生在冠状动脉再通的瞬间，是判定冠状动脉再通的重要指标之一。

（3）类型：短暂的加速室性自主心律，短阵室速或心室颤动，房室或束支传导阻滞突然消失或出现一过性窦性心动过缓、窦房阻滞等，发生率为50%～80%。

（4）预后：RA（如加速性室性自主心律）通常是一个良性经过，预后良好。室性心动过速或心室颤动会导致患者的血流动力学改变，是缺血再灌注期患者猝死的原因之一，应予及时处理，如必要的电复律。

3.临床治疗策略

（1）加速性室性自主心律通常是一个良性经过，预后良好，不需要特殊治疗。

（2）冠状动脉造影检查提示LAD近段闭塞，开通冠状动脉，病变处植入1枚支架。

（3）术后给予患者抗凝、抗血小板治疗，应用强化他汀类药物、β受体阻滞剂及ACEI等药物。

心室扑动

Case 14 患者男性，70岁，因"3天内晕厥2次"就诊，就诊时再次发生晕厥。急查心电图如图10-15。

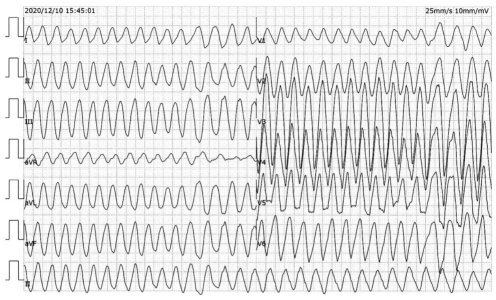

图10-15　急查心电图

1.心电图特点

规则、连续宽大的正弦波，不能区分QRS波群、ST段和T波，心率250次/分。

心电图诊断：心室扑动。

2.室性心动过速与心室扑动的鉴别

（1）两者鉴别主要根据形态而非频率，如果不能识别单个的QRS波群就诊断为心室扑动。

（2）心室扑动会变为心室颤动，导致死亡。

3.临床治疗策略

（1）心室扑动为心搏骤停前极为危重的恶性心律失常，应尽快予以非同步心脏电复律。

（2）复苏成功者可考虑植入ICD以降低心脏性猝死率。

心室颤动

Case 15 患者男性，47岁，因"聚会中突发心脏呼吸骤停"急诊就诊，就诊时患者呼之不应。急查心电图如图10-16。

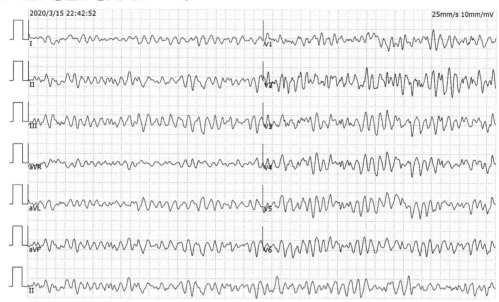

图 10-16　急诊心电图

1.心电图特点

出现快速、混乱、非同步、积极紊乱的电活动（杂乱无章），各波的振幅和形态均不规则。不能识别P波、QRS波群和T波，频率常在150～500次/分。

心电图诊断：心室颤动。

2.临床治疗策略

（1）积极进行心肺复苏，并予以电除颤、静脉注射肾上腺素、气管插管辅助通气等生命支持治疗，终止心室颤动。复查心电图提示急性广泛前壁、下壁心肌梗死，完全性右束支阻滞（新发）。

（2）在IABP泵支持下，患者行冠状动脉造影提示前降支开口闭塞。予以开通血管，抽吸血栓，对病变处进行药物球囊扩张等治疗，前降支无残留狭窄。患者治疗后生命体征平稳，血压恢复。术后患者收住CCU。

（3）术后给予患者抗凝、双联抗血小板药物治疗，应用强化他汀类药物控制心率，预防心脏重塑等。

（4）患者出院前复查心电图ST段恢复至等电位线，右束支阻滞消失，无期前收缩。

（5）建议患者心内科门诊随诊。

双向性室速

Case 16 患者女性，81岁，因"腹泻、呕吐、乏力"急诊收住院。既往有糖尿病和高血压史病史。无洋地黄药物应用史。入院急查血电解质提示血钾 1.7 mmol/L。入院心电图如图 10-17。

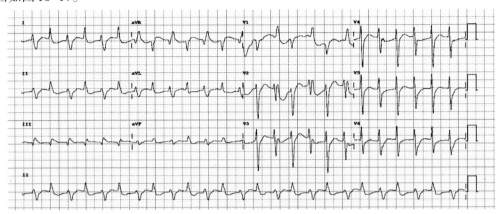

图 10-17　入院心电图

1.心电图特点

宽 QRS 心动过速，频率 153 次/分。同一导联 QRS 波群有两种形态和方向逐跳式交替变化，RR 间期整齐。V_1 导联呈 QS 型的左束支阻滞形态伴心电轴不偏，呈 R 型的类右束支阻滞形态伴心电轴右偏。

心电图诊断：双向性室性心动过速（BDVT）。

2.临床治疗策略

立即开始静脉补钾治疗，后复查心电图恢复为窦性心律。补钾后心电图如图10-18。

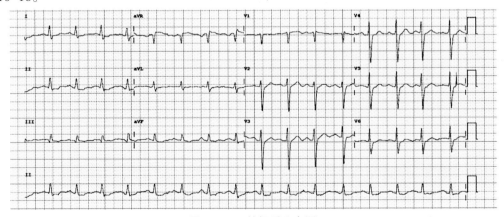

图 10-18　补钾后心电图

3.讨论

BDVT 是一种罕见的心电现象。通常所见为触发活动［如儿茶酚胺敏感性室速（CPVT）］和自律性增强（如洋地黄中毒）。低钾血症时细胞外钾降低，使心肌细胞膜对钾的通透性降低，自律性细胞4期自动除极过程中 K^+ 的外流减少，Na^+ 或 Ca^{2+} 的内流相对增加，使除极化加快，引起自律性增高，可能诱发 BDVT。

小　结

【心电图表现】

1.室性心动过速的心电图基本特征及诊断要点

（1）连续出现宽大畸形的 QRS 波群心动过速，QRS 波群的时限≥0.12 s，频率多在 140～180 次/分，节律可稍不齐，一般可出现电交替。

（2）心动过速时可出现室房分离，房率慢于室率。

（3）可出现窦性心室夺获和室性融合波。

（4）肢体导联会显示无人区电轴（Ⅰ和 aVF 导联主波向下）。

（5）胸导联出现负向同向性或正向同向性。

（6）LBBB 型伴电轴右偏（+90°～+180°）。

（7）QRS 波群宽度 RBBB 型≥0.14 s，LBBB 型≥0.16 s。

（8）室性心动过速发作前或终止后可有与室性心动过速图形基本一致的室性期前收缩。

2.引起心律规整的宽 QRS 波群心动过速可能发生的因素

（1）室性心动过速。

（2）室上速伴室内差异性传导，室上速伴原有的束支阻滞，室上速旁道前传。

（3）原先存在非特异性室内阻滞。

3.支持室性心动过速的心电图依据

支持室性心动过速的心电图依据见表 10-1。

表 10-1　支持室性心动过速的心电图依据

导联	支持室性心动过速的心电图依据
12 导联	1.室房分离
	2.窦性心室夺获
	3.室性融合波
	4.QRS 波群起始迟缓顿挫，RS > 100 ms
	5.类 LBBB 型伴电轴右偏（+90°～+180°）
	6.QRS 波群时限：类 RBBB 型 > 0.14 s，类 LBBB 型 > 0.16 s（未应用药物治疗）
肢导联	7.无人区电轴
	8.aVR 呈 R 型
胸导联	9.QRS 波群的向性一致性（负向或正向，正向需与 A 型心室预激鉴别）
	10 无 RS 型

4.尖端扭转型室速（Tdp）与多形性室速（PMVT）在心电图上的区别

尖端扭转型室速是多形性室速的一种特殊表现。

（1）尖端扭转型室速 Tdp=长 QTc+长联律间期（＞450 ms）+多形性室速

（2）多形性室速 MVT=QTc 正常或长+短的联律间期（＜400 ms）+QRS 波群形态多

样的 VT。

5.心室扑动和心室颤动的心电图特点

（1）心室扑动时无正常 QRS-T 波，代之以连续、快速而相对规则的大振幅波动，频率为 200～250 次/分。心脏失去排血功能，若不能很快恢复，便会转为心室颤动而导致死亡。

（2）心室颤动时 QRS-T 波完全消失，出现大小不等、极不均匀的低小波，频率 200～500 次/分。

心室扑动和心室颤动均是极严重的致死性心律失常。

【学习与思考】

1.室性心动过速常发生于各种器质性心脏病患者。下述对病因描述正确的选项是
（　　）

A.最常见冠心病，其次是心肌病、心力衰竭、二尖瓣脱垂、心脏瓣膜病

B.其他病因包括电解质紊乱、代谢障碍、长 QT 间期综合征等

C.室性心动过速偶可发生在无器质性心脏病者，称为特发性室速。多起源于右心室流出道（右心室特发性室速）、左心室间隔部（左心室特发性）和主动脉窦部

D.少部分室速与遗传因素有关，又称为离子通道病，如长 QT 间期综合征、Brugada 综合征

E.以上描述均正确

2.以下对室性心动过速的描述中，正确的选项是
（　　）

A.特发性单形性室速（SMVT）以分支型室速及流出道室速最为常见

B.分支型室速（也称维拉帕米敏感性室速）中，左后分支型室速占 90%，左前分支型室速占 10%

C.流出道室速常为运动所诱发，其产生机制与自律性增高及延迟后除极有关

D.特发性 SMVT 的药物治疗首选 β 受体阻滞剂和非二氢吡啶类钙通道阻滞剂

E.导管射频消融治疗右心室流出道室速的成功率高，且操作风险低；起源于左心室流出道和左后分支型室速如若药物治疗效果不好，也可考虑导管射频消融治疗

参考答案：1.E　　2.ABCDE

（吴强）

第11章

房室阻滞

【教学目标】

1.知识目标：掌握房室阻滞的心电图特征，熟悉房室阻滞的临床表现和治疗策略，了解房室阻滞的病因。

2.能力目标：会诊断房室阻滞，能决断治疗策略。

3.素养目标：培养良好的临床诊疗思维，对危急值心电图能及时有效地进行处理。

【重点、难点和策略】

1.重点：房室阻滞的心电图特征和临床治疗策略。

2.难点：房室阻滞部位的判断。

3.策略：熟读熟记心电图。

【相关知识点——心脏传导系统电生理特性】

1.窦房结（SA node）自律性最高60～100次/分，正常心律为窦性心律。血供60%来自右冠状动脉（RCA），40%来自左回旋支（LCX）。心脏传导系统如图11-1。

2.房室结（AV node）传导速度最慢20～200 mm/s。血供90%来自RCA的房室结动脉，10%来自LCX。RCA急性闭塞时心电图常伴有不同程度的房室阻滞。传导系统的供血如图11-2。

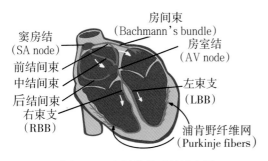

图11-1　心脏传导系统示意图

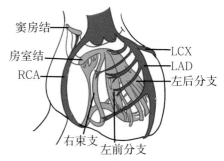

图11-2　传导系统与冠状动脉供血示意图

【知识点拓展——遗传性房室阻滞Lenegre病】

Lenegre病属于常染色体显性遗传性疾病，是引起房室阻滞最常见的病因之一和起搏器植入的主要原因之一。1964年，法国学者Maurice Lev和Jean Lenegre先后报告了双束支阻滞的患者逐渐进展为高度或三度房室阻滞，部分伴有晕厥发作。2006年美国心脏病协会（AHA）出版的《现代心肌病定义和分类》以及2008年欧洲心脏病学学会（ESC）出版的《心肌病分类共识》均明确把Lenegre病归入心肌病范畴。

1.临床特点：发病年龄较低（多数＜40岁），多为儿童、青少年起病，男性多见；最初表现为右束支阻滞；往往无器质性心脏病；有家族遗传倾向。

2.发病机制：致病基因为SCN5A等位基因性心律失常。

3.心电图表现：右束支阻滞是最早的心电图改变，常是该病纤维化病变的起始部位，可以是不完全性或完全性阻滞逐渐进展为双束支阻滞，多数患者合并左前分支阻滞，完全性房室阻滞是Lenegre病最严重的结局。

4.诊断思路：Lenegre病是临床病理学诊断，需通过超声心动图、冠状动脉造影、心脏核磁等诊断排除冠心病、扩张型心肌病、心肌炎等病症。

5.治疗：间歇性或持续性三度或高度AVB是起搏器治疗的Ⅰ类推荐。

一度房室阻滞

Case 1 患者女性，23岁，无不适。体检心电图如图11-3。

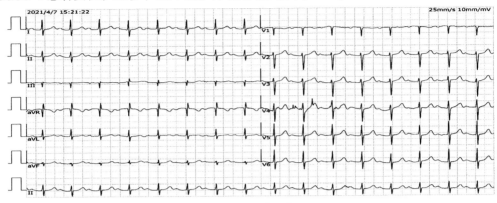

图11-3 体检心电图

1.心电图特点

（1）P波在Ⅱ导联直立，符合窦性心律。PP间期或RR间期0.60 s，心率100次/分。

（2）心电轴不偏。

（3）PR间期0.28 s。

（4）QRS波群形态、时限和电压正常。

（5）ST段无明显偏移（抬高或压低），T波正常。QT间期正常。

心电图诊断：窦性心律，心电轴不偏，一度房室阻滞。

2.房室阻滞（atrioventricular block，AVB）

（1）房室阻滞被定义为心脏的电活动从心房下传到心室的过程中传导发生延迟或中断，是临床上常见的一种心脏传导阻滞，通常分析P波与QRS波群的关系可以了解房室传导的情况。

（2）房室阻滞用"度"来描述。如一度房室阻滞、二度房室阻滞和三度房室阻滞。

（3）阻滞的部位可能在房室结水平、希-浦系统的双束支水平或三分支水平。

（4）发生阻滞的原因多由器质性心脏病所致，少数可见于迷走神经张力增高的正常人。

3.房室阻滞发生的可能部位

图11-3中PR间期0.28 s，房室阻滞的部位可能在房室结。

4.临床评估

（1）患者为年轻女性，无贫血及甲状腺功能异常，风湿免疫检查未见异常，无心肌炎的证据。

（2）长PR间期可能是房室结双径路的慢径表现，需要鉴别。询问患者平素有无突发突止心动过速的症状。

（3）患者可以进一步行24小时动态心电图检查或定期心电图复查。

（4）目前患者无器质性心脏病的相关证据，暂不予特殊处理。

Case 2 患者男性，73岁，因"间断头晕伴胸闷2个月有余"收住院。既往有高血压和脑梗病史。入院心电图如图11-4。

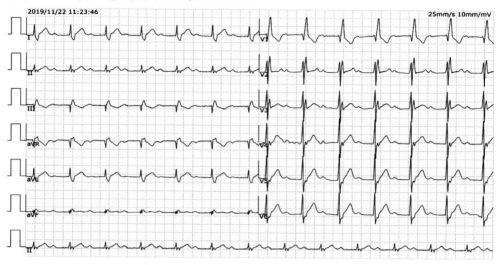

图 11-4　入院心电图

1.心电图特点

（1）P波在Ⅱ导联直立，符合窦性心律。心率76次/分。PR间期0.40 s。

（2）心电轴不偏。

（3）QRS波群增宽，时限0.12 s。V₁导联QRS波群呈rsR′型；Ⅰ、V₅、V₆导联S波增宽有切迹。

（4）V₁导联ST段下斜型压低伴T波倒置。

心电图诊断：窦性心律，心电轴不偏，一度房室阻滞，完全性右束支阻滞。

2.临床评估

（1）患者有头晕、胸闷症状，心室率不慢，与心电图表现不吻合，可能与脑血管病相关。

（2）24小时动态心电图提示总心搏数约10万次，平均心室率75次/分，完全性右束支阻滞，有一度房室阻滞，有二度Ⅰ型房室阻滞（夜间）。

（3）超声心动图提示心脏结构未见异常，三尖瓣中量返流，肺动脉压力29 mmHg。

（4）患者降压药服用合理，血压控制理想。

3.分析一度房室阻滞发生的部位

患者基础PR间期0.40 s，动态心电图有二度Ⅰ型房室阻滞的表现。阻滞部位考虑发生在房室结。

4.临床策略

（1）患者为老年人，已经有完全性右束支阻滞及一度房室阻滞和二度房室阻滞，有进展成三度房室阻滞的风险。

（2）患者行双腔起搏器植入，术后调试了起搏参数（PAV间期）。建议患者门诊随访。

Case 3 患者男性，83岁，因"间断气短1年，加重伴心悸、下肢水肿2个月"收住院。入院心电图如图11-5。

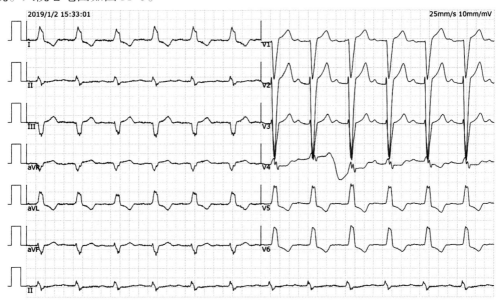

图11-5　入院心电图

1.心电图特点

（1）P波在Ⅱ导联直立，符合窦性心律。心率75次/分。PR间期0.30 s。

（2）心电轴不偏。

（3）QRS波群增宽，时限0.14 s。V_1、V_2导联呈rS型（r波在V_1极小），S波宽而深；Ⅰ、aVL、V_5、V_6导联R波增宽，顶峰粗顿有切迹。

（4）ST-T方向与QRS波群主波方向相反。

心电图诊断：窦性心律，心电轴不偏，一度房室阻滞，完全性左束支阻滞。

2.临床评估

（1）检查甲状腺功能正常。BNP3348 pg/ml。

（2）心脏超声检查提示左心房内径（LAD）42 mm，左心室收缩末内径36 mm，舒张末内径56 mm。左心室射血分数（LVEF）43%，肺动脉平均压力28 mmHg。

（3）冠状动脉造影检查提示左前降支中段（LADm）弥漫性狭窄，最重处达90%，左回旋支未见异常，右冠状动脉后降支100%闭塞。

临床诊断：缺血性心肌病，心脏扩大（LA，LV），心律失常（一度房室阻滞，完全性左束支阻滞），心功能Ⅲ级。

3.临床治疗策略

（1）患者拒绝支架治疗。药物治疗方面选择冠心病二级预防及改善心功能治疗。因为心律失常，β受体阻滞剂的应用受到限制。

（2）优化药物治疗，3个月后患者应复查心脏超声，评估是否有心脏再同步治疗的指征。

Case 4 患者男性，78岁，因"活动后胸闷2年有余，加重3个月"收住院。有高血压和糖尿病病史多年，药物治疗。入院心电图如图11-6。

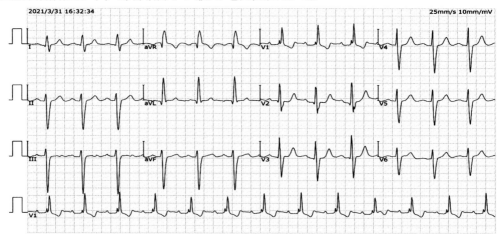

图 11-6　入院心电图

1.心电图特点

（1）P波在Ⅱ导联直立，符合窦性心律。心率79次/分。PR间期0.26 s。

（2）心电轴左偏（-82°）。

（3）QRS波群增宽，时限0.12 s。Ⅱ、Ⅲ、aVF导联呈rS型，且S波在Ⅲ导联最深；Ⅰ、aVL导联呈qRs型，且R波aVL导联大于Ⅰ导联；胸导联V₁呈R型，其起始部明显挫折；Ⅰ、V₅、V₆导联S波增深增宽。

（4）V₁导联ST段下斜型压低伴T波倒置。

心电图诊断：窦性心律，心电轴左偏，一度房室阻滞，完全性右束支阻滞，左前分支阻滞。

2.临床评估

（1）完善患者的血压及血糖监测。

（2）24小时动态心电图提示总心搏数10.4万次，平均心室率80次/分，最快心室率104次/分，最慢心室率68次/分。

（3）超声心动图提示室间隔增厚（12.2 mm），左心房室内径正常，左心室射血分数正常。

（4）因患者高龄，高血压及糖尿病病史多年，有较典型的心绞痛症状。行冠状动脉造影检查提示LCX中远段闭塞，RCA第2段50%狭窄。

（5）患者右束支阻滞及左前分支阻滞，一度房室阻滞部位可能是对侧的左束支，也可能是房室结，有进展成三度房室阻滞的风险。一旦发生三度房室阻滞，逸搏必然来自心室；而室性逸搏很缓慢且不可靠，逸搏出现不及时有可能发生心室停搏。

3.处理策略

合理使用降压药物、降糖药物及冠心病的二级预防用药。为患者植入了双腔心脏起搏器。

二度Ⅰ型房室阻滞

Case 5 患者女性，63岁，因"乏力"就诊。有高血压和糖尿病病史多年，药物控制。入院心电图如图11-7。

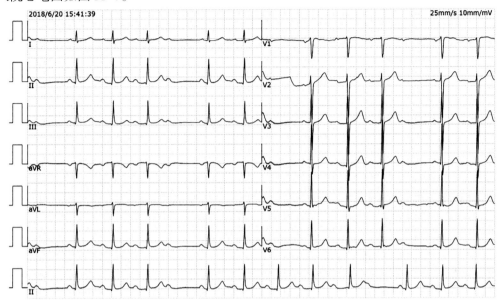

图 11-7　入院心电图

1.心电图特点

（1）P波在Ⅱ导联直立，提示窦性心律。PP间期0.70 s，心房率85次/分。

（2）心电轴不偏。

（3）PR间期逐渐延长直至P波不能下传脱落1次QRS波群（最短0.16 s，最长0.40 s），脱落前PR间期大于脱落后的PR间期。房室传导比例4∶3，也有6∶5。

（4）QRS波群形态、时限和电压正常。

（5）ST-T未见异常。

心电图诊断：窦性心律，心电轴不偏，二度Ⅰ型房室阻滞。

2.阻滞的部位

二度Ⅰ型房室阻滞，最长PR间期0.40 s，阻滞部位几乎发生在房室结，也有存在房室结双径路的可能。

3.临床评估

（1）血压、血糖的管理和用药是否合理和达标。

（2）行超声心动图检查，评估房室结构大小和心功能情况，是否有缺血的相应表现。

（3）24小时动态心电图检查是否存在更严重的传导系统问题。

（4）行冠状动脉造影检查，是否有冠状动脉狭窄和是否需要行血运重建。

（5）房室阻滞是否与缺血相关，或与老年退行性改变相关。

（6）定期复查心电图，关注患者的症状。

Case 6 患者男性，23岁，常规体检发现心电图异常。体检心电图如图11-8。

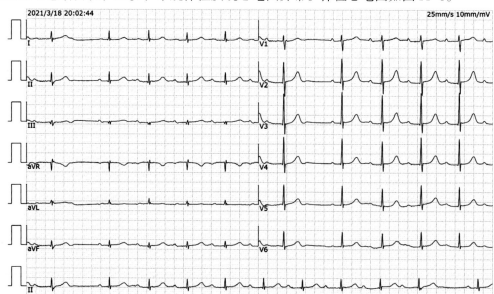

图11-8　体检心电图

1.心电图特点

（1）P波在Ⅱ导联直立，提示窦性心律。

（2）心电轴不偏。

（3）PR间期逐渐延长（同步长Ⅱ导联清楚）直至P波不能下传脱落1次QRS波群，完成1次非常长的文氏周期；脱落前的PR间期大于脱落后的PR间期。长的文氏周期可见10∶9下传（10个P波有9个P波下传心室，1个P波不能下传心室）。

（4）QRS波群形态、时限和电压正常。

（5）ST-T未见异常。

心电图诊断：窦性心律，心电轴不偏，二度Ⅰ型房室阻滞。

2.房室阻滞的部位

二度Ⅰ型房室阻滞的部位几乎位于房室结。

3.评估患者

（1）患者为青年男性，无器质性心脏病的病史和相应临床资料的证据。

（2）心电图二度Ⅰ型房室阻滞的发生考虑和迷走神经张力增高有关。

（3）暂时不做任何特殊处理。

Case 7 患者男性，64岁，因"间断胸痛2年，加重伴气短5小时"急诊就诊。无高血压和糖尿病病史。急诊心电图如图11-9。

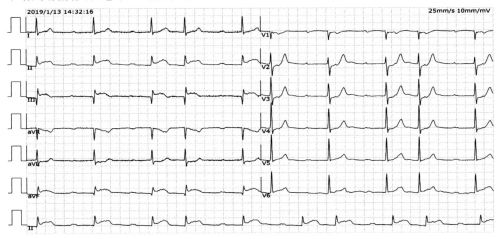

图 11-9 急诊心电图

1.心电图特点

（1）P波在Ⅱ导联直立，提示窦性心律。心房率100次/分。PP间期0.60 s。

（2）心电轴不偏。

（3）基础PR间期0.44 s，同时看到PR间期逐渐延长，直到P波不能下传QRS波群脱落，脱落前的PR间期长于脱落后的PR间期（脱落前0.52 s，脱落后0.44 s），多呈3:2房室传导（3个P波下传2次心室QRS波群），也有2:1房室传导。

（4）QRS波群在Ⅲ导联呈Qr型，其余导联形态未见异常，时限及电压正常。

（5）ST段：Ⅱ、Ⅲ、aVF导联ST段抬高，以Ⅲ导联抬高尤为显著，相应导联T波直立。

心电图诊断：窦性心律，急性下壁心肌梗死，一度房室阻滞，二度Ⅰ型房室阻滞。

2.分析房室阻滞的部位和罪犯血管

（1）二度Ⅰ型房室阻滞时的阻滞部位几乎都在房室结。图11-9中基础PR间期很长，达0.44 s，一般超过0.30 s，符合房室结阻滞特点。考虑该患者房室阻滞与急性心肌梗死相关。

（2）下壁心肌梗死时ST段抬高在Ⅲ导联大于Ⅱ导联时，右冠状动脉为罪犯血管。

3.临床治疗策略

（1）对于ST段抬高的心肌梗死（STEMI）应尽早开通血管、恢复血流。

（2）急诊冠状动脉造影显示左前降支中段（LADm）80%弥漫性狭窄，左回旋支中段（LCXm）80%弥漫性狭窄，右冠状动脉中段（RCAm）100%闭塞。决定对RCA干预，发现血栓负荷过重停止手术。加强抗凝治疗，一周后再次行冠状动脉造影，在RCA病变处植入支架2枚。

（3）支架术后心电图提示房室阻滞消失，PR间期0.20 s，ST段回落至等电位线。

（4）术后患者规范化服用药物，予以双联抗血小板药物治疗等。建议患者定期专科门诊随访。

Case 8 患者男性，58岁，因"糖尿病病史10年，全身关节疼痛3个月"收住内分泌科。曾于2015年因心绞痛进行支架植入。高血压病史5年。曾在风湿免疫科住院诊断为痛风性关节炎。入院心电图如图11-10。

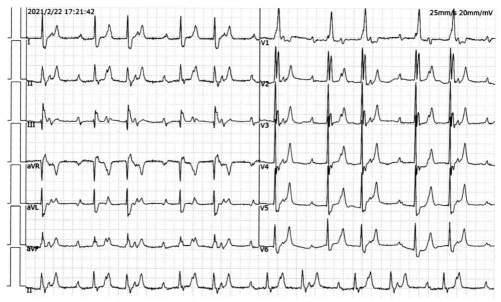

图 11-10　入院心电图

1.心电图特点

（1）P波在Ⅱ导联直立，心房率96次/分。

（2）心电轴不偏。

（3）基础PR间期0.36 s，PR间期逐渐延长，直到P波不能下传QRS波群脱落，脱落前的PR间期长于脱落后的PR间期（脱落前0.44 s，脱落后0.36 s），呈3:2房室传导（3个P波有2个下传心室，有1个P波不能下传心室）。

（4）QRS波群增宽，为右束支阻滞图形。

（5）ST-T未见明显异常。

心电图诊断：窦性心律，心电轴不偏，二度Ⅰ型房室阻滞，完全性右束支阻滞。

2.临床评估

（1）患者经检测空腹及餐后2小时血糖和胰岛素，C肽水平，糖化血红蛋白，24小时尿糖水平，甲状旁腺激素水平等，明确诊断为2型糖尿病伴多个并发症（糖尿病肾病、糖尿病周围神经病），原发性甲状旁腺功能亢进症。曾在风湿免疫科住院期间描记心电图同图11-10心电图一致。

（2）超声心动图检查：心内结构未见异常，左心室功能正常。

3.临床治疗策略

（1）继续给予患者冠心病二级预防用药及风湿免疫科的治疗。

（2）糖尿病治疗方面应用胰岛素、拜糖平及达格列净控制血糖，改善肾脏功能等。

（3）对房室阻滞暂时未做干预处理，建议患者定期随访，一旦发生三度房室阻滞应植入心脏起搏器。

Case 9 患者男性，73 岁，因"5 天内发生黑矇 2 次"就诊，无高血压和糖尿病病史。门诊心电图如图 11-11。

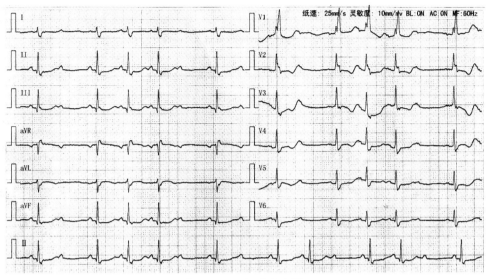

图 11-11　门诊心电图

1.心电图特点

（1）P 波在 Ⅱ 导联直立，符合窦性心律，心房率 88 次/分。

（2）心电轴不偏。

（3）PR 间期 0.16 s 固定下传，突然出现 P 波不能下传脱落 1 次 QRS 波群，脱落前后的 PR 间期一致为 0.16 s，符合二度 Ⅱ 型房室阻滞的心电图表现。

（4）下传的 QRS 波群形态呈完全性右束支阻滞型。

（5）ST-T 改变，QT 间期延长。

心电图诊断：窦性心律，心电轴不偏，二度 Ⅱ 型房室阻滞，完全性右束支阻滞，ST-T 改变，QT 间期延长。

2.房室阻滞的部位

二度 Ⅱ 型房室阻滞的部位几乎在希-浦系统。从心电图来看阻滞部位在 His 束以远，多位于束支阻滞水平。患者右束支已经完全性阻滞，出现 P 波不能下传脱落 QRS 波群时，说明左束支也发生阻滞。所以阻滞部位在双侧束支水平。

3.评估患者

患者有黑矇史，心电图显示双束支阻滞，如果双侧束支同时持续性阻滞，就会出现三度房室阻滞，而且只能出现室性逸搏心律。此心律不是很可靠，一旦逸搏不能及时出现，就会发生心室停搏，引起黑矇甚至晕厥。

4.临床治疗策略

（1）起搏器植入是最佳治疗选择。患者入院后进行双腔起搏器植入。

（2）患者术后心电图呈心房感知心室起搏（VAT 工作方式），由于心率偏快，加服 β 受体阻滞剂控制心率。

Case 10 患者男性，80岁，因"头晕1周伴晕厥1次"收住院。高血压病史多年，无糖尿病病史。入院心电图如图11-12。

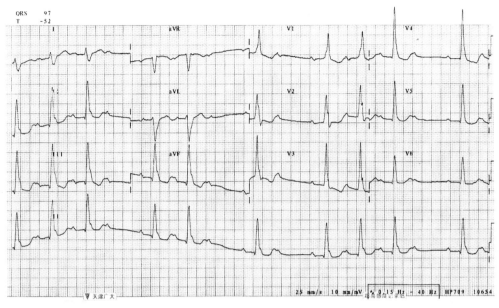

图11-12　入院心电图

1.心电图特点

（1）窦性心律，心房率80次/分。

（2）心电轴右偏（+93°）。

（3）PR间期0.28 s固定延长，突然出现P波不能下传脱落1次QRS波群，脱落前后的PR间期一致。

（4）下传的QRS波群形态呈完全性右束支阻滞+左后分支阻滞。

（5）ST-T未见异常。

心电图诊断：窦性心律，心电轴不偏，二度Ⅱ型房室阻滞，完全性右束支阻滞，左后分支阻滞。

2.判断房室阻滞的部位

二度Ⅱ型房室阻滞的部位几乎在希-浦系统。患者完全性右束支阻滞，PR间期固定延长，但PR间期延长<0.30 s。考虑其阻滞发生在双侧束支水平。

3.评估和治疗策略

（1）选择钙离子通道阻滞剂控制血压。

（2）患者为老年男性，传导系统发生阻滞可能与退行性改变有关。患者有晕厥史，入院后植入双腔起搏器。

（3）患者出院后定期进行起搏器门诊随访。

二度 Ⅱ 型房室阻滞

Case 11 患者男性，75 岁，因"明显头晕 1 周"就诊，无黑矇或晕厥史，高血压病史 3 年，药物控制，入院时血压正常。入院心电图如图 11-13。

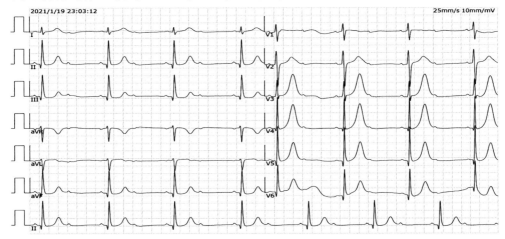

图 11-13　入院心电图

1.心电图特点

（1）P 波在 Ⅱ 导联直立，符合窦性心律。心房率 83 次/分。

（2）心电轴不偏。

（3）每个 QRS 波群前都有 P 波，PR 间期 0.14 s。每个 QRS 波群后均有 1 个 P 波未下传，提示二度房室阻滞 2∶1 下传。

（4）下传 QRS 波群形态、时限和电压正常。由于房室 2∶1 传导，心室率缓慢为 41 次/分。

（5）ST-T 未见异常，QT 间期正常。

心电图诊断：窦性心律，心电轴不偏，二度房室阻滞 2∶1 下传。

2.二度房室阻滞 2∶1 下传时，应确定是 Ⅰ 型还是 Ⅱ 型

因为下传的 PR 间期只有 1 个，无法判断 PR 是逐渐延长或是固定。对于是 Ⅰ 型还是 Ⅱ 型的房室阻滞，至少要有 2 个连续的 PR 间期才可以判断。

3.2∶1 房室阻滞时，判断阻滞部位

根据下传 QRS 波群形态推测阻滞部位。图 11-13 中 QRS 波群形态为窄型，阻滞可能发生在房室结。如 QRS 波群形态为宽型呈束支阻滞图形，阻滞部位在房室结以下的希-浦系统（多见于双侧束支水平）。

4.评估患者

（1）患者有高血压病史，没有心房扩大和心室肥厚，ST-T 未见明显改变。药物控制血压良好。

（2）心电图为窄 QRS 波群心动过缓，患者头晕很可能是心室率缓慢所致。

（3）如果患者是症状性心动过缓，应尽早植入心脏起搏器。

Case 12 患者男性，31岁，因"发现垂体瘤1年余，视力下降2个月"收住神经外科。经头颅MRI检查及垂体激素检测，明确诊断为"垂体瘤，脑肿瘤卒中"。入院心电图如图11-14。

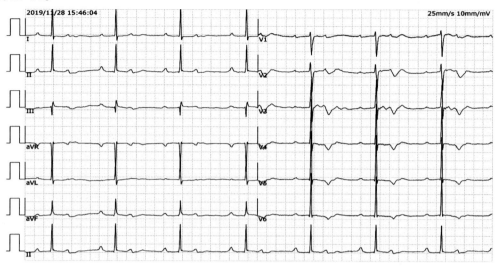

图11-14　入院心电图

1.心电图特点

（1）P波在Ⅱ导联直立，符合窦性心律，心房率88次/分。

（2）心电轴不偏。

（3）每个QRS波群前都有P波，PR间期0.32 s。每个QRS波群后均有1个P波未下传，提示二度房室阻滞2∶1下传。

（4）下传QRS波群形态、时限和电压正常。由于房室2∶1传导，心室率为44次/分。

（5）ST-T：ST段未见明显偏移，V_2～V_6导联T波呈"负正"双相，QT间期正常。

心电图诊断：窦性心律，心电轴不偏，二度房室阻滞2∶1下传。

2.临床评估

（1）患者因垂体瘤已经有视力下降的表现。

（2）患者住院期间心电图记录到三度房室阻滞，交界性逸搏心律，心室率42次/分。

（3）动态心电图提示总心搏数5.2万次，平均心率37次/分，有一度房室阻滞到三度房室阻滞伴交界性逸搏心律。

3.临床治疗策略

（1）药物上给予患者溴隐亭5 mg，1次/日；硝苯地平缓释片20 mg，2次/日。

（2）排除手术禁忌，临时起搏器"保驾"下行神经内镜下经鼻腔-蝶窦垂体病损切除术。患者术后恢复良好，建议定期专科复查。

（3）患者术后1个月门诊复查，心电图房室阻滞消失。此房室阻滞考虑和垂体瘤有关。

Case 13 患者男性，83岁。因"发生晕厥"入院。无高血压和糖尿病病史。入院心电图如图11-15。

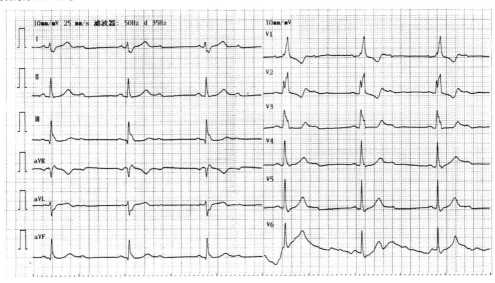

图11-15　入院心电图

1.心电图特点

（1）P波在Ⅱ导联直立，符合窦性心律。PP间期0.80 s。心房率70次/分。

（2）P波每隔1个不下传。每个QRS波群前都有P波，PR间期0.20 s。每个QRS波群后均有1个P波未下传，为二度房室阻滞2:1下传，心室率35次/分。

（3）下传的QRS波群呈完全性右束支阻滞的特点（V₁、V₂导联呈R型，R波升支明显挫折；QRS波群增宽0.16 s，以终末波增宽为主）。

心电图诊断：窦性心律，心电轴不偏，完全性右束支阻滞，二度房室阻滞2:1下传。

2.分析可能的阻滞部位

（1）当发生2:1的房室阻滞时，不能确定是二度Ⅰ型或Ⅱ型房室阻滞，因为只有1个PR间期。Ⅰ型时阻滞部位几乎都在房室结，Ⅱ型时阻滞部位几乎都在结下的希-浦系统（多在双侧束支水平）。

（2）从下传的QRS波群形态分析，可能为完全性右束支阻滞，P波未下传很可能同时发生了左束支阻滞，提示阻滞部位在双侧束支水平。

3.临床评估

（1）患者因晕厥入院，记录到的心电图是宽QRS波群心动过缓，心室率35次/分，为2:1房室阻滞。推断晕厥发生可能是当时三度房室阻滞而室性逸搏不能及时出现伴心室停搏。

（2）患者应尽早植入心脏起搏器，必要时先安装临时起搏器。

Case 14 患者男性，78岁。因"晕厥1次"急诊就诊，心电监护显示心率缓慢，床旁植入临时起搏器后收住心内科，入院后将临时起搏器频率降至30次/分以显示自身心律。入院心电图如图11-16。

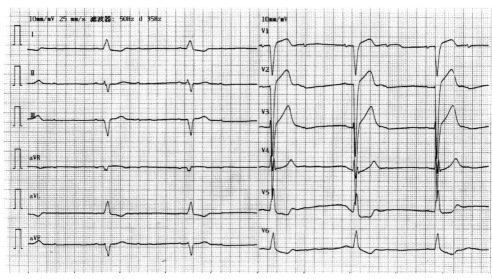

图11-16　入院心电图

1.心电图特点

（1）窦性心律，心房率60次/分。

（2）心电轴左偏（-52°）。

（3）每个QRS波群前有固定的P波，PR间期固定0.20 s。每个QRS波群后均有1个P波未下传，符合二度房室阻滞2:1下传。

（4）下传的QRS波群呈完全性左束支阻滞型，心室率30次/分。

心电图诊断：窦性心律，心电轴左偏，完全性左束支阻滞，二度房室阻滞2:1下传。

2.分析房室阻滞的部位

（1）当发生2:1的房室阻滞时，不能明确二度Ⅰ型或Ⅱ型阻滞，因为心电图仅有1个PR间期。Ⅰ型阻滞时PR间期逐渐延长，是房室结阻滞的特征；Ⅱ型阻滞时PR间期固定（正常或延长），会毫无预兆突然发生阻滞，是希-浦系统阻滞的特点（多见于双侧束支阻滞）。

（2）从下传的QRS波群形态分析，为完全性左束支阻滞图形，那么未下传时很可能也同时发生了右束支阻滞，考虑阻滞部位在双侧束支水平。

3.临床评估

（1）患者为老年男性，因发生晕厥急诊就诊，在急诊科植入了临时起搏器。降低起搏频率后记录到的心电图是左束支形态的QRS波群心动过缓，心室率30次/分，为2:1房室阻滞。考虑晕厥时表现为三度房室阻滞，当室性逸搏不能及时出现发生了心室停搏。

（2）为患者植入双腔心脏起搏器。

高度房室阻滞

Case 15 患者男性，73岁，因"明显头晕伴乏力1周"收住心内科，无高血压和糖尿病病史。入院心电图如图11-17。

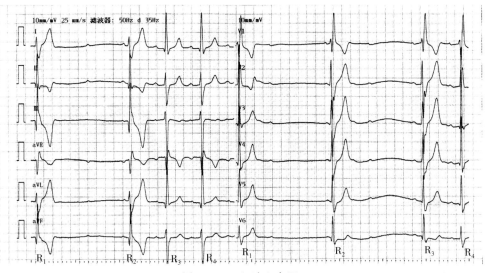

图11-17 入院心电图

1.心电图特点

（1）P波在Ⅱ导联直立，符合窦性心律。

（2）RR间期不等。其一，肢体导联 R_1、R_2 和胸导联 R_2、R_3 均呈类完全性右束支阻滞图形，心率缓慢，P波与其无关（连续2个以上的P波未下传），为阵发性房室阻滞伴室性逸搏；其二，肢体导联 R_3、R_4 和胸导联 R_1、R_4 均为提前发生的QRS波群，其前PR间期固定0.24 s，为窦性心室夺获，夺获的QRS波群形态为完全性右束支阻滞伴心电轴左偏型（肢体导联清楚）。

（3）明显的心电图特点是有下传的QRS波群（完全性右束支阻滞伴心电轴左偏），连续P波不能下传室性逸搏（形态呈右束支阻滞型伴心电轴右偏，推测起源于左束支区域）。

心电图诊断：窦性心律，完全性右束支阻滞，左前分支阻滞，高度房室阻滞伴室性逸搏。

2.分析可能的阻滞部位

（1）下传的QRS波群形态和连续3个PR间期固定不变提示二度Ⅱ型房室阻滞表现，具体阻滞部位在双侧束支水平。

（2）连续P波不下传时出现室性逸搏，也提示阻滞发生在房室结以下希-浦系统。

3.临床评估

（1）患者为老年男性，平素体健。传导系统出现的异常可能与退行性改变有关。

（2）心电图有心室夺获。一旦发生室性逸搏，往往不很稳定，可能出现心室停搏而造成晕厥发生。

（3）患者应尽早植入心脏起搏器。

Case 16 患者男性，70岁，因"心跳漏搏伴胸闷半个月"就诊，曾诊断为冠心病，心电图提示完全性左束支阻滞。门诊心电图如图11-18。

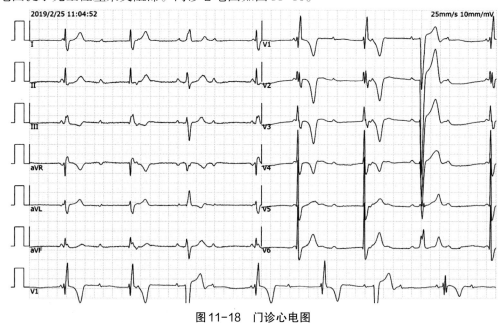

图 11-18　门诊心电图

1.心电图特点

（1）P波在Ⅱ导联直立，符合窦性心律。心房率75次/分。

（2）QRS波群形态有两种：一种呈完全性左束支阻滞形态，前面有固定的P波，PR间期0.20 s；一种呈类完全性右束支阻滞形态，其前无固定的P波。长 V_1 导联显示 $R_{1、2}$、$R_{4、5}$ 及 R_7 呈右束支阻滞型，与P波无关，为室性逸搏，逸搏频率43次/分。R_3 与 R_6 呈左束支阻滞型，PR间期固定0.20 s，此QRS波群为心室夺获。

心电图诊断：窦性心律，心电轴不偏，高度房室阻滞，室性逸搏，窦性夺获（左束支型）。

2.高度房室阻滞的诊断标准

当连续2个或2个以上的P波不能下传心室者常称为高度房室阻滞，也就是说高度房室阻滞是大多数P波不能下传，少数P波能下传。如果绝大多数P波不能下传或者偶尔有P波下传者则称为几乎三度房室阻滞。

3.临床评估

（1）目前患者心室率慢，暂无明显头晕或黑矇等表现。

（2）对24小时动态心电图进行评估。

（3）尽早行冠状动脉造影检查明确血管问题，确定是否需要血运重建。

（4）行超声心动图检查，确定患者是否有室壁运动异常和心脏结构改变。

三度房室阻滞

Case 17 患者女性，19岁，常规体检检查。自述8岁时曾诊断为三度房室阻滞。门诊心电图如图11-19。

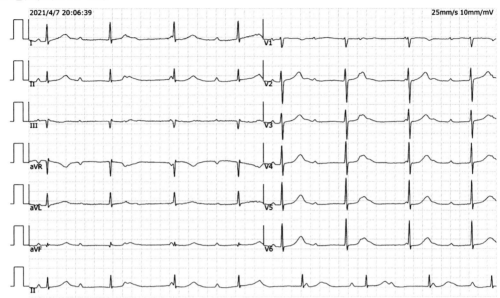

图 11-19 门诊心电图

1.心电图特点

（1）P波在Ⅱ导联直立，符合窦性心律。心房率60次/分。

（2）心电轴不偏。

（3）QRS波群缓慢匀齐，心室率45次/分。QRS波群形态、时限和电压正常。P波与QRS波群无关，心房率大于心室率。

心电图诊断：窦性心律，心电轴不偏，三度房室阻滞（也称完全性房室阻滞），交界性逸搏心律。

2.分析房室阻滞的部位

三度房室阻滞伴交界性逸搏心律时，阻滞部位一般位于房室结水平。

3.评估与临床治疗策略

（1）患者8岁时诊断为三度房室阻滞，住院检查未查出原因。

（2）患者本次就诊已19岁，无明显乏力，未发生过黑矇或晕厥。

（3）暂时不做特殊处理，告知患者如果发生黑矇或晕厥，应及时就诊。

Case 18 患者男性，75岁，因"胸痛5小时伴恶心、呕吐1小时"急诊就诊。急诊心电图如图11-20。

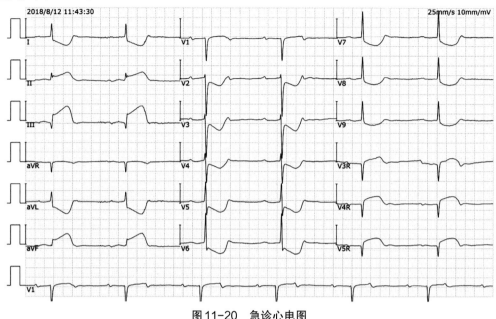

图11-20　急诊心电图

1.心电图特点

（1）P波在Ⅱ导联直立，符合窦性心律。PP间期0.80 s。心房率73次/分。

（2）心电轴不偏。

（3）P波与QRS波群无关。RR间期极其缓慢匀齐，心室率38次/分，QRS波群形态、时限和电压正常。

（4）ST段在Ⅱ、Ⅲ和aVF导联以及V$_{3R}$～V$_{5R}$抬高且伴有T波直立高大，Ⅲ导联抬高比Ⅱ导联抬高明显。Ⅰ、aVL、V$_2$～V$_6$导联ST段呈下斜型压低伴有T波倒置。

心电图诊断：窦性心律，心电轴不偏，急性下壁、右心室心肌梗死，三度房室阻滞，交界性逸搏心律。

2.分析发生房室阻滞的原因

患者为老年男性，急性胸痛伴恶心、呕吐就诊，结合心电图临床诊断为急性下壁、右心室心肌梗死。ST段抬高Ⅲ导联大于Ⅱ导联往往提示为右冠状动脉近中段闭塞，房室结动脉为右冠状动脉的分支，当房室结动脉由于右冠状动脉闭塞急性缺血时，对所供血的房室结来说有效不应期改变导致了传导中断，所以房室阻滞与急性右冠状动脉闭塞相关。

3.评估患者和治疗策略

（1）患者临床症状重，床旁临时植入起搏器；可选用异丙肾上腺素提高心室率，异丙肾上腺素仅作用于房室结。

（2）急诊冠状动脉造影和PCI，施行血运重建。冠状动脉造影证实右冠状动脉起始后（第1段）100%闭塞，患者经血栓抽吸及支架术治疗后，生命体征平稳。

Case 19 患者男性，7岁，因"发热伴抽搐2小时"收住儿科。入院心电图如图11-21。

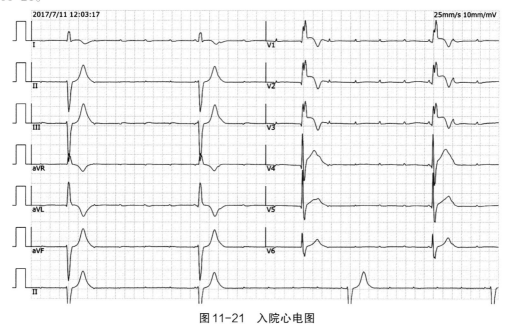

图11-21 入院心电图

1.心电图特点

（1）窦性心律。心房率110次/分。

（2）心电轴左偏（-78°）。

（3）心室率极其缓慢，心室率19次/分。QRS波群形态呈类完全性右束支阻滞+左前分支阻滞型，宽QRS波群，提示起源于左后区域的室性逸搏。

心电图诊断：窦性心动过速，心电轴左偏，三度房室阻滞，室性逸搏心律。

2.房室阻滞的部位

从QRS波群形态和频率分析，阻滞部位在房室结以下的希-浦系统。室性逸搏点不是很稳定甚至不能及时出现，易造成心室停搏，导致患者晕厥发生。

3.临床评估与处理

（1）无论患者何种病因，有晕厥史且心电图提示极其缓慢的心室率，应立即行床旁临时起搏器植入。

（2）患者入院后完善各项检查，明确诊断为暴发性心肌炎，病变累及传导系统。

（3）经合理有效治疗原发病后，患者得到治愈，传导功能恢复，为继发性三度房室阻滞，拔出临时起搏器。

（4）患者门诊随访心电图均正常。

Case 20 患者男性，69岁，因"出现黑矇1周和发生晕厥1次"收住心内科。无高血压和糖尿病病史。入院心电图如图11-22。

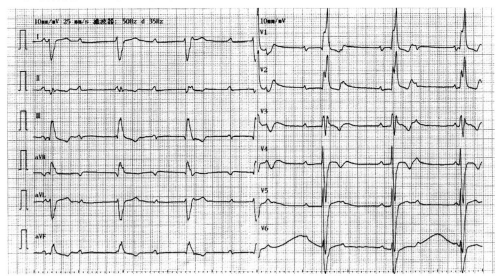

图11-22　入院心电图

1.心电图特点

（1）P波在Ⅱ导联直立，符合窦性心律。心房率75次/分。

（2）心电轴右偏（+150°）。

（3）宽QRS波群心动过缓，心室率38次/分，P波与QRS波群无关。QRS波群形态呈类完全性右束支阻滞+左后分支阻滞型，考虑起源于左前分支区域的室性逸搏心律。（V₁导联呈qR型并非rsR′型，故描述为类完全性右束支阻滞型）。

心电图诊断：窦性心律，心电轴右偏，三度房室阻滞，室性逸搏心律。

2.分析房室阻滞部位

从QRS波群形态和频率分析，提示为极其缓慢的室性逸搏心律，阻滞部位在希-浦系统。

3.临床评估与处理

（1）患者为老年男性，既往体健。突发黑矇和晕厥，考虑传导系统退行性改变。

（2）患者有症状性心动过缓，符合植入心脏起搏器的指征，为患者植入双腔起搏器。

Case 21 患者女性，68岁，因"间断胸闷气短半年，加重伴乏力2周"收住院。入院心电图如图11-23。

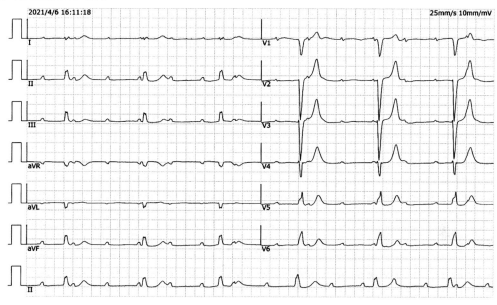

图11-23　入院心电图

1.心电图特点

（1）P波在Ⅱ导联直立，符合窦性心律。心房率85次/分。

（2）QRS波群增宽，时限0.12 s，心室节律缓慢匀齐，心室率为36次/分，P波与QRS波群无关。QRS波群呈类完全性左束支阻滞形态。肢体导联QRS波群电压的算术和≤0.5 mV。

心电图诊断：窦性心律，三度房室阻滞，室性逸搏心律，肢导低电压。

2.临床评估

（1）检查免疫学各项指标未见异常，甲状腺功能未见异常。

（2）超声心动图提示心脏结构及室壁运动未见异常，三尖瓣中量返流，心脏功能指标未见异常。

（3）患者有与心动过缓相似的相关症状。

3.处理策略

（1）患者有植入起搏器的指征，植入了双腔起搏器。

（2）建议患者定期心内科门诊复查，起搏器随访门诊随诊。

Case 22 患者男性，73岁，因"右侧面部肿胀8天"，以"颌面间隙感染"收住整形外科。既往有高血压和糖尿病病史，药物控制。入院后完善相关检查，心电图为完全性左束支阻滞。入院后次日在全麻下行颌间隙引流术，手术顺利。住院治疗期间，晨间家人发现患者突然意识不清，急呼医护人员，心电监护发现心率缓慢。急查心电图如图11-24。

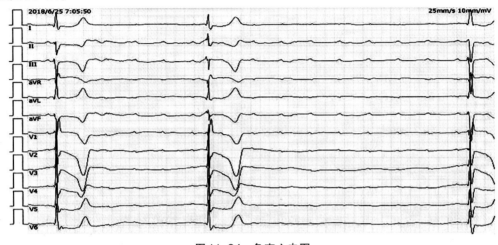

图 11-24　急查心电图

1.心电图特点

（1）P波在Ⅱ导联直立，符合窦性心律。心房率100次/分。P波与QRS波群无关。

（2）QRS波群形态多变，V₁导联呈类完全性右束支阻滞型，肢体导联显示三种形态，以Ⅲ导联最为明显，表现为电轴左偏和正常。QRS波群时限增宽。频率极其缓慢不等，最长RR间期达5 s。考虑为三度房室阻滞，室性逸搏心律（依据QRS波群形态考虑起源于左侧心室多部位区域），阵发性心室停搏。

（3）ST段在多导联明显压低，其相应导联T波深倒置，以下壁导联及胸导联改变为著。

心电图诊断：窦性心律，三度房室阻滞，缓慢心室逸搏伴心室停搏。

2.临床评估

（1）患者住院期间发生一过性意识丧失，与心电图显示心室率缓慢伴心室停搏有关。随后的心电图显示三度房室阻滞，室性逸搏心律（频率相对稳定在27次/分），QRS波群形态呈类完全性右束支阻滞合并左前分支阻滞形态。

（2）心内科会诊，再次复查心电图，结果提示同入院时心电图（完全性左束支阻滞），偶发室性期前收缩。建议行24小时动态心电图检查，结果提示总心搏数9.3万次，平均心室率70次/分，全程完全性左束支阻滞，未见房室阻滞。

（3）结合患者症状及系列心电图改变，有植入心脏起搏器指征。建议患者感染控制后尽早植入心脏起搏器。

Case 23 患者男性，81岁，因"尿频、尿急5年，进行性加重伴尿潴留2周"收住泌尿外科。入院心电图如图11-25。

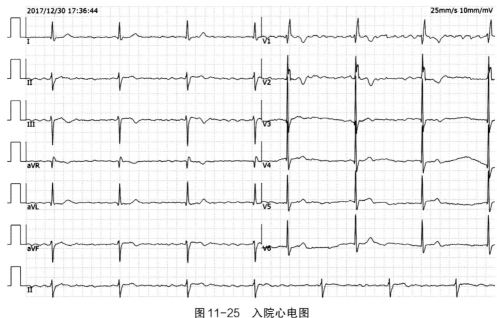

图11-25 入院心电图

1.心电图特点

（1）P波消失，代之以大小不等、形态各异、节律不齐的心房颤动波（f波）。

（2）心电轴左偏（-60°）。

（3）QRS波群增宽，时限0.12 s，心室率缓慢匀齐，心室率43次/分。QRS波群形态呈类右束支阻滞形态合并左前分支阻滞型。

（4）ST-T呈继发性改变。

心电图诊断：心房颤动，心电轴左偏，三度房室阻滞，交界性逸搏心律伴完全性右束支阻滞合并左前分支阻滞（也可能是起源于左侧心室左后分支区域的室性逸搏心律）。

2.评估及处理

（1）患者为老年男性，因尿潴留拒绝接受介入治疗，因此行药物保守治疗。

（2）超声心动图评估心脏结构和功能未见异常。

（3）患者心内科会诊，询问患者既往病史，有无黑矇或晕厥史。对心房颤动进行栓塞评分2分，有抗凝治疗的指征，给予患者低剂量利伐沙班15 mg，1次/日，建议患者定期心内科门诊随诊。告知患者出现明显的头晕、疲乏、黑矇或晕厥时及时就诊，必要时植入心脏起搏器。

阵发性三度房室阻滞

Case 24 患者男性，70岁，因"胸痛2天伴晕厥3次"收住心内科。心电图显示急性下壁心肌梗死，心肌损伤标志物cTnI升高，其间行24小时动态心电图检查发现长RR间期。片段心电图如图11-26。

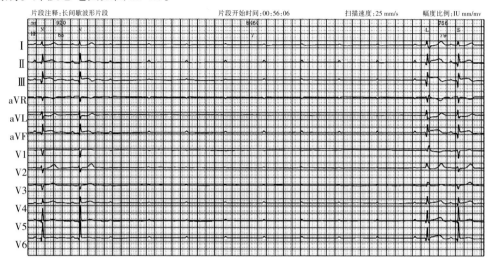

图11-26 片段心电图

1.心电图特点

（1）P波在Ⅱ导联直立，心房率75次/分。PR间期0.20 s。

（2）心电轴不偏。

（3）下壁导联呈qR型伴ST段抬高，Ⅲ导联抬高大于Ⅱ导联。

（4）第3个P波开始，连续9个P波未下传，造成长达8.5 s的长间歇，第9个P波与其后的QRS波群无关，其QRS波群呈右束支阻滞图形，为室性逸搏。

心电图诊断：窦性心律，心电轴不偏，急性下壁心肌梗死，阵发性房室阻滞伴心室停搏，室性逸搏。

2.分析阻滞部位

（1）发生急性心肌梗死部位多与冠状动脉分支的供血区域相关。从心电图导联特点分析，为右冠状动脉发生闭塞。

（2）右冠状动脉发生闭塞时造成房室结供血中断，影响房室结的不应期，导致房室阻滞，阻滞部位在房室结。室性逸搏出现，说明交界区自律性没有及时发生，造成8.5 s的心室停搏。

3.评估与处理

（1）患者胸痛，心电图明确为急性下壁心肌梗死，到达医院时已经超过急诊PCI时间窗，只能择期冠状动脉造影和PCI。

（2）患者晕厥推测与房室阻滞时心室停搏有关，动态心电图证实有RR间期长达8.5 s。先为患者植入临时心脏起搏器。

（3）患者择期行冠状动脉造影及开通血管，恢复血流后观察房室传导是否改善。

小 结

【心电图特点】

1.一度房室阻滞

PR间期 > 0.21 s，每个P波均能下传心室，QRS波群形态和时限多正常。通常心率不慢。阻滞部位可以在房室结（PR > 300 ms），也可以在希-浦系统。

2.二度房室阻滞

（1）Ⅰ型（文氏阻滞或莫氏Ⅰ型）：PR间期逐渐延长，直至P波不能下传脱落1次QRS波群；脱落前的PR间期大于脱落后的PR间期。阻滞部位几乎在房室结。

（2）Ⅱ型（莫氏Ⅱ型）：表现为PR间期固定（正常或延长），而突然的P波不下传脱落1次QRS波群，脱落前后PR间期一致。阻滞部位几乎在希-浦系统（双侧束支水平多见）。

（3）2∶1阻滞：每2个P波中有1个P波下传受阻。下传的QRS波群前PR间期固定。2∶1阻滞，不能分型。下传的PR间期和QRS波群形态对阻滞部位判断有帮助。

（4）高度房室阻滞：连续2个或2个以上的P波不能下传心室者常称为高度房室阻滞。

（5）几乎三度房室阻滞：偶尔可以看到下传的QRS波群提示心室夺获，此QRS波群常提前发生，其前PR间期固定。若出现心室夺获即使只有1个，便不能诊断完全性房室阻滞。

3.三度房室阻滞（完全性房室阻滞）

（1）全部P波不能下传，心房冲动来自窦房结或心房（心房扑动或心房颤动）。

（2）QRS波群为逸搏心律，与心房无关，形成完全性房室脱节，心房率大于心室率。QRS波群形态和频率往往取决于阻滞部位，逸搏节律点起源于阻滞区域的远端。

①当阻滞位于希氏束分叉近端时，逸搏点可能在交界区（通常QRS波群窄，除非同时存在束支阻滞，逸搏频率40~60次/分）。

②阻滞位于希氏束分叉以远，逸搏节律点在心室（QRS波群形态宽大，心室率常在40次/分以下）。

【学习与思考】

1.房室阻滞（AVB）是指心房冲动传导延迟或不能传导至心室。房室阻滞可以发生在房室结、希氏束或束支等部位。有关房室阻滞的病因，以下描述正确的选项是

（　　）

A.部分健康的成年人、儿童及运动员可发生一度或二度Ⅰ型房室阻滞

B.其他导致房室阻滞的病变有急性冠状动脉综合征、心肌炎、心脏手术损伤等

C.可见于电解质紊乱（如高钾血症）、药物中毒（如洋地黄）、心脏浸润性病变（如淀粉样变、结节病或硬皮病），应警惕莱姆心肌炎

D.老年持续性房室阻滞以原因不明的传导系统退行性变多见，如Lev病

E.以上均正确

2.房室阻滞的治疗应针对不同的病因进行治疗，治疗原则中描述正确的选项是

（　　）

A.一度AVB与二度Ⅰ型AVB心室率不大慢者，无须特殊治疗

B.二度Ⅱ型AVB与三度AVB，如心室率显著缓慢应给予起搏治疗

C.阿托品可提高房室阻滞的心率，适用于阻滞位于房室结的患者

D.异丙肾上腺素适用于任何部位的房室阻滞，但在AMI时应慎用

E.对于症状明显、心室率缓慢的房室阻滞，应及早给予起搏治疗

参考答案：1.E　　2.ABCDE

（郭雪娅）

第12章

室内阻滞

【教学目标】

1.知识目标：

（1）掌握右束支传导阻滞、左束支传导阻滞、左前分支阻滞、左后分支阻滞的心电图特征。

（2）熟悉非特异性室内阻滞、双分支阻滞、双束支阻滞、三分支阻滞的心电图表现。

（3）了解各种室内传导阻滞的常见病因和治疗策略。

2.能力目标：会诊断各种室内阻滞，会识别相关危急值心电图。

3.素养目标：培养独立思考判断的能力，仔细询问病史，治疗原发病。

【重点、难点和策略】

1.重点：各种室内阻滞心电图特征的识别与记忆。

2.难点：各种束支阻滞图形的相互叠加，病因有时比较难找。

3.策略：画传导系统及解剖图加强理解，结合病史寻找病因。

【相关知识点——心脏传导系统】

心脏传导系统（图12-1）由负责正常心电冲动形成与传导的特殊心肌组成，包括窦房结、结间束、房室结、希氏束、左右束支和浦肯野纤维网。

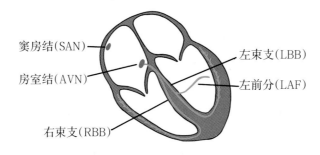

图12-1　心脏传导系统示意图

1.窦房结是心脏正常窦性心律的起搏点。

2.结间束的前、中、后结间束行走于右心房内与心房肌相连；连接左、右心房间的是房间束（Bachmann bundle），行走于上腔静脉与左心耳之间。

3.房室结是最重要的次级起搏点，具有递减传导。90% 由 RCA 供血，10% 由 LCX 供血。

4.房室束（HIS束）走行于室间隔嵴上的心内膜下，然后分成左、右束支进入心室（其后的传导束均在心室内走行称之为室内束支）。

5.左束支呈扁带状，最先抵达室间隔，沿室间隔左侧面下行，遂使该区域成为心室最早激动部位。右束支（长约 5 cm）沿室间隔右侧面行进，至前乳头肌根部分成许多细小分支，其主干细长，易受损发生阻滞。右束支血供来自 LAD，左束支由左、右冠状动脉双重供血。

6.浦肯野纤维网为左、右束支终末部的延续，呈树枝状分布，潜行于心内膜下连接心肌。

右束支阻滞

Case 1 患者男性，64岁，因"间断胸痛2个月"收住院。7年前因心绞痛在前降支植入支架1枚。长期服用他汀类药物、阿司匹林及贝那普利等药物。入院心电图如图12-2。

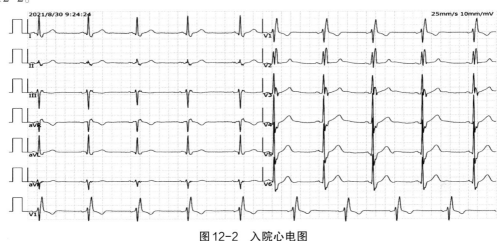

图12-2　入院心电图

1.心电图特点

（1）P波在Ⅰ、Ⅱ、aVF导联直立，aVR导联倒立，符合窦性心律。心率55次/分。

（2）心电轴不偏（-27°）。

（3）QRS波群在V₁导联呈rSR′型，Ⅰ、V₅、V₆导联呈qRs型，S波增宽而且有切迹。QRS波群时限0.15 s。

（4）ST段在V₁导联呈下斜型，T波倒置；Ⅰ、V₅、V₆导联T波方向与S波方向相反，为直立。

心电图诊断：窦性心动过缓，心电轴不偏，完全性右束支阻滞。

2.右束支阻滞（RBBB）

（1）右束支细长，由左前降支供血，其不应期较长，发生阻滞较多见。

（2）右束支阻滞可以发生在各种器质性心脏病，也可见于健康人。

（3）完全性右束支阻滞的心电图表现：

①QRS波群时限≥0.12 s。

②V₁或V₂导联QRS波群呈rSR′型或M型；Ⅰ、V₅、V₆导联呈qRs型，S波增宽而且有切迹。

③V₁、V₂导联ST段轻度压低，T波倒置；Ⅰ、V₅、V₆导联T波方向与S波方向相反，为直立。

（4）若QRS波群形态和完全性右束支阻滞相似，但QRS波群时限＜0.12 s时，则诊断为不完全性右束支阻滞。

3.临床评估与处理

（1）超声心电图未见异常。冠状动脉造影检查未见异常。原支架未见异常。

（2）加强药物管理，给予患者尼可地尔5 mg，3次/日，观察症状。嘱患者戒烟等。

Case 2 患者女性，26岁，因"发现先天性心脏病，拟行手术治疗"收住院。超声心动图提示原发孔房间隔缺损（17 mm），二尖瓣前、后叶裂及脱垂合并二尖瓣关闭不全（中-重度），左心房、左心室内径正常。入院心电图如图12-3。

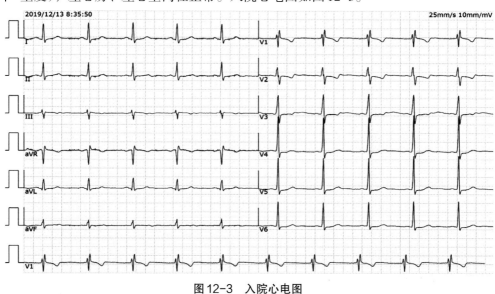

图12-3　入院心电图

1. 心电图特点

（1）P波在Ⅱ导联直立，aVR导联倒立，符合窦性心律。心率62次/分。

（2）心电轴不偏（+23°）。

（3）QRS波群在V$_1$导联呈rSR′型，Ⅰ、V$_5$、V$_6$导联呈Rs型，S波增宽。QRS波群时限0.11 s。

（4）ST段在V$_1$导联呈下斜型，T波倒置；Ⅰ、V$_5$、V$_6$导联T波方向与S波方向相反，为直立。

心电图诊断：窦性心律，心电轴不偏，不完全性右束支阻滞。

2. 不完全性右束支阻滞

（1）常由QRS波群的形态诊断，QRS波群的时限 < 0.12 s。

（2）大多数具有这种形态的心电图个体并无任何病理过程。不完全性右束支阻滞是由病理过程引起还是属于正常变异，仍需结合临床资料和其他心电图异常（如异常P波，QRS波群振幅）进行鉴别。

（3）房间隔缺损、Ebstein畸形或致心律失常性右心室心肌发育不良导致的完全性右束支阻滞或不完全性右束支阻滞，可能是由心肌或传导系统末梢传导延迟所致，或与慢性右心室容量负荷增大、右心室扩张有关。

3. 临床治疗

（1）患者在全麻、体外循环下行房间隔修补术合并二尖瓣成形术，术程顺利。

（2）患者术后康复好，门诊随诊。

（3）建议患者定期复查超声心动图。

Case 3 患者男性，56岁，因"咳嗽、咳痰30年，胸闷、气短5年，全身浮肿2年"，以"慢性阻塞性肺疾病（COPD）"收住呼吸科。入院心电图如图12-4。

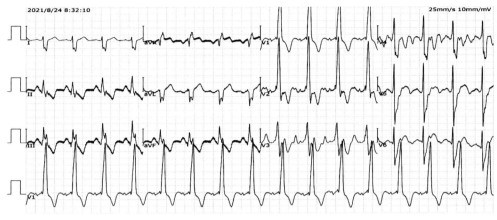

图12-4　入院心电图

1.心电图特点

（1）P波在Ⅱ导联直立，心率95次/分。

（2）心电轴右偏（+117°）。

（3）QRS波群在V_1导联呈rSR′型，R′$_{V_1}$电压增高达3.8 mV；V_5、V_6导联呈RS型，Ⅰ导联呈rS型，S波增深增宽而且有切迹；QRS波群时限0.15 s，以终末波增宽为著。

（4）ST段在V_1导联呈下斜型，T波倒置；Ⅰ、V_5、V_6导联T波方向与S波方向相反，为直立。

心电图诊断：窦性心律，心电轴右偏，完全性右束支阻滞，右心室肥大。

2.右束支阻滞时的右心室肥大

（1）当右束支阻滞时，右心室肥大的诊断缺乏可靠的标准。

（2）《诊断学》（第9版）指出，右束支阻滞时若出现心电轴右偏（＞+110°），V_1导联R′波＞1.5 mV，V_5、V_6导联S波增深，提示可能存在右心室肥大。

（3）Barker和Valencia认为，完全性右束支阻滞患者R′波＞1.5 mV，即可认为存在右心室肥大。

（4）不完全性右束支阻滞时，Milnor建议以下两种右心室肥大的诊断标准：①QRS电轴右偏，介于110°～270°。②R′振幅＞1.0 mV。

3.临床评估与治疗策略

（1）超声心动图提示右心室增大（RV基底部横径59 mm，右心室基底部横径与左心室基底部横径之比为1:8），肺动脉高压重度（64 mmHg）；右心室收缩功能减低（TAPSE 14 mm，FAC 29%）；左心系统结构正常。

（2）经各项检查明确诊断为COPD伴有急性加重，肺部感染，2型呼吸衰竭。

（3）治疗上给予患者无创呼吸机辅助通气，应用抗感染、激素、止咳祛痰等药物。

Case 4 患者男性，70岁，因"突发左侧肢体无力10天，加重1天"，以"急性脑血管病"收住神经内科。既往高血压病史15年，血压最高达220/100 mmHg，规律服用硝苯地平缓释片控制血压。患者3年前曾因"急性下壁心肌梗死"行冠状动脉支架植入术。入院心电图如图12-5。

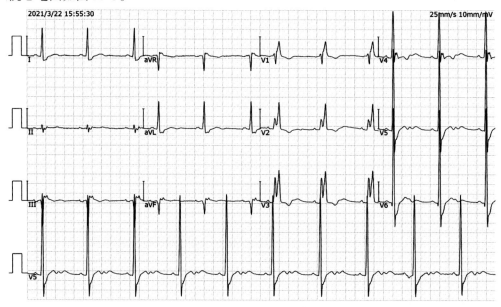

图 12-5　入院心电图

1.心电图特点

（1）P波在Ⅱ导联直立，心率60次/分。

（2）心电轴不偏（-26°）。

（3）QRS波群在V_1导联呈rSR′型。Ⅲ、aVF导联呈Qr型；Ⅰ、V_5导联呈Rs型，V_6导联呈qRs型，R_{V_5}电压4.16 mV。QRS波群时限0.16 s。

（4）ST段在$V_1 \sim V_3$导联呈下斜型，T波倒置；V_5、V_6导联T波直立低平。

心电图诊断：窦性心律，心电轴不偏，陈旧性下壁心肌梗死，完全性右束支阻滞，左心室肥大。

2.临床评估与治疗策略

（1）急诊头颅CT提示多发腔隙性脑梗。

（2）颈动脉超声提示右侧颈内动脉闭塞，左侧颈动脉狭窄50%～70%。

（3）超声心动图提示左心室下壁后壁节段性室壁运动异常，左心室增大（LVDs 38 mm，LVDd 60 mm），左心室射血分数减低（LVEF37%）。

（4）双下肢血管超声提示左下肢小腿肌间静脉血栓形成。

（5）患者入院后给予抗血小板药物、抗凝药物、他汀类药物以及沙库巴曲缬沙坦等治疗。

左束支阻滞

Case 5 患者男性，41岁，因"间断胸闷、气短2年，加重1个月"，以"不稳定型心绞痛"收住心内科。无高血压和糖尿病病史。入院心电图如图12-6。

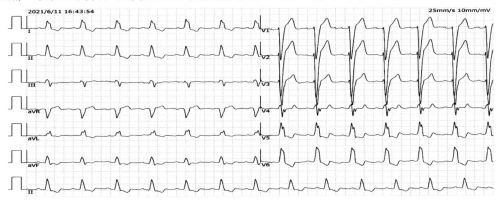

图12-6　入院心电图

1.心电图特点

（1）P波在Ⅱ导联直立，aVR导联倒立，为窦性心律。心率80次/分。

（2）心电轴不偏。

（3）V₁导联呈rS型，Ⅰ、aVL、V₅、V₆导联呈R型，R波增宽且顶峰明显切迹。QRS波群时限0.17 s。

（4）R波为主的导联ST下斜型，T波倒置。S波为主的导联ST段上斜型，T波直立。

心电图诊断：窦性心律，心电轴不偏，完全性左束支阻滞（CLBBB）。

2.左束支阻滞（LBBB）

（1）左束支粗而短，由双侧冠状动脉分支供血，不易发生传导阻滞。如发生传导阻滞，大多为器质性病变所致。90%的完全性左束支阻滞伴有心脏病，仅10%的完全性左束支为特发性。

（2）完全性左束支阻滞（CLBBB）的心电图表现有：

① QRS波群时限≥0.12 s。

② V₁、V₂导联呈rS型或呈宽而深的QS型；Ⅰ、aVL、V₅、V₆导联R波增宽，顶峰粗顿或有切迹。Ⅰ、V₅、V₆导联Q波一般消失。

③ ST-T方向通常与QRS波群主波方向相反。

3.临床处理

（1）超声心动图提示节段室壁运动异常，左心增大（LAD36 mm，LVDs47.2 mm，LVDd58.2 mm），左心室射血分数减低（LVEF39%）。

（2）冠状动脉造影提示左回旋支节段性狭窄80%～90%，其余血管未见明显异常。在病变处植入1枚支架。

（3）术后常规给予双联抗血小板药物、他汀类药物等治疗，应用β阻滞剂控制心率在60次/分左右，予以ACEI类药物、利尿剂、螺内酯等改善心功能。建议患者心内科门诊定期随诊和复查。

Case 6 患者男性，53岁，因"胸闷、气短伴咳嗽、咳痰5天，加重2天"，以"心力衰竭"收住心内科。高血压病史10年，胸片提示心影增大，双侧胸腔积液。各项化验结果提示炎性指标增高，BNP明显升高。入院时心电图如图12-7。

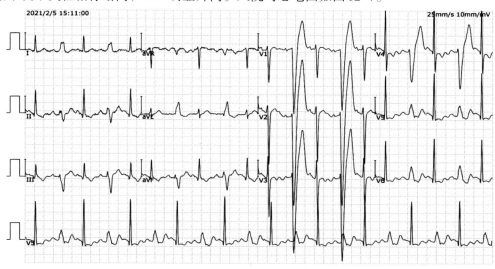

图12-7　入院心电图

1.心电图特点

（1）P波在Ⅱ导联直立，心房率120次/分。

（2）RR间期匀齐，QRS波群呈两种形态并交替出现，一种为窄QRS波，时限正常，其形态在Ⅱ、Ⅲ、aVF及V_5、V_6导联呈qR型，R_{V_5}电压振幅2.3 mV，$R_{V5}+S_{V1}$为4.2 mV；另一种为宽QRS波群，时限增宽达0.12 s，V_1导联呈QS型，V_2导联呈rS型，V_5、V_6导联呈R型，$R_{V6}+S_{V2}$电压达6.0 mV。

（3）窄QRS波群心电轴不偏，宽QRS波群心电轴左偏。

（4）ST-T均有继发改变。

心电图诊断：窦性心动过速，交替性完全性左束支阻滞，左心室肥大。

2.完全性左束支阻滞伴左心室肥大的诊断

Kleni等用超声心动图建立了左束支阻滞患者左心室肥大的诊断标准。人们发现$S_{V2}+R_{V6}\geq4.5$ mV时，左心室肥大诊断的敏感性为86%，特异性100%。研究还发现，出现左心房扩大和QRS波群时限 > 160 ms时，支持左心室肥大的诊断。

3.临床评估与治疗策略

（1）图12-7宽窄两种QRS波群的电压振幅同时达到心电图诊断左心室肥大的标准。

（2）超声心动图提示左心增大（LAD48 mm，LVDs44 mm，LVDd55 mm，室间隔和左心室后壁均为13 mm），左心室收缩功能下降（LVEF38%）；少量心包积液。

（3）胸腔闭式引流抽液提示为漏出液，与心力衰竭有关。

（4）积极纠正心功能，控制感染。患者出院前优化药物为呋塞米、沙库巴曲缬沙坦，β受体阻剂、螺内酯等药物治疗。建议患者长期心内科门诊随诊。

左前分支阻滞

Case 7 患者男性，50岁，平素无不适症状。体检心电图如图12-8。

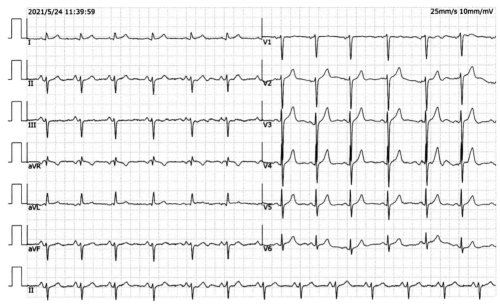

图 12-8　体检心电图

1. 心电图特点

（1）P波在Ⅰ、Ⅱ、aVF导联直立，aVR导联倒立，为窦性心律。

（2）心电轴左偏（-60°）。

（3）QRS波群在Ⅱ、Ⅲ、aVF导联呈rS型，$S_{Ⅲ} > S_{aVF} > S_{Ⅱ}$；Ⅰ、aVL导联呈qR型，$R_{aVL} > R_{Ⅰ}$。胸导联形态正常。QRS波群时限 < 0.12 s。

（4）ST-T未见异常。

心电图诊断：窦性心律，心电轴左偏，左前分支阻滞（LAFB）。

2. 左前分支阻滞（LAFB）

（1）左前分支细长，支配左心室左前上方，主要由左前降支供血，已发生传导障碍。

（2）左前分支阻滞的心电图表现：

①QRS波群心电轴左偏在-45°～-90°。

②Ⅱ、Ⅲ、aVF导联呈rS型，$S_{Ⅲ} > S_{aVF} > S_{Ⅱ}$；Ⅰ、aVL导联呈qR型，$R_{aVL} > R_{Ⅰ}$。胸导联形态正常。

③QRS波群时间正常或轻度延长，但QRS波群时限 < 0.12 s。

3. 临床评估与处理

（1）患者无不适症状。

（2）心脏彩超无异常。

（3）建议定期复查，现暂不予特殊处理。

左后分支阻滞

Case 8 患者女性，28 岁，平素无不适症状。体检心电图如图 12-9。

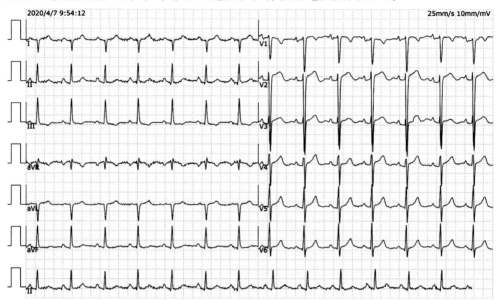

图 12-9　体检心电图

1.心电图特点

（1）P 波在 Ⅰ、Ⅱ、aVF 导联直立，aVR 导联倒立，为窦性心律。

（2）电轴右偏。

（3）QRS 波群在 Ⅰ、aVL 导联呈 rS 型，Ⅱ、Ⅲ、aVF 导联呈 qR 型，$R_Ⅲ > R_Ⅱ$。

（4）QRS 波群时限 < 0.12 s。

心电图诊断：窦性心律，心电轴右偏，左后分支阻滞（LPFB）。

2.左后分支阻滞（LPFB）

（1）左后分支较粗，向下向后散开分布于左心室的膈面，具有双重血液供应，故左后分支阻滞比较少见。

（2）左后分支阻滞的心电图表现为：

① QRS 波群心电轴右偏在 +90°～+190°。

② Ⅰ、aVL 导联呈 rS 型，Ⅲ、aVF 导联呈 qR 型。

③ QRS 波群时限正常或轻度延长，但 QRS 波群时限 < 0.12 s。

（3）临床诊断左后分支阻滞时首先排除引起心电轴右偏的其他原因。

3.临床处理

患者无不适症状，且心脏彩超无异常。建议患者定期复查，现暂不予特殊处理。

非特异性室内阻滞

Case 9 患者男性，58岁，因"气短不能平卧1周"，以"心力衰竭"收住心内科。无高血压和糖尿病病史，既往行冠状动脉造影提示未见异常，明确诊断为扩张性心肌病。入院心电图如图12-10。

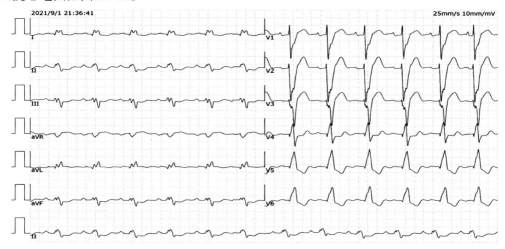

图 12-10　入院心电图

1.心电图特点

（1）P波在Ⅱ导联直立，aVR导联倒立。心率73次/分。

（2）心电轴不偏。

（3）QRS波群时限宽达0.20 s。QRS波群形态既不类似于RBBB，也不类似于LBBB。

（4）ST-T与QRS波群主波方向相反。

心电图诊断：窦性心律，非特异性室内阻滞。

2.非特异性室内阻滞

（1）它是指QRS波群时限超过0.11 s，但心电图图形既不符合左束支阻滞的标准，也不符合右束支阻滞的标准。

（2）其机制可能系传导系统的复极延缓、局部心肌传导减慢或两者结合等因素引起。

3.临床评估与治疗

（1）入院化验检查提示BNP明显升高，炎性指标升高。

（2）超声心动图提示室壁运动弥漫性减弱，左心扩大（LAD 55 mm，LVDs 69 mm，LVDd 79 mm），左心室射血分数减低（LVEF25%）。

（3）积极纠正急性心力衰竭及控制感染，患者症状明显缓解。

（4）给予患者利尿剂、沙库巴曲缬沙坦、β受体阻滞剂及醛固酮受体拮抗剂等治疗。

（5）药物优化3个月后，再次复查心脏超声检查提示左心室射血分数升高（LVEF31%），给患者进行了传统的CRT植入，优化参数。复查心电图提示QRS波群宽度变窄。继续给予患者"金三角"药物治疗。

（6）建议患者心内科门诊及起搏器门诊随诊。

右束支合并左前分支阻滞

Case 10 患者男性，63岁，因"单位体检发现心电图异常1个月"就诊，无高血压和糖尿病病史。门诊心电图如图12-11。

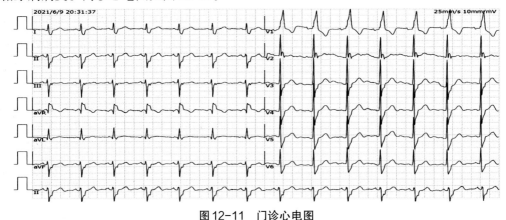

图 12-11　门诊心电图

1.心电图特点

（1）P波在Ⅱ导联直立，PR间期正常。心率83次/分。

（2）心电轴左偏（-81°）。

（3）QRS波群时限0.15 s。V₁导联呈R型，V₅、V₆导联呈RS型，S波增宽。Ⅰ导联呈Rs型，aVL导联呈qRs型；Ⅱ、Ⅲ、aVF导联呈rS型，S$_Ⅲ$ > S$_Ⅱ$。

心电图诊断：窦性心律，电轴左偏，完全性右束支阻滞合并左前分支阻滞。

2.双分支阻滞

（1）右束支阻滞合并左前分支阻滞是双束支（或双分支）阻滞的最常见类型。心电图表现符合两者的诊断标准。

（2）诊断标准：QRS波群时限≥0.12 s；心电轴左偏（-45°～-90°）；V₁导联的QRS波群呈rsR′型，R′波宽而顿挫，Ⅰ、V₅、V₆导联的S波宽而顿挫；下壁导联呈rS型。

（3）右束支伴左前分支阻滞最常见的原因为冠心病。另一个常见原因为传导系统原发退行性变，Rosenbaum 等称之为 Lenegre 病；还有一种影响传导系统的疾病是 Rosenbaum 等命名的 Lev 病。先天性心脏病中，右束支伴左前分支阻滞主要见于心内膜垫缺损。

（4）双分支阻滞进展成三度房室阻滞的风险在冠心病中最高，尤其是急性心肌梗死患者中发生率在24%～43%，Dhingra 等报告的5年累计慢性双分支阻滞房室阻滞发生率为11%。

3.临床评估与治疗策略

（1）患者无明显不适症状，超声心动图提示心脏结构未见异常。

（2）冠状动脉造影未见异常。

（3）建议患者门诊观察，定期复查24小时动态心电图，若出现明显头晕、黑矇或晕厥等症状，及时就诊，必要时植入心脏起搏器。

Case 11 患者男性，75岁，因"3天发作性晕厥2次"收住心内科。入院心电图如图12-12。

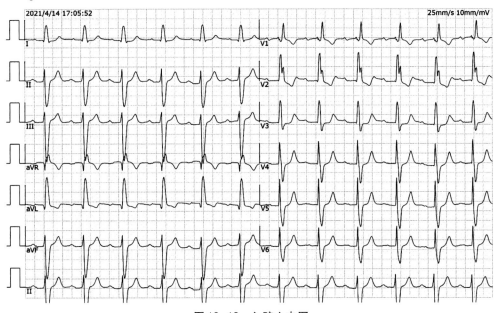

图 12-12　入院心电图

1.心电图特点

（1）P波在Ⅱ导联直立，aVR导联倒立，为窦性心律。

（2）心电轴左偏（-64°）。

（3）PR间期0.28 s。

（4）QRS波群时限0.14 s。V_1导联呈rsR′型（M型），V_5、V_6导联呈RS型，S波增深增宽。Ⅰ导联呈qRs型，aVL导联呈qR型，$R_{aVL} > R_I$。Ⅱ、Ⅲ导联呈rS型，$S_Ⅲ > S_Ⅱ$。

心电图诊断：窦性心律，电轴左偏，Ⅰ度房室阻滞，完全性右束支阻滞，左前分支阻滞。

2.三分支阻滞

（1）如果一个分支发生永久性阻滞，而另两个分支发生间歇性阻滞，则应考虑为三分支阻滞。如果三分支中仅有一支为不完全性阻滞，心电图则表现为双分支阻滞伴Ⅰ度AVB或Ⅱ度AVB。

（2）完全性三分支阻滞导致完全性房室阻滞。逸搏点通常位于左前或左后分支，导致逸搏心律呈右束支阻滞伴左后分支阻滞图形或右束支阻滞伴左前分支阻滞图形。

3.临床处理

（1）患者存在有与心动过缓相关的症状（如晕厥）。

（2）心电图提示三分支阻滞。

（3）患者具备起搏器植入指征，入院后植入双腔起搏器。

Case 12 患者男性，64岁，因"头晕6个月，加重1周伴晕厥1次"收住心内科。既往无高血压和糖尿病病史。入院时心电图如图12-13。

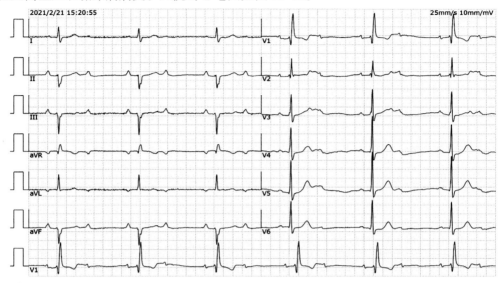

图12-13　入院心电图

1.心电图特点

（1）P波在Ⅱ导联直立，PR间期0.24 s。心房率72次/分。

（2）QRS波群心电轴左偏（-75°）。

（3）每2个P波下传1次QRS波群，呈房室2∶1传导，心室率36次/分。QRS波群时限0.12 s，以终末波增宽为著。V₁导联呈rsR′型，V₅、V₆导联呈Rs型；Ⅱ、Ⅲ、aVF导联呈rS型，S_Ⅲ＞S_Ⅱ。Ⅰ、aVL导联以R波为主。

（4）V₁导联ST下斜型，T波倒置。Ⅱ、Ⅲ、aVF导联ST段上斜型，T波直立。

心电图诊断：窦性心律，心电轴左偏，完全性右束支阻滞，左前分支阻滞，二度房室阻滞2∶1下传。

2.双束支阻滞

（1）常见的心电图表现为一侧束支阻滞伴有2∶1的QRS波群漏搏现象，漏搏的QRS波群为双侧束支，提示发生完全的阻滞。

（2）表现为交替性左、右束支阻滞。

（3）表现为完全性房室阻滞，由于双侧束支阻滞，逸搏起搏点位于阻滞区下方，故QRS波群呈宽大畸形的室性逸搏心律。

3.临床评估与治疗策略

（1）分析患者心电图，诊断考虑为三分支阻滞，与患者的症状相符。

（2）超声心动图提示心脏结构和功能未见异常。

（3）24小时动态心电图未见三度房室阻滞。

（4）冠状动脉造影未见异常。

（5）为患者植入双腔心脏起搏器。

右束支阻滞合并心房颤动

Case 13 患者女性，77 岁，因"间断胸闷、气短 3 年，加重伴双下肢水肿 3 天"收住院。高血压病史 20 年，药物控制。5 年前因病窦综合征植入双腔起搏器。入院心电图如图 12-14。

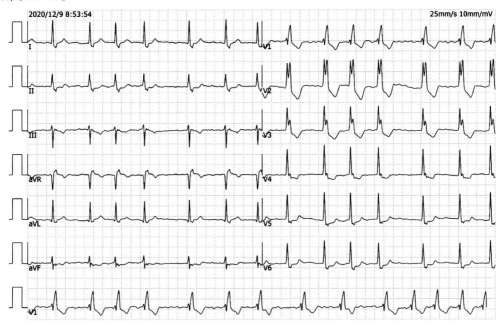

图 12-14　入院心电图

1.心电图特点

（1）P 波在各导联消失，代之以颤动的 f 波。

（2）心电轴不偏（-12°）。

（3）QRS 波群时限 0.16 s。QRS 波群形态在 V_1 导联呈 rsR′ 型，V_6 导联 Rs 型，s 波增宽。

（4）ST-T 为继发性改变。

心电图诊断：心房颤动，心电轴不偏，完全性右束支阻滞。

2.临床处理

（1）患者既往诊断过原发性高血压，心脏扩大，心力衰竭。此次入院急查 NT-pro BNP2800 pg/ml，提示心衰加重。

（2）心脏彩超提示心脏扩大（LAD46 mm，LVDs40 mm，LVDd60 mm），左心室射血分数减低。

（3）24 小时动态心电图提示持续心房颤动，曾在起搏器随访门诊将双腔起搏器程控为 VVI，基线频率设置为 60 次/分，开启滞后频率。

（4）CHA_2DS_2-VASc 评分为 5 分，给予抗凝治疗（利伐沙班 15 mg，1 次/日）。

（5）积极给予纠正急性心力衰竭后，患者症状较前改善，完善"金三角"药物治疗。

（6）建议患者心内科门诊随诊。

心肌梗死合并右束支阻滞

Case 14 患者男性，65岁，因"突发胸闷、胸痛4小时"收住院，既往体健，曾体检提示心电图正常。门诊心电图如图12-15。

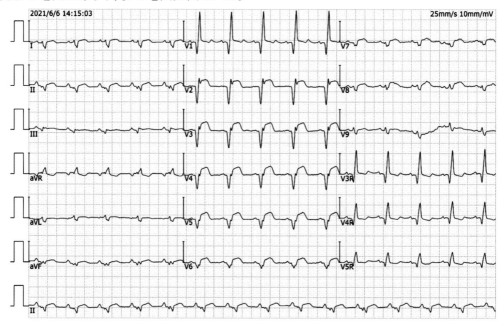

图12-15　门诊心电图

1.心电图特点

（1）P波在Ⅰ、Ⅱ、aVF导联直立，aVR导联倒立，为窦性心律。

（2）心电轴不偏。

（3）QRS波群时限 > 0.12 s。

（4）V_1导联QRS波群呈QR型，V_2～V_6导联ST段弓背向上抬高。Ⅱ、Ⅲ、aVF导联QRS波群呈QS型，ST段抬高。

心电图诊断：窦性心律，急性心肌梗死（广泛前壁、下壁），完全性右束支阻滞。

2.临床处理

（1）绿色通道进入导管室，急诊冠状动脉造影提示前降支近段闭塞，病变处植入支架1枚。术程顺利。患者安返CCU后复查心电图，RBBB消失（提示入院心电图上完全性RBBB为新发），ST段回落至等电位线。

（2）给予患者双联抗血小板药物、强化他汀类药物和β受体阻滞剂控制心率及预防心脏重塑等治疗。

（3）建议患者定期门诊随诊，复查心电图、超声心动图，关注粪潜血检查。

扩张型心肌病左束支阻滞

Case 15 患者男性，67 岁，因"间断胸闷、气短 4 年，加重 1 周"收住心内科。入院后化验结果提示 NT-proBNP7800 pg/ml，血肌酐水平正常。心脏彩超提示室壁运动弥漫性减弱，左心系统增大（LAD52 mm，LVDs67 mm，LVDd76 mm），左心室射血分数减低（LVEF25%）。3 年前行冠状动脉造影提示未见异常，临床诊断为扩张性心肌病，心脏扩大，心房颤动，完全性左束支阻滞，心功能 3～4 级。CHA$_2$DS$_2$-VASc 评分为 2 分，HAS-BLED 评分为 0 分。规律服用利尿剂、"金三角"药物及华法林等药物。患者反复住院，1 年前将"金三角"中的药物贝那普利改为沙库巴曲缬沙坦，半年前治疗上加入达格列净。入院心电图如图 12-16。

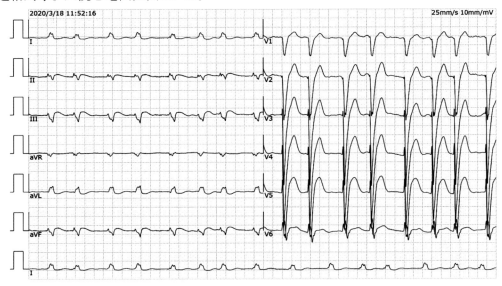

图 12-16　入院心电图

1.心电图特点

（1）P 波消失。RR 间期绝对不匀齐。平均心室率 90 次/分。

（2）心电轴左偏（-33°）。

（3）QRS 波群时限 0.18 s。V$_1$ 导联呈 QS 型；Ⅰ、aVL 导联呈低矮的 R 型，顶端有切迹，V$_6$ 导联呈 rs 型。

（4）R 波为主的导联 ST 段下斜型，T 波倒置。S 波为主的导联 ST 段上斜型，T 波直立。

心电图诊断：心房颤动，心电轴左偏，完全性左束支阻滞。

2.临床策略

（1）4 年来患者遵医嘱规范治疗，在控制心率上应用琥珀酸美托洛尔 47.5 mg，1 次/日；地高辛 0.125 mg，2 次/日。但心室率控制欠佳。

（2）住院期间为患者选择 CRT 及房室结消融治疗，将起搏器基线频率设置为 60 次/分，经 VV 优化 QRS 波群变窄为 0.12 s。

（3）患者继续药物治疗，门诊随诊。

左束支阻滞合并房室阻滞

Case 16 患者女性，78岁，因"间断头晕、心悸、胸闷5天，加重3天"收住心内科。2天前因头晕明显急诊就诊于神经内科，急诊行头颅CT检查提示双侧基底节区多发脑梗，心电图提示左心室肥大，血钾低为2.97 mmol/L，神经内科给予补钾、他汀类药物及改善脑功能等治疗。高血压病史20年，药物治疗。入院心电图如图12-17。

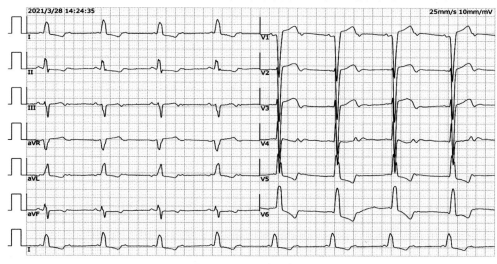

图12-17　入院心电图

1.心电图特点

（1）P波在Ⅱ导联直立，PR间期0.14 s。心房率98次/分。

（2）心电轴不偏。

（3）每2个P波下传1次心室，形成房室阻滞（2:1下传）。下传的QRS波群增宽，时限0.15 s。形态在V₁导联呈QS型，Ⅰ、aVL、V₅、V₆导联呈R型，顶端有明显切迹。

（4）R波为主的导联ST段下斜型，T波倒置。S波为主的导联ST段上斜型，T波直立。

心电图诊断：窦性心律，心电轴不偏，完全性左束支阻滞，二度房室阻滞2:1下传。

2.临床评估与治疗策略

（1）入院后急查血钾为3.90 mmol/L。

（2）超声心动图提示左心室肥大，心脏功能正常。

（3）再次复查心电图提示完全性右束支阻滞。结合系列心电图提示存在双束支阻滞，三度房室阻滞的风险高。一旦发生三度房室阻滞必然是室性心搏，而室性心搏缓慢且不稳定，可能造成心室停搏，导致患者晕厥。

（4）冠状动脉CTA提示未见异常。

（5）患者有植入心脏起搏器的指征，入院后为患者植入双腔起搏器。

（6）患者术后继续给予降压、抗血小板及他汀类药物等治疗。

（7）建议患者心内科及神经内科门诊随诊。

左束支阻滞 QRS 波群电阶梯现象

Case 17 患者女性，74 岁，因"头晕伴胸闷、气短 6 个月"收住心脏外科，入院查体发现主动脉瓣区可闻及叹气样舒张期杂音。入院心电图如图 12-18。

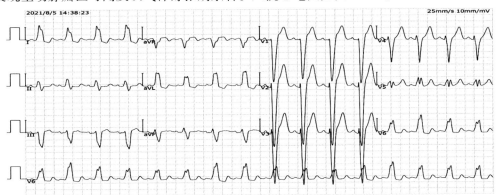

图 12-18　入院心电图

1.心电图特点

（1）P 波在 II 导联直立，心率 97 次/分。

（2）心电轴不偏。

（3）QRS 波群增宽时间 0.18 s。其形态 V_1、V_2 导联呈 rS 型，I、aVL、V_5、V_6 导联呈 R 型，R 波增宽且顶峰切迹明显。QRS 波群电压振幅有逐渐升高又逐渐减低的变化。

（4）R 波为主的导联 ST 段下斜型，T 波倒置。S 波为主的导联 ST 段上斜型，T 波直立。

心电图诊断：窦性心律，完全性左束支阻滞，QRS 波群电阶梯现象。

2.QRS 波群电阶梯现象

（1）QRS 波群电阶梯现象系一种特殊的电交替现象。

（2）心电图特征：

①心搏来源恒定，多为窦性节律。

②QRS 波群时间固定不变。

③任何导联上 QRS 波幅由浅→深→浅或由低→高→低，周而复始，有规律地演变。

④与束支、分支阻滞无关，与心外因素无关，如呼吸、体位、胸腔积液等。

⑤可同时伴有 ST 段、T 波的电阶梯现象。

（3）发生机制与临床意义：多与心肌、传导组织不同程度的缺血、缺氧引起不应期延长，导致心肌细胞除极、复极不完全有关，尤其是心室率过快导致心室舒张期明显缩短时。一般多见于严重的器质性心脏病，提示心肌病变严重而广泛。

3.临床评估与治疗策略

（1）化验结果提示 BNP 明显升高。

（2）超声心动图提示主动脉瓣关闭不全（中-重度），左心系统增大（LAD39 mm，LVDs45 mm，LVDd57 mm），左心室射血分数减低（LVEF44%）。

（3）给予患者利尿剂及新活素等纠正急性心力衰竭，病情稳定后完善"金三角"治疗。

间歇性右束支阻滞

Case 18 患者女性，78岁，因"间断头晕、心悸、胸闷5天，加重3天"收住心内科。患者高血压病史20年，药物治疗。入院前急诊科查心电图QRS波群形态正常，左心室肥大，胸导联广泛性T波倒置。住院当日心电图提示完全性左束支阻滞伴二度房室阻滞2:1下传，次日复查。复查心电图如图12-19。

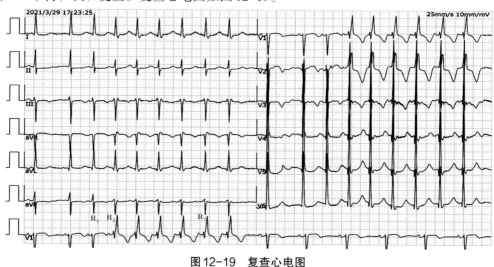

图12-19　复查心电图

1.心电图特点

（1）P波在Ⅱ导联直立，心率75次/分。

（2）心电轴不偏。

（3）QRS波群形态正常，在 V_1 导联呈rS型，V_5、V_6 导联呈qRs型，R_{V_5} 3.6 mV。长 V_1 导联第1、2个P-QRS-T为窦性心律序列；第3个P'波为房性期前收缩，共有7个P'波并下传心室引起QRS波群，P'P'间期0.48 s，心房率125次/分。第1个下传的QRS波群形态正常（R_1），第2~7个下传的QRS波群呈rsR'型（R_4~R_7），时限0.12 s（完全性右束支阻滞型）；房速终止后恢复窦性心律序列，QRS波群形态正常。

心电图诊断：窦性心律，心电轴不偏，房性期前收缩-短阵房速心动过速伴完全性右束支阻滞。

2.室内差异性传导与病理性束支阻滞

（1）房性激动下传的QRS波群宽大畸形，常呈右束支阻滞型，诊断为室内差异性传导，属功能性束支阻滞，与激动下传太早遇到束支的不应期有关。连续的差传称为蝉联现象。

（2）束支阻滞通常为病理性。图12-19通过标注的RR间期计算比值，若为差传，R_1 形态应变化，而在其后长短周期不明显时，QRS波群形态呈右束支阻滞图形，故认为是病理性。

3.临床评估与治疗策略

（1）复查心电图及24小时动态心电图均提示完全性右束支阻滞。

（2）系列心电图提示双侧束支阻滞，入院后为患者植入双腔心脏起搏器。

（3）患者术后继续予以降压等治疗，心内科门诊随诊。

小 结

【心电图表现】

1.完全性右束支阻滞（CRBBB）

（1）QRS波群时限≥0.12 s。

（2）V$_1$或V$_2$导联QRS波群呈rsR'型或M型；Ⅰ、V$_5$、V$_6$导联呈qRs型，s波增宽而且有切迹。

（3）V$_1$、V$_2$导联ST段轻度压低，T波倒置；Ⅰ、V$_5$、V$_6$导联T波方向与S波方向相反，为直立。

（4）RBBB时，若出现心电轴右偏（>+110°），V$_1$导联R'波>1.5 mV，V$_5$、V$_6$导联S波增深，提示可能合并右心室肥大。

2.不完全性右束支阻滞（ICRBBB）

若QRS波群形态和完全性右束支阻滞相似，但QRS波群时限<0.12 s时，则诊断为不完全性右束支阻滞。

3.完全性左束支阻滞（CLBBB）

（1）QRS波群时限≥0.12 s。

（2）V$_1$、V$_2$导联呈rS型（r波极小，S波明显加深增宽）或呈宽而深的QS型；Ⅰ、aVL、V$_5$、V$_6$导联R波增宽、顶峰粗顿或有切迹。Ⅰ、V$_5$、V$_6$导联q波一般消失。

（3）ST-T方向通常与QRS波群主波方向相反。

（4）LBBB患者S$_{V_2}$+R$_{V_6}$≥4.5 mV时，左心室肥大诊断的敏感性为86%，特异性为100%。

4.左前分支阻滞（LAFB）

（1）QRS波群心电轴左偏在-45°～-90°。

（2）Ⅱ、Ⅲ、aVF导联呈rS型，S$_Ⅲ$>S$_{aVF}$>S$_Ⅱ$；Ⅰ、aVL导联呈qR型，R$_{aVL}$>R$_Ⅰ$。胸导联形态正常。

（3）QRS波群时限正常或轻度延长，但QRS波群时限<0.12 s。

5.左后分支阻滞（LPFB）

（1）QRS心电轴右偏在+90°～+190°。

（2）Ⅰ、aVL导联呈rS型，Ⅲ、aVF导联呈qR型。

（3）QRS波群时限正常或轻度延长，但QRS波群时限<0.12 s。

临床诊断左后分支阻滞时首先排除引起心电轴右偏的其他原因。

6.非特异性室内阻滞

（1）QRS波群时限>0.11 s。

（2）QRS波群图形既不符合左束支阻滞的标准，也不符合右束支阻滞的标准。

【学习与思考】

为理解室内阻滞（束支阻滞和分支阻滞）心电图特点，可参照图12-20。

1.右束支阻滞心电图在临床上比较常见，可见于下列哪种情况　　　　　　（　）

A.健康个体

B.Ebstein 畸形患者几乎都有 RBBB 出现（发生率 80%～95%）

C.继发孔形大的房间隔缺损或房室垫缺损的患者中 RBBB 的发生率为 90%～100%

D.右束支阻滞是 Lenegre 病最早的心电图改变

E.房间隔修补术后

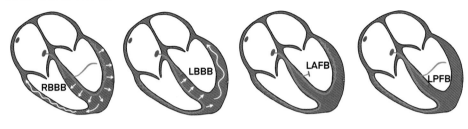

图 12-20　室内阻滞示意图

2.左、右束支及分支由冠状动脉供血，其中左束支由左、右冠状动脉双重供血（LAD 的间隔支和 RCA 的房室结动脉），一般不易发生 LBBB。右束支由 LAD 供血。ACS 时新发 RBBB 比 LBBB 多见。近年 TAVI 术开展新发 LBBB 重新走入人们的视野，以下对新发束支阻滞的描述中正确的选项是　　　　　　　　　　　　　　　　　（　　）

A.急性心肌梗死合并 RBBB 提示左前降支近端闭塞

B.急性肺栓塞时可出现 RBBB 图形

C.肥厚型心肌病进行化学消融时可出现 RBBB

D.TAVI 术后新发 LBBB

E.外科修复法洛四联症漏斗部切除术后出现 RBBB 图形，是由周围束支传导中断引起，而不是损伤了右束支近端

参考答案：1.ABCDE　　2.ABCDE

（姜程）

第13章

部分综合征心电图

【教学目标】

1.知识目标：掌握预激综合征、病态窦房结综合征的心电图特征；熟悉De Winter、Wellens综合征、长QT综合征相关疾病特点及心电图特征；了解Brugada综合征、短QT综合征心电图特征。

2.能力目标：能识别常见综合征相关心电图。

3.素养目标：要在不断学习中成长，结合临床，综合分析心电图的特点和预后。

【重点、难点和策略】

1.重点：预激综合征、病态窦房结综合征的心电图识别。

2.难点：对De Winter、Wellens综合征、长QT综合征、Brugada综合征认识不足。

3.策略：多读图，多思考，理论联系实践，在结合相关疾病机制、心电向量或目前已知的离子通道机制的基础上，可以更好地理解部分综合征的心电图特征。

【相关知识点——心室预激与预激综合征】

1.Wolff、 Parkinson和White于1930年首次描述了有异常QRS波群和阵发性心动过速的短PR间期综合征，也被称为预激综合征。WPW图形指存在心室预激而不伴有预激依赖的心动过速。房室旁道是心室预激中最常见的类型，其心电图特点是PR间期短、δ波、宽QRS波群及继发性ST-T改变。心室预激（心室预先激动）提示存在显性旁道，显性旁道如图13-1A。

2.心室预激中，Kent束是绕过而不是穿过纤维环。旁道除位于室间隔区域外还分布在房室环的右侧（三尖瓣）和左侧（二尖瓣），如图13-1B。

3.心室预激的类型与旁道定位有关，如A型预激即左侧旁道，心电图特点为QRS波群在V_1导联，R/S>1。B型预激即右侧旁道，δ波在V_1和V_2导联呈负向。

4.阵发性心动过速是预激综合征最重要的临床表现。如果心动过速是折返类型，则称为房室折返性心动过速（AVRT）。心动过速以顺向型AVRT（OAVRT）最为常见，通常为窄QRS波群心动过速，如图13-1C。少见的类型为逆向型AVRT（AAVRT），激动经AP下传心室经AVN逆传返回心房，为完全性心室预激形态的宽QRS波群心动过速，如图13-1D。

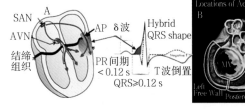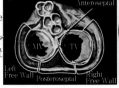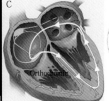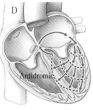

A.显性旁道　　　　B.旁道位置　　　　C.OAVRT　　　　D.AAVRT

图13-1　房室旁道示意图

5.有的旁道仅有逆传功能，称为隐匿性旁道，参与PSVT的折返环路形成OAVRT。

6.当预激综合征患者存在心房颤动时，如果心房颤动波经由旁道下传，心电图显示心房颤动伴极其快速不规则的心室率，影响患者血流动力学时，应紧急处理。

7.导管射频消融术可以成功治疗旁道。

预激综合征

Case 1 患者男性，23岁，因"间断心悸7年，加重2个月"，以"预激综合征"收住心内科。入院心电图如图13-2。

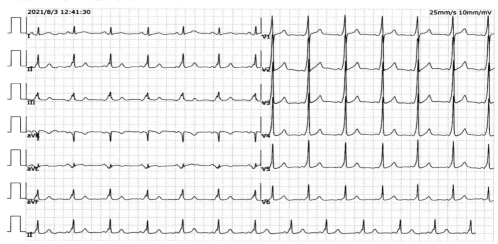

图13-2　入院心电图

1.心电图特点

（1）P波在Ⅱ导联直立，PR间期缩短。

（2）QRS波群在 $V_1 \sim V_6$ 导联呈R型，Ⅱ、Ⅲ、aVF导联呈R型，振幅较低。QRS波群起始部除极迟缓，为心室预激波（delta波）。QRS波群增宽，时限≥0.12 s。

（3）继发性ST-T改变。

心电图诊断：窦性心律，心室预激（A型）。

2.预激综合征

（1）预激综合征属传导途径异常，是指在正常的房室结传导途径之外，沿房室环周围还存在附加的房室传导束。心房激动沿旁道下传，使心室某一部分心肌预先激动，导致以电生理异常和/或伴发快速型心律失常。最常见的是连接心房和心室的房室旁道，又称Kent束。Kent束旁道是绕过而不是穿过纤维环，旁道除位于室间隔区域外还分布在房室环的右侧（三尖瓣）或左侧（二尖瓣）。

（2）由Kent束引起的心室预激并伴有快速型心律失常称为经典预激综合征。旁道具有前向或逆向传导功能。旁道前传时在心电图上显示的心室预激波（δ波）称为显性旁道。

（3）根据 V_1 导联δ波和QRS波群主波方向对旁道进行初步定位。如 V_1 导联δ波正向且以R波为主，为A型心室预激（左侧旁道）；如 V_1 导联δ波负向或以QRS波群主波负向为主，则大多数为B型心室预激（右侧旁道）。

3.临床评估与处理策略

患者心悸发作突发突止，持续数分钟。无心悸时心电图记录。心内电生理检查CS左偏心分布，CS_{1-2} 极A、V融合最明显，A波最早，提示左前旁道。患者在此部位消融成功。

Case 2 患者女性，47岁，因"反复心悸"收住心内科。心悸发作为突发突止，每次发作持续半个小时至几个小时不等。入院心电图如图13-3。

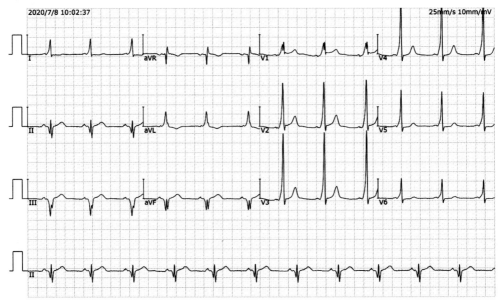

图13-3 入院心电图

1.心电图特点

（1）窦性心律，PR间期明显缩短。

（2）心电轴左偏。

（3）QRS波群宽大畸形，QRS波群起始顿挫，可见δ波，$V_1 \sim V_6$导联呈Rs型（QRS波群主波朝上），II导联呈qrS型，III、aVF导联可见QS型。

心电图诊断：窦性心律，心室预激（A型）。

2.房室折返性心动过速（AVRT）与预激综合征

（1）旁道（AP）提供了先天的解剖路径，可导致AVRT。

（2）AVRT是预激综合征最常伴发的快速型心律失常，可将其分为顺向型AVRT（顺房室结前传，旁道逆传，往往为窄QRS波群心动过速）和逆向型AVRT（旁道前传，房室结逆传，心动过速的心电图同显性旁道）。顺向型AVRT最常见，占AVRT的90%。患者可发生心房颤动或心房扑动，若沿旁道前传会产生极快的心室率，甚至演变为心室颤动。

3.临床策略

（1）导管射频消融是治疗预激综合征的有效方法，总成功率约在95%。

（2）该患者最终在二尖瓣环间隔部成功消融旁道。

Case 3 患者男性，26岁，因"入职体检发现心电图异常，拟行预激综合征射频消融治疗"收住心内科。入院心电图如图13-4。

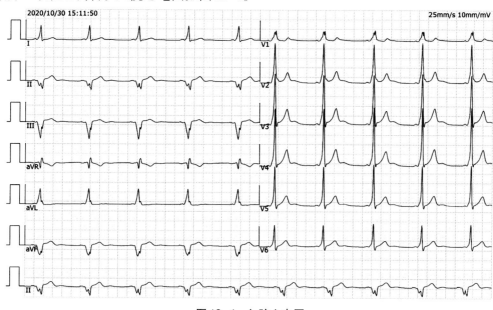

图13-4　入院心电图

1.心电图特点

（1）P波在Ⅱ导联直立，PR间期缩短。

（2）心电轴左偏（-42°）。

（3）QRS波群 V_1 ～ V_6 导联呈R型，Ⅱ、Ⅲ、aVF导联呈QS型。QRS波群起始部除极迟缓为心室预激波（δ波）。QRS波群增宽，时限≥0.12 s，增宽主要表现在QRS波群起始部除极缓慢，为心室预激波（δ波）。

（4）继发性ST-T改变。

心电图诊断：窦性心律，心室预激（A型）。

2.心室预激

窦性后房性激动由房室旁道下传提前激动部分或全部心室肌，呈现PR间期缩短（Kent束）或PR间期正常（Mahaim纤维），有δ波、QRS波群时限≥0.12 s。

3.临床评估与治疗策略

（1）患者有过阵发性心动过速病史，持续数分钟，自行终止。

（2）为患者行腔内电生理检查证实为左后间隔旁道，并成功消融。

（3）复查心电图为窦性心律，心电轴不偏，正常心电图。

4.预激综合征与陈旧性下壁心肌梗死的鉴别

（1）结合患者病史、年龄和术后心电图，并无陈旧性下壁心肌梗死。

（2）下壁导联QS型，旁道在左侧后间隔位置，与心室除极时向量方向有关，并非下壁心肌梗死。

Case 4 患者男性，23岁，体检发现"心电图异常"收住心内科。入院心电图如图 13-5。

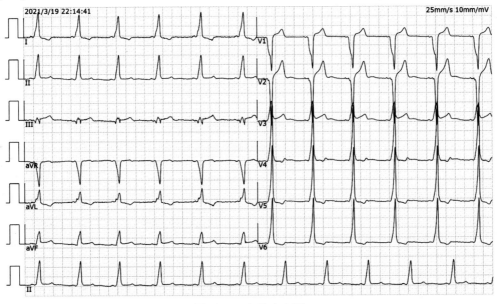

图 13-5　入院心电图

1.心电图特点

（1）P波在Ⅱ导联直立。

（2）心电轴不偏。

（3）PR间期缩短。QRS波群V₁、V₂导联呈QS型，V₃～V₆导联呈R型，Ⅰ、Ⅱ、aVF导联呈R型。QRS波群起始部除极迟缓，为心室预激波（δ波）。QRS波群增宽，时限≥0.12 s。

（4）继发性ST-T改变。

心电图诊断：窦性心律，心室预激（B型）。

2.讨论

未曾心动过速或症状轻微的预激综合征是否需要导管射频消融治疗。目前仍存在争议，一直是临床和心电生理医生关注的问题。2012年6月，美国儿科与先天性电生理学会（PACES）和美国心律学会（HRS）联合发布了"关于年轻无症状预激综合征患者处理的专家共识"，通过危险分层决定治疗方式。简单流程如下：先行运动试验，如果预激波消失，可定期随访，留意有无症状出现；如果运动过程中预激波持续存在，可行心内电生理检查评估旁道前传功能，如前传不应期短于250 ms，提示有发生恶性心律失常的可能，可考虑行射频消融治疗。

3.该患者临床策略

（1）患者无心动过速病史，面临找工作问题，体检要求心电图正常。

（2）心内电生理检查提示右侧旁道（HIS旁）前传有效不应期较短，在此处成功消融。

Case 5 患者女性，35岁，因"发作性心悸，心电图提示预激综合征"收住心内科。心悸发作呈突发突止特点，发作持续约1小时。入院查体无特殊情况。入院心电图如图13-6。

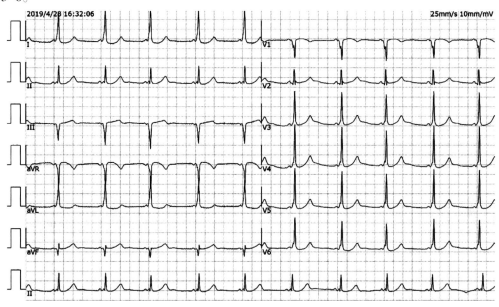

图13-6　入院心电图

1.心电图特点

（1）P波在Ⅱ导联直立。

（2）心电轴不偏。

（3）PR间期明显缩短。QRS波群宽大畸形，QRS波群起始顿挫，可见δ波。V_1导联呈QS型，V_2～V_6导联呈R型，胸导联移行在V_2导联。Ⅰ、Ⅱ导联呈R型，Ⅲ导联呈QS型。QRS波群时限0.11 s。

心电图诊断：窦性心律，心电轴不偏，心室预激（B型）。

2.这类患者的治疗原则

（1）心动过速频发伴有明显症状，应给予治疗。

（2）顺向型AVRT药物首选腺苷或维拉帕米静脉注射，也可选择普罗帕酮。预激合并心房颤动时禁用洋地黄。

（3）导管射频消融术可以消融旁道，根治预激综合征。

3.临床策略

（1）因该患者存在心动过速病史，符合心内电生理检查适应证。

（2）心内电生理检查诱发心动过速为窄QRS波群心动过速，术中证实为右侧希氏束旁道参与的顺向性房室折返性心动过速，最终于希氏束旁成功消融旁道。

Case 6 患者男性，24岁，因"间断胸闷、心悸2年，加重1周"，以"预激综合征"收住心内科。入院心电图如图13-7。

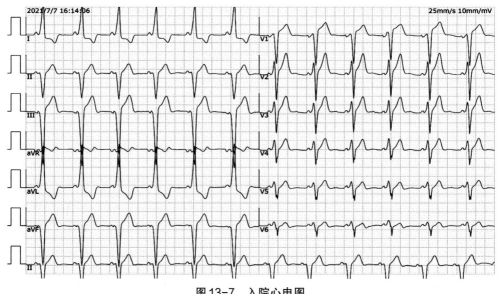

图 13-7　入院心电图

1.心电图特点

（1）P波在Ⅱ导联直立，PR间期明显缩短。

（2）心电轴左偏（-57°）。

（3）QRS波群增宽，其时限约0.14 s，增宽以起始部为著，为δ波。QRS波群形态在V₁导联呈rS型（r波极小），V₂～V₆导联呈rS型，r/S < 1，Ⅱ、Ⅲ、aVF导联呈QS型，Ⅰ导联呈R型。

心电图诊断：窦性心律，心电轴不偏，心室预激（B型）。

2.临床评估

（1）心脏超声提示三尖瓣后叶下移畸形并中量返流，房间隔缺损，肺动脉压力56 mmHg。

（2）动态心电图提示心室预激。

（3）行心内电生理检查，在窦性心律下标测到CS₉₋₁₀处V最早，呈右偏心分布。证实右侧双旁道，最后在三尖瓣环3点和6点成功消融。

（4）术后复查心电图提示窦性心律，心电轴不偏，不完全性右束支阻滞，碎裂QRS波群。

（5）心外科会诊。

3.三尖瓣下移畸形与右侧旁道、不完全性右束支阻滞

（1）如果右侧预激综合征和低振幅的右束支阻滞合并存在时，高度提示Ebstein畸形存在。

（2）右束支阻滞几乎见于所有Ebstein畸形病例，其图形不典型，QRS波群振幅很低，而且呈多相性（rsR、rSrs或RS型）。

Case 7 患者男性，46岁，因"发现心电图异常"就诊，查体无特殊情况。门诊心电图如图13-8。

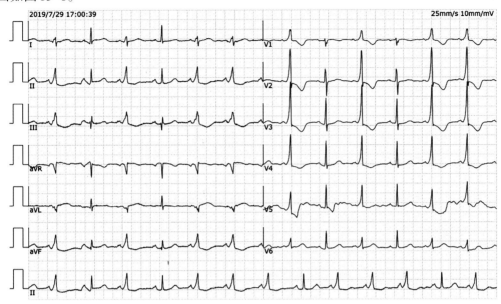

图13-8　门诊心电图

1.心电图特点

（1）窦性心律。

（2）两种形态的QRS波群，长Ⅱ导联第1、3、5~7、9~11、13跳可见明显宽大畸形的QRS波群，其PR间期缩短，可见明显心室预激波。第2、4、8、12跳可见PR间期正常，QRS波群形态正常，预激波消失。心室预激图形在V_1~V_6导联主波向上，Ⅱ、aVF导联呈R型，Ⅰ导联呈rs型。

（3）有心室预激时ST-T可见继发改变。

心电图诊断：窦性心律，间歇性心室预激。

2.心室预激与预激综合征

心室预激同时存在心动过速证据时才能诊断为预激综合征。

3.间歇性心室预激

（1）间歇性心室预激包含两个含义：首先间歇性意味着并不持久，间歇发生；其次心室预激说明心室为提前激动。因此，间歇性预激是指阵发性，有时出现或有时不出现的心室提前激动。

（2）间歇性心室预激，如果患者不发生心动过速，就无特殊影响。

4.临床策略

（1）对该患者行电生理检查，诱发心房颤动，最短RR间期 > 250 ms，即提示旁道前传有效不应期较长，发生恶性心律失常的可能性较小。

（2）患者无心动过速病史，暂无射频消融术指征。对该患者采取观察随访。

Case 8 患者女性，66岁，因"发现胆囊结石拟行腹腔镜下胆囊切除术"收住普外科。有2型糖尿病3年，应用胰岛素和二甲双胍控制血糖。入院心电图如图13-9。

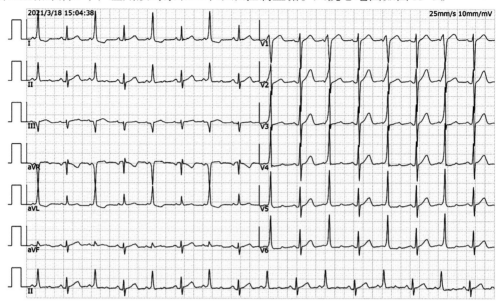

图13-9　入院心电图

1.心电图特点

（1）P波在Ⅱ导联直立，PP间期规律出现。心率100次/分。

（2）两种QRS波群交替出现，长Ⅱ导联第1、3、5、7、9、11、13、15跳可见PR缩短，QRS波群起始除极迟缓，为心室预激。第2、4、6、8、10、12、14、16跳可见PR间期正常，QRS波群形态正常，起始无预激波。心室预激在V$_1$导联呈rS型，V$_2$导联呈RS型，V$_3$、V$_4$导联呈Rs型，V$_5$、V$_6$导联呈R型。在Ⅰ、Ⅱ、aVF导联呈主波向上R型或r型。

（3）ST-T未见明显异常。

心电图诊断：窦性心律，间歇性心室预激（交替呈二联律形式）。

2.预激旁道包括房室旁道（Kent束）及Mahanim纤维（束室纤维、结束纤维）。房室旁道是心室预激中最常见的类型。

3.临床处理策略

（1）患者无相关心动过速病史和症状，既往心电图提示心室预激。

（2）在全麻下行腹腔镜下胆囊切除术，术程顺利，心电监护无心动过速发作。

（3）对患者采取观察随访，心动过速时心内科就诊。

Case 9 患者女性，23岁，因"体检发现心电图异常拟行射频消融术"收住心内科。既往无心悸症状或心动过速病史。入院心电图如图13-10。

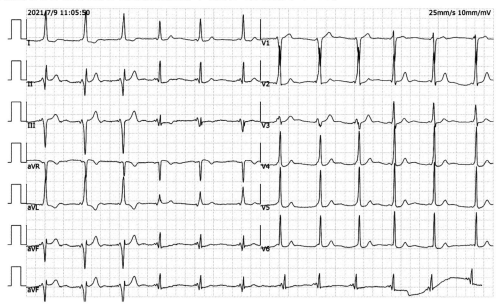

图 13-10　入院心电图

1.心电图特点

（1）P波在Ⅱ导联直立，心率72次/分。

（2）PR间期缩短。

（3）QRS波群形态有两种：一种心电轴左偏，长aVF导联上第1～3个为QRS波群；另一种形态心电轴不偏，长aVF导联上第4跳之后的所有为QRS波群。两种形态的QRS波群在胸导联比较相似，除V₁导联主波负向为主，其他导联以R波为主。

心电图诊断：窦性心律，心室预激（B型，呈两种QRS波群形态，提示双旁道阻滞）。

2.特殊职业的心室预激患者即使无心动过速病史也应行射频消融术。这些职业包括竞技运动员、高空作业者等。

3.临床策略

（1）患者为年轻女性，心电图异常影响入职结果，个人要求手术治疗。

（2）心内电生理证实右侧希氏束旁旁道，在三维标测下成功消融。

（3）术后复查心电图正常。

Case 10 患者男性，53岁，因"心悸2小时伴晕厥1次"就诊。既往心电图提示A型心室预激。急诊心电图如图13-11。

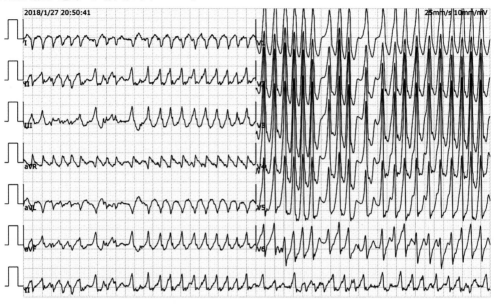

图 13-11　急诊心电图

1.心电图特点

（1）RR间期绝对不匀齐。

（2）心电轴右偏（+136°）。

（3）宽QRS波群心动过速，最短RR间期为200 ms。QRS波群时限宽窄不一，最宽的QRS波群时限为0.16 s。Ⅱ、Ⅲ、aVF导联呈R型，Ⅰ导联呈QS型，V₁～V₅导联呈R型，V₆导联呈RS型。

心电图诊断：心房颤动合并预激综合征。

2.临床评估

心房颤动合并预激时RR间期≤250 ms，属危急值心电图。

3.临床策略

（1）心室率快达300次/分，且不匀齐，易变为心室颤动，危及生命。

（2）立即给予患者电复律终止心房颤动。复查心电图提示窦性心律，心电轴不偏，A型心室预激，下壁导联及胸导联形态同急诊心电图。患者收住心内科。

（3）经心内电生理检查证实左侧显性旁道，在左前CS₁~₂处消融成功。

（4）患者需心内科门诊随诊。

Case 11 患者男性，17岁，因"间断心悸不适1年余"，以"预激综合征"收住心内科。门诊心电图如图13-12。

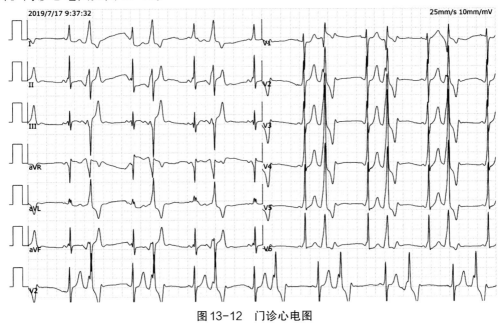

图 13-12 门诊心电图

1.心电图特点

（1）P波在Ⅱ导联直立，PR间期缩短。QRS波群时限110 ms，以起始部迟缓为著，为心室预激。QRS波群形态在Ⅱ、aVF导联呈R型，δ波正向，V₁导联呈rS型，V₂导联呈RS型，V₄～V₆导联呈Rs型（几乎R型）。

（2）提前出现宽大畸形的QRS波群为室性期前收缩，T波方向与QRS波群主波方向相反，其后有代偿间歇。

心电图诊断：窦性心律，心电轴不偏，心室预激（B型），室性期前收缩二联律。

2.临床策略

（1）入院心电图提示心室预激（B型），频发室性期前收缩。

（2）24小时动态心电图提示总心搏数11万次，室性期前收缩2.25万次，部分呈二联律。

（3）超声心动图未见异常。

（4）患者入院后给予琥珀酸美托洛尔47.5 mg，1次/日，治疗室性期前收缩。

（5）心内电生理检查证实为右侧旁道（右中间隔），并成功消融。

（6）患者术后复查心电图正常。动态心电图提示总心搏数9.8万次，心率79次/分，无室性期前收缩，房性期前收缩440个。

Case 12 患者男性，52岁，因"间断胸闷、胸痛半年，加重2个月"，以"肥厚型梗阻性心肌病"收住心外科。既往无高血压及心动过速病史。入院心电图如图13-13。

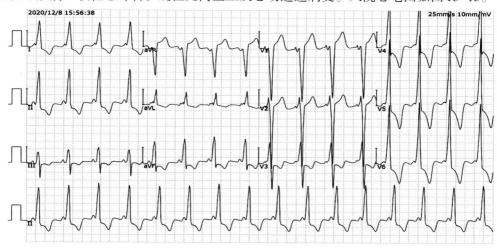

图13-13　入院心电图

1.心电图特点

（1）P波在Ⅱ导联直立，心率93次/分。

（2）心电轴不偏。

（3）PR间期明显缩短。QRS波群增宽，以起始部迟缓顿挫为著，提示为δ波，QRS波群时限0.14 s。V_1、V_2导联呈rS型，V_5、V_6导联呈R型，Ⅱ导联呈R型，aVF导联呈Rs型。R_{V_5}电压4.3 mV，$R_{V_5}+S_{V_1}$为7.7 mV。

（4）ST段在R波为主的导联呈下斜型，T波倒置。

心电图诊断：窦性心律，心电轴不偏，心室预激（B型），左心室肥大。

2.肥厚型心肌病（HCM）

（1）肥厚型心肌病是一种遗传性心肌病，以心室非对称性肥厚为解剖特点，是青少年运动猝死的主要原因之一。根据左心室流出道有无梗阻可分为梗阻性HCM和非梗阻性HCM。

（2）超声心动图是临床最主要的诊断手段，心室有不对称肥厚而无心室腔增大为其特征。舒张期室间隔厚度达15 mm。超声心动图测定左心室流出道与主动脉峰值压力阶差≥30 mmHg者，为梗阻性HCM。

3.临床评估与治疗策略

（1）超声心动图提示左心房内径增大（LAD41 mm），左心室内径正常，室间隔增厚（23 mm），左心室后壁增厚（16 mm）。二尖瓣前叶收缩期前向运动（systolic anterior motion，SAM）阳性提示肥厚型梗阻性心肌病。

（2）在全麻、体外循环下行MORROW+MVR+起搏导线植入+心肌桥松解术。术程顺利。术后经食道超声提示左心室流出道通畅，SAM征消失。

（3）复查心电图提示B型心室预激，心室电压明显减低，建议患者出院后心内科就诊。

De Winter综合征

Case 13 患者男性,53岁,因"胸痛2小时"就诊。急诊心电图如图13-14。

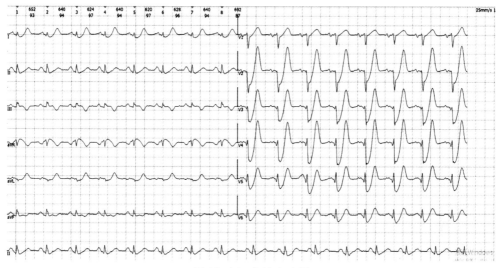

图13-14 急诊心电图

1.心电图特点

(1) P波在Ⅱ导联直立。

(2) 心电轴不偏。

(3) QRS波群形态和时限正常,肢体导联电压 < 0.5 mV,胸导联电压 < 0.8 mV。

(4) ST段在下壁Ⅰ、aVL导联呈凹面向上型压低,相应导联T波直立。$V_1 \sim V_6$导联ST段上斜型压低0.1~0.7 mV(以$V_2 \sim V_4$导联最为明显),T波直立高尖。

心电图诊断:窦性心律,心电轴不偏,ST-T改变符合De Winter综合征。

2.De Winter综合征

(1) 2008年荷兰鹿特丹心内科医生De Winter等人通过回顾其心脏中心1532例左前降支(LAD)近段闭塞的急性冠状动脉综合征心电图发现,其中有30例并未出现典型ST段抬高的心肌梗死(STEMI)超急性期心电图表现形式。急诊冠状动脉造影均未发现左主干病变,罪犯病变均在前降支近端。86%患者提示LAD血流TIMI为0~1级。

(2) 心电图主要特征

①胸前$V_1 \sim V_6$导联J点压低1~3 mm,ST段呈上斜型下移,随后T波对称高尖。

②QRS波群通常不宽或轻度增宽。

③部分患者胸前导联R波上升不良。

④多数患者aVR导联ST段轻度上抬。

(3) De Winter综合征与STEMI等危。因无ST段抬高,故不建议溶栓。

3.临床策略

(1) 急诊冠状动脉造影显示LAD近端闭塞。开通血管,病变处植入1枚支架。

(2) 患者术后予以双联抗血小板药物、强化他汀类药物、β受体阻滞剂等治疗,超声心动图未见明显异常。建议患者心内科门诊随诊。

Wellens综合征

Case 14 患者女性，36岁，因"间断胸痛2个月，加重1天"，以"急性冠状动脉综合征"收住心内科。胸痛为闷痛，每次持续2～3分钟，范围约手掌大小，无放射痛，不伴有大汗。胸痛发作时心电图正常，心肌损伤标志物（cTnI）阴性。胸痛缓解后心电图如图13-15。

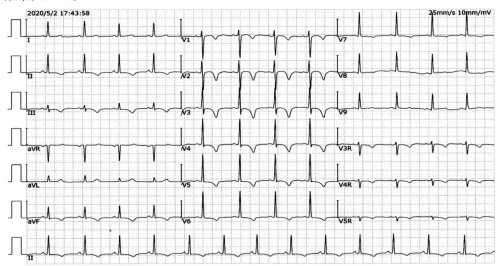

图 13-15　胸痛缓解后心电图

1.心电图特点

（1）P波在Ⅱ导联直立。

（2）心电轴不偏。

（3）QRS波群形态、时限和电压正常。

（4）ST段在下壁Ⅱ、Ⅲ、aVF导联下斜型压低，相应导联T波倒置。胸导联 V_1～V_6 导联呈凹面向下或下斜型，T波对称性倒置。

心电图诊断：窦性心律，心电轴不偏，ST-T改变符合Wellens综合征。

2.Wellens综合征

（1）1982年，荷兰学者Wellens报告了不稳定型心绞痛患者心绞痛发作后，心电图胸前导联出现特征性T波改变及演变，易进展为急性大面积前壁心肌梗死。此后，将此类心电图命名为"Wellens综合征"（左前降支T波综合征），提示左前降支的近端严重狭窄（＞50%）。大部分患者的心肌生化标志物正常，部分患者cTnT（Ⅰ）轻度升高。

（2）心电图表现：胸痛发作时心电图正常。胸痛缓解期间，心电图 V_2、V_3 导联T波呈双向或对称性倒置，有时扩展至 V_4～V_6 导联。无病理性Q波或R波递增不良。心电图无ST段抬高，或轻微ST段抬高（＜1 mm）。

3.临床策略

（1）超声心动图未见异常。

（2）冠状动脉造影提示LAD近段狭窄90%，病变处植入1枚支架。

（3）患者术后予以双联抗血小板药物、强化他汀类药物、β受体阻滞剂等治疗。

长QT综合征

Case 15 患者女性，58岁，曾因"1周内晕厥3次伴抽搐及小便失禁"就诊于神经内科，心电图提示QT间期延长，室性期前收缩。既往有高血压病史16年，现口服氨氯地平，血压控制理想。无糖尿病病史，无腹泻和呕吐等病史。门诊心电图如图13-16。

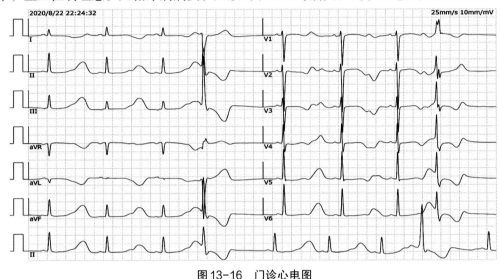

图13-16 门诊心电图

1.心电图特点

（1）P波在Ⅱ导联直立，心率51次/分。

（2）心电轴不偏。

（3）QRS波群形态、时限和电压正常。提前发生的宽大畸形的QRS波群，形态呈类完全性右束支阻滞+左后支阻滞型，提示来源于左前分支区域。

（4）ST段在Ⅱ、Ⅲ、aVF导联呈上斜型，V_4～V_6导联呈水平型。相应导联T波直立高大和基底部增宽，QTc延长达0.80 ms。T波切迹在胸导联明显，有交替现象。

心电图诊断：窦性心动过缓，心电轴不偏，QT间期延长，室性期前收缩。

2.长QT综合征（LQTS）

（1）QT间期延长的诊断标准为QTc间期≥0.5 s。

（2）无论原发性或继发性LQTS，均容易出现尖端扭转型室速，甚至心室颤动。前者可见于各型的遗传性长QT综合征，后者可继发于电解质异常、药物等因素引起的获得性长QT综合征。

3.临床评估与治疗策略

（1）患者入院查血电解质正常，超声心动图、头颅CT、脑电图等均未见异常，其子女心电图QT均正常。

（2）患者植入双腔心律转复除颤器（ICD），设置低限频率75次/分，起搏房室间期（PAV）为240 ms，予以琥珀酸美托洛尔47.5 mg，1次/日，门诊随诊。

短QT综合征

Case 16　患者女性，72岁，因"突发意识不清2小时"急诊就诊。既往有高血压病史，药物控制，具体不详。急诊头颅CT提示脑干出血。急诊心电图如图13-17。

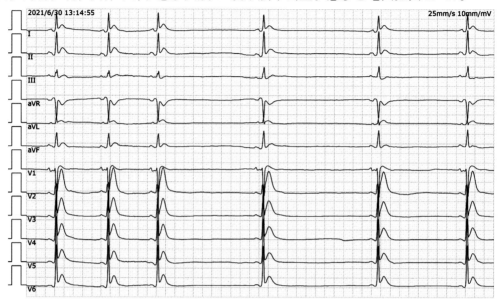

图13-17　急诊心电图

1.心电图特点

（1）P波在Ⅱ导联直立。

（2）心电轴不偏。

（3）PP间期不等，长PP间期为短PP间期的2倍，提示窦房阻滞。短PP间期为1.1 s，心率50次/分。

（4）QRS波群形态、时限和电压未见异常。

（5）ST段缺如，以R波为主的导联T波直立，QT间期0.28 s，QTc 0.21 s。

心电图诊断：窦性心律，心电轴不偏，二度Ⅱ型窦房阻滞，QT间期缩短。

2.短QT与短QT综合征（SQTS）

（1）QTc < 330 ms或在330～360 ms之间，伴ST段消失，诊断为短QT。

（2）伴有临床症状、家族史或致病基因的异常，除外其他继发原因导致的QT间期缩短者，可诊断为短QT综合征。

3.临床评估与治疗

（1）该患者短QT为继发性，与脑干出血、颅内高压致脑疝形成导致迷走张力增高有关，并且包括发生窦房阻滞。

（2）经气管插管辅助通气、降颅压、降血压及椎颅引流等治疗，患者转危为安。

（3）后复查心电图未见明显异常，QT间期恢复。

Brugada综合征

Case 17 患者男性，20岁，因"近3年反复出现黑矇"收住院。无明显晕厥史，黑矇持续1～2 s。父亲猝死。入院心电图如图13-18。

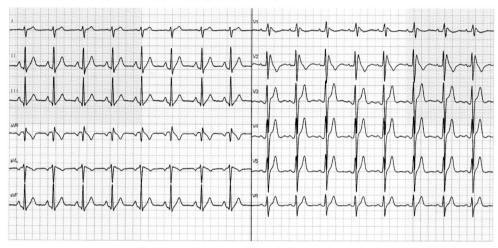

图13-18　入院心电图

1.心电图特点

（1）P波在Ⅱ导联直立，心率51次/分。

（2）心电轴右偏。

（3）QRS波群在V_1、V_2导联呈rSr′，伴有J点抬高呈穹隆形，T波倒置。

心电图诊断：窦性心律，心电轴右偏，Brugada波，异常心电图。

2.Brugada波与Brugada综合征

（1）1992年，Brugada两兄弟报告了8例心脏性猝死患者，其心电图显示右束支阻滞，QT间期正常伴胸前V_1～V_3导联持续性ST段抬高，有多形室速与心室颤动发作，而心脏超声、心脏造影无异常发现。1996年，严干新教授探讨了心电图上J波的细胞学基础，并首先以Brugada兄弟之名来为这一综合征命名为"Brugada综合征"。

（2）若患者无相关临床表现，仅有心电图异常，则认为此患者猝死风险较低，仅诊断为Brugada波，而非Brugada综合征。

（3）Brugada综合征的诊断包括临床病史和特征性心电图改变，有时还需要其他心电学检查。Brugada综合征心电图分为两型：1型为穹窿型，相对应等电位线，ST段起始部抬高≥2 mm，然后缓慢下降，呈凹面向上或直线型，T波对称倒置；2型为马鞍型，相对应等电位线，高耸的r′波≥2 mm，然后是ST段呈凹面向下抬高≥0.5 mm，V_2导联T波直立或低平，V_1导联T波形态多变。

3.临床评估与治疗策略

（1）入院后心电监测显示患者晕厥发作时可见短阵室速。

（2）24小时动态心电图未记录到恶性心律失常。

（3）超声心动图提示未见异常。

（4）建议患者进行基因检测，必要时植入心律转复除颤器（ICD）预防猝死。

慢-快综合征

Case 18 患者女性，40 岁，因"间断头晕、失眠伴耳鸣 7 年，加重 1 周伴晕厥 1 次"收住心内科。入院后心电图为交界性逸搏心律，行 24 小时动态心电图提示总心搏数 5.58 万次，平均心率 37 次/分，最快心率 84 次/分，最慢心率 35 次/分，短阵心房颤动持续时间约 5 s，心房颤动终止后有 7.04 s 的长 RR 间期，提示窦性停搏。入院动态心电图片段如图 13-19。

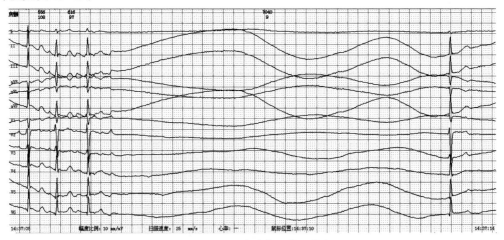

图 13-19　入院动态心电图片段

1.心电图特点

（1）动态心电图提示短阵性心房颤动，心房颤动终止后出现长 RR 间期达 7.04 s 的窦性停搏。

（2）终止后第 1 个恢复的 QRS 波形态同基本图形，前无 P 波，为交界性逸搏。

心电图诊断：*严重的窦性心动过缓，短阵性心房颤动伴窦性停搏，异常心电图。*

2.慢-快综合征

（1）慢-快综合征不是单纯的临床或心电图概念，而是心脏节律障碍和临床表现的综合征，老年人常见。

（2）心电图首先表现有窦性心动过缓、窦房阻滞或窦性停搏，在此基础上伴发了快速的房性心律失常，如房性心动过速、心房扑动或心房颤动。房性心律失常可为阵发性或持续性。阵发性心动过速结束后会显示原有的缓慢性心律失常。

3.临床策略

（1）患者窦性心动过缓是明确的，短暂的心房颤动后又有很长的窦性停搏，临床诊断为病态窦房结综合征（慢-快综合征）。

（2）治疗上首选起搏器治疗，起搏器治疗后对快速的心房颤动用抗心律失常药物，也可选择导管射频消融治疗。

（3）住院期间为患者植入了双腔起搏器，建议患者加强门诊随访。

变异型预激综合征

Case 19 患者男性，68岁，因"间断心悸、心电图异常"收住院。患者既往有高血压、糖尿病及阵发性心房颤动史。因重度二尖瓣返流行二尖瓣修补术，随访时发现患者心电图异常。随访心电图如图13-20。

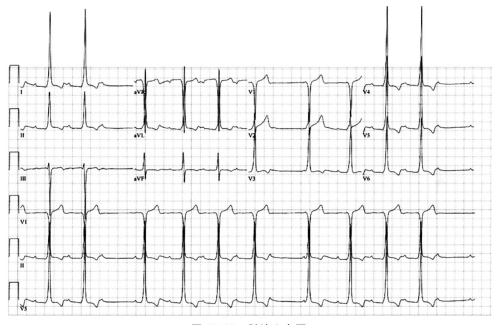

图13-20 随访心电图

1.心电图特点

（1）P波在Ⅱ导联直立。

（2）心电轴不偏。

（3）PR间期逐渐延长，直至P波不能下传脱落1次QRS波群，脱落前PR间期最长达0.32 s，脱落后的PR间期最短为0.12 s，呈典型的文氏现象。

（4）QRS波群增宽，起始部有预激波。QRS波群形态和时限没有受PR间期变化的影响。长导联中第7个QRS波群与期前的P波无传导关系，只是单纯重叠在一起，为交接区逸搏，其预激形态完全同其他QRS波群。R_{V_5} 4.0 mV。

心电图诊断：窦性心律，心电轴不偏，二度Ⅰ型房室阻滞，束室旁道，左心室肥大。

2.束室旁道与临床评估

（1）束室旁道比较少见，其起源自希氏束或束支而终止于心室。PR间期正常，QRS波群起始部表现为心室预激。

（2）束室旁道本身不介导心动过速的发生，并且由于其上有房室结的保护作用，即使发生了心房颤动，心室率也不会特别快，不需要对束室旁道行射频消融。

3.控制好其他危险因素，如血压、血糖，减少心房颤动的发生。

小　结

【心电图特征】

1.预激综合征时心电图表现

（1）窦性心律时 PR 间期缩短，PR 间期＜0.12 s。

（2）QRS 波群异常增宽，时限≥0.12 s；QRS 波起始有预激波（delta 波）。PJ 间期一般正常。

（3）继发性 ST-T 改变。

（4）根据 V_1 导联 δ 波和 QRS 主波方向对旁道进行初步定位。如 V_1 导联 δ 波正向且以 R 波为主，为 A 型心室预激（左侧旁道）；如 V_1 导联 δ 波负向或 QRS 波群主波负向为主，则大多数为 B 型心室预激（右侧旁道）。

2.De Winter 综合征时心电图主要特征

（1）胸前 V_1～V_6 导联 J 点压低 1～3 mm，ST 段呈上斜型下移，随后 T 波对称高尖。

（2）QRS 波群通常不宽或轻度增宽。

（3）部分患者胸前导联 R 波上升不良。

（4）多数患者 aVR 导联 ST 段轻度上抬。

3.Wellens 综合征时心电图特征

（1）胸痛发作时心电图正常。

（2）胸痛缓解期间，心电图 V_2、V_3 导联 T 波呈双向或对称性倒置，有时扩展至 V_4～V_6 导联。无病理性 Q 波或 R 波递增不良。心电图无 ST 段抬高，或轻微 ST 段抬高（＜1 mm）。T 波特征性改变，当心绞痛再次发作之后可以重复。

4.长 QT 综合征（LQTS）

（1）QT 间期延长的诊断标准为 QTc 间期≥0.5 s。

（2）无论原发性或继发性 LQTS，均容易出现尖端扭转型室速，甚至心室颤动。

5.短 QT 与短 QT 综合征（SQTS）

（1）QTc＜330 ms 或在 330～360 ms 之间，伴 ST 段消失，诊断为短 QT。

（2）伴有临床症状、家族史或致病基因的异常，除外其他继发原因导致的 QT 间期缩短者，可诊断为短 QT 综合征。

6.Brugada 综合征心电图

（1）1 型为穹窿型，相对应等电位线，ST 段起始部抬高≥2 mm，然后缓慢下降，呈凹面向上或直线型，T 波对称倒置。

（2）2 型为马鞍型，相对应等电位线，高耸的 r′波≥2 mm，然后是 ST 段呈凹面向下抬高≥0.5 mm，V_2 导联 T 波直立或低平，V_1 导联 T 波形态多变。

7.病态窦房综合征中的慢-快综合征

在严重的窦性心动过缓、窦房阻滞或窦性停搏的基础上，合并有快速的房性心律失常，如房性心动过速、心房扑动或心房颤动。

8.变异型预激综合征（Mahaim 纤维）心电图表现

（1）窦性 P 波，PR 间期正常。

（2）QRS 波群时限≥0.12 s。

（3）QRS 波群起始部有预激波（δ 波）。

（4）可伴有继发性 ST-T 改变。

备注：Mahaim 纤维起自房室结而终止于心室肌，称为结-室旁道，起自希氏束或房室束支而终止于心室肌者称为束-室旁道。

9.短 PR 综合征（James 型）心电图表现

（1）窦性心律时 PR 间期<0.12 s。

（2）QRS 波群时限<0.12 s，形态正常。

（3）QRS 起始部无预激波（δ 波）。

备注：该心电图早有报告，但1952年 Lown、Ganong、Levine 才把它们作为综合征描述，故又称 LGL 综合征。

【学习与思考】

1.一例室上性心动过速患者，发病时可见宽、窄两种 QRS 波群形态，窄 QRS 波群形态心动过速时 RR 间期 350 ms，宽 QRS 波群形态呈典型左束支阻滞形态，RR 间期 390 ms。关于该患者符合室上性心动过速心电图特征（图13-21，理解合并束支阻滞时对 RR 间期的影响），下述说法正确的选项是　　　　　　　　　　　　　　　（　　）

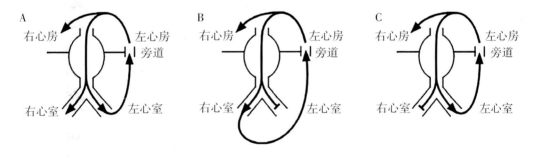

图13-21　Coumel定律形成机制

A.伴有功能性束支阻滞时心动过速的 RR 间期比不伴有功能性阻滞时心动过速的 RR 间期延长 35 ms 以上，则旁道位于束支阻滞同侧，该患者为左侧隐匿性旁道参与的 AVRT

B.旁道伴同侧束支阻滞时的心动过速，其 RR 间期延长主要是 VA 间期延长，而 AV 间期基本不变

C.旁道伴同侧束支阻滞时的心动过速，其 VA 间期延长的本质是室内传导时间延长，而旁道逆传时间不变

D.该患者心电图特征符合 Coumel 定律

E.以上都对

2.关于Brugada波形成机制的阐述，错误的选项是　　　　　　　　　　（　　）

A.SCN5A基因突变或错位

B.复极早期内向钠电流减少

C.复极早期瞬时外向钾电流增加

D.复极早期心室外膜与内膜之间电位差明显增大

E.动作电位2相内向钠电流增加

参考答案：1.E　　　2.E

（秦立军）

第14章

肺血栓栓塞症

【教学目标】

1.知识目标：

（1）掌握肺栓塞的相关概念、临床表现、诊断步骤、治疗原则。

（2）熟悉肺栓塞的危险因素、辅助检查、鉴别诊断及预防。

（3）了解肺栓塞流行病学状况和病理生理。

2.能力目标：能够识别肺栓塞的临床表现及心电图特点。

3.素养目标：提高识别典型肺栓塞的意识和关注度。

【重点、难点和策略】

1.重点：肺栓塞的概念、临床表现、诊断步骤、心电图的特殊表现和治疗原则。

2.难点：肺栓塞的症状及辅助检查无特异性，关注和鉴别是难点。

3.策略：典型病例学习，动画和影像学图像学习，特殊心电图帮助关注学习意识。

【相关知识点——肺栓塞与肺血栓栓塞症】

1.肺栓塞（pulmonary embolism，PE）即肺动脉栓塞，是以各种栓子阻塞肺动脉或其分支为其发病原因的一组疾病或临床综合征的总称。通常包括肺血栓栓塞症（pulmonary thromboembolism，PTE）、脂肪栓塞综合征、羊水栓塞、空气栓塞、肿瘤栓塞等。其中PTE占急性肺栓塞的绝大多数，通常所称的急性肺栓塞即PTE。引起PTE的血栓主要来源于深静脉血栓（deep venous thrombosis，DVT）。

2.临床表现：症状缺乏特异性，以不明原因的呼吸困难为最多见。晕厥可为PTE首发或唯一症状，发生率约占1/3，另外部分患者以胸痛就诊。

3.临床诊断思维：疑诊-确诊-求因。

（1）疑诊：D-二聚体（D-dimer）升高对诊断有帮助，但特异性差，阴性对排除有帮助。动脉血气常表现为低氧血症。心电图多为非特异表现，但某些比较特殊的表现对诊断有帮助和提示性作用。胸部X片肺动脉膨隆和右心扩大对诊断有帮助。超声心动图右心功能障碍表现时对诊断有帮助。超声检查对发现DVT最简便。

（2）确诊：CT肺动脉造影（CTPA）是PTE的一线确诊手段。肺动脉造影是PTE诊断的"金标准"，为介入检查。

（3）求因：寻找PTE的成因和危险因素。

4.肺动脉造影及CT肺动脉造影显示肺栓塞，如图14-1（箭头所示）。

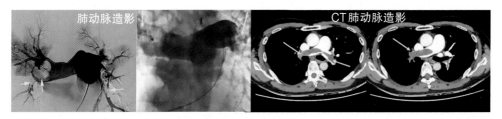

图14-1　肺栓塞患者肺动脉造影及CT肺动脉造影图

急性肺血栓栓塞

Case 1 患者男性，58岁。因"胸痛伴气短5小时"就诊。既往高血压病史10年，药物控制。急诊科测体温正常，血压120/80 mmHg，脉搏114次/分，呼吸25次/分。动脉血气提示低氧血症（PO_2 52 mmHg），D-二聚体明显升高（3620 ng/ml），NT-proBNP明显升高（4790 pg/ml）。疑似肺栓塞收住血管外科。急诊心电图如图14-2。

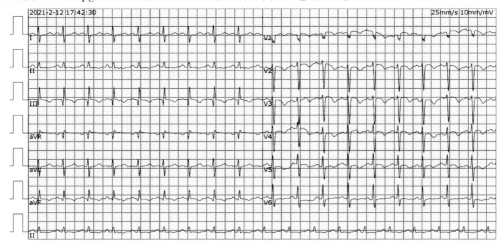

图14-2　急诊心电图

1.心电图特点

（1）P波在Ⅱ导联直立，符合窦性心律。心率110次/分，提示窦性心动过速。

（2）心电轴不偏。

（3）QRS波群在肢体Ⅰ导联有较深的S波，Ⅲ导联有较深的q波和倒置的T波（称$S_IQ_{III}T_{III}$征）；在$V_1 \sim V_4$导联呈rS型（r/S＜1）；时限、电压正常。

（4）下壁及胸导联广泛性T波倒置。

心电图诊断：窦性心动过速，心电轴不偏，$S_IQ_{III}T_{III}$征，T波异常。

2.临床评估与诊断

（1）患者胸痛伴气短，D-二聚体升高，低氧血症，心电图有$S_IQ_{III}T_{III}$征及$V_1 \sim V_4$导联T波倒置。

（2）急查肺动脉CTA见双肺动脉及其分支多发充盈缺损，提示肺动脉栓塞。

（3）下肢血管超声提示左侧大隐静脉小腿段血栓形成。临床诊断提示急性肺栓塞（考虑下肢深静脉来源）。

3.治疗策略

首选使用低分子肝素抗凝。患者入院当日植入下腔静脉滤器，行肺动脉造影显示左、右肺动脉多发栓塞，分别于左、右肺动脉各推10万U尿激酶，保留导管。手术日开始每天微量泵泵入尿激酶50万U（每小时5万U），共7天。患者复查肺动脉造影显示双侧肺动脉及分支显影良好，继续予以低分子肝素抗凝治疗。术后第10天取出下腔静脉滤器。患者出院后口服利伐沙班20 mg，1次/日，门诊随访。患者于溶栓后3天，气短症状明显缓解，出院心电图无特征性表现。

Case 2 患者女性，76岁。因"突发胸痛气短8小时"急诊就诊。多年高血压病史，药物控制。入院前20天因摔伤致左侧股骨颈骨折，于外院住院行股骨头置换术，其间心电图正常。急诊心电图如图14-3。

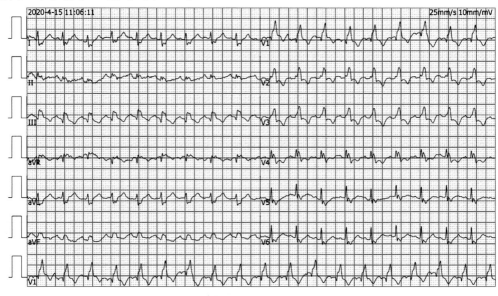

图14-3 急诊心电图

1.心电图特点

（1）P波在Ⅱ导联直立，心率112次/分，提示心动过速。

（2）心电轴不偏。

（3）V₁导联呈qR型，QRS波群时限增宽0.12 s，以终末波增宽为著，符合完全性右束支阻滞图形。胸导联QRS波群振幅（算术和）< 0.8 mV。肢体导联有$S_1Q_{\rm III}T_{\rm III}$改变。

（4）ST-T改变：V₁～V₄导联ST段下斜型压低，T波倒置。

心电图诊断：窦性心动过速，心电轴不偏，完全性右束支阻滞（可能为新发），胸导低电压，$S_1Q_{\rm III}T_{\rm III}$征，ST-T改变。

2.临床评估和诊断

（1）因左侧股骨颈骨折行股骨头置换术，患者术后20天制动。

（2）患者本次因胸痛及呼吸困难就诊，入院时血压低（76/48 mmHg）；血氧饱和度80%；D-二聚体明显高。

（3）CT肺动脉造影提示双侧肺动脉及右肺动脉各分支及左上肺动脉分支栓塞。

（4）下肢血管超声提示左下肢腘静脉、胫后静脉血栓形成。

临床诊断：肺血栓栓塞症（PTE），左侧下肢静脉血栓形成。

3.治疗策略

静脉溶栓治疗（120万U尿激酶，持续静脉滴注2小时）。低分子肝素抗凝治疗7天。患者症状明显缓解，复查心电图正常（完全性右束支阻滞消失）。给予患者利伐沙班20 mg，1次/日（3～6月），建议患者门诊随访评估，复查下肢超声和CT肺动脉造影。

Case 3 患者女性，57岁，脑胶质瘤术后半月，因"下床活动时突发气短2天"就诊。否认高血压和糖尿病病史，既往心电图无异常。血压90/60 mmHg，心率110次/分，左侧下肢明显水肿，血氧饱和度85%。D-二聚体23 mg/L（正常0～0.55 mg/L）。疑诊肺栓塞收住血管外科。入院心电图如图14-4。

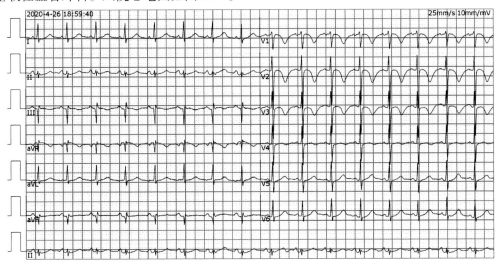

图14-4　入院心电图

1.心电图特点

（1）P波在Ⅱ导联直立，aVR导联倒立，符合窦性心律。心率100次/分。

（2）心电轴不偏。

（3）QRS波群时限正常，肢体导联呈$S_1Q_{III}T_{III}$改变，胸导联形态正常。

（4）ST-T改变在V_1～V_3导联表现为T波深宽倒置，QT间期为0.5 s。

心电图诊断：窦性心律，心电轴不偏，$S_1Q_{III}T_{III}$征，T波倒置伴QT间期延长。

2.临床评估

（1）患者行颅脑手术，有卧床病史。左侧下肢肿胀至腹股沟，突发气短。血氧饱和度低，D-二聚体明显高。

（2）双下肢彩超提示左侧股总静脉、股深静脉、股浅静脉、腘静脉、胫前静脉、胫后静脉血栓形成。

（3）肺动脉CTA提示双肺上下叶、右肺中叶肺动脉多发栓子形成。

临床诊断：肺血栓栓塞症（PTE），血栓来源于下肢静脉。

3.治疗策略

（1）患者植入下腔静脉滤器。肺动脉造影见双侧肺动脉分支内有大量栓子；导丝进入肺动脉进行碎栓，造影仍见少量血栓存在，推注尿激酶50万U溶栓后拔管，局部包扎，患者安返病房。

（2）患者术后继续低分子肝素抗凝1周，出院后改用口服利伐沙班20 mg，1次/日，3个月后专科门诊复查评估。建议患者长期穿弹力袜。

（3）患者术后2周取出下腔静脉滤器。

Case 4 患者女性，52岁，外院行右侧大隐静脉高位结扎剥脱术，术后予以弹力绷带加压包扎右下肢。术后1天下床时突然发生晕厥，心跳呼吸停止，立即行心肺复苏及气管插管机械通气，经8小时抢救后生命体征平稳，送至医院急诊科。急诊心电图如图14-5。

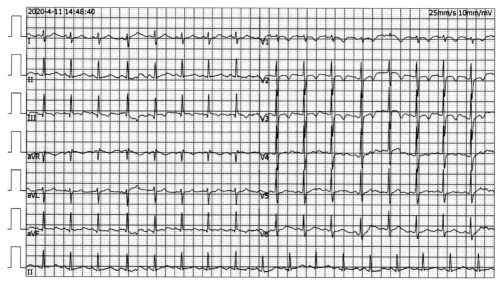

图14-5　急诊心电图

1.心电图特点

（1）P波在Ⅱ导联直立，符合窦性心律。心率103次/分，提示心动过速。

（2）心电轴不偏。

（3）QRS波群形态、时限和电压正常，但有$S_1Q_{\mathrm{III}}T_{\mathrm{III}}$改变。

（4）ST-T改变在$V_1\sim V_3$导联T波倒置。

心电图诊断：窦性心动过速，ST-T改变，$S_1Q_{\mathrm{III}}T_{\mathrm{III}}$征。

2.临床评估

（1）右侧大隐静脉高位结扎剥脱术，术后右下肢相对制动。

（2）患者入院后呈昏迷状态，血压低（80/50 mmHg），心率快。

（3）血气结果为低氧血症，D-二聚体显著升高。

（4）床旁心脏彩超提示右心室增大，平均肺动脉压不高，左心室射血分数正常。

（5）因右侧下肢弹力绷带加压包扎，故无法完成下肢超声检查。

临床诊断：考虑急性大面积肺栓塞（考虑来源于下肢深静脉血栓）。

3.治疗策略

（1）给予患者"生命支持"治疗，依诺肝素抗凝治疗。

（2）给予患者静脉阿替普酶50 mg溶栓治疗。

（3）患者行头颅CT检查提示脑水肿，给予患者甘露醇及甘油果糖减轻脑水肿。

（4）继续给予患者抗凝治疗3～6月，门诊随诊。

Case 5 患者女性，48岁，因"发现左肾占位"收住院。术前心电图正常。在全麻下行腹腔镜下左肾部分切除术，术后病理报告提示左肾占位血管平滑肌脂肪瘤。术后第6天晚上患者下床活动后突发晕厥，血压低，心率增快，血氧饱和度低，立即组织抢救。床旁双下肢超声提示右侧股静脉血栓形成，双侧径后静脉血栓形成。肺动脉CTA提示右肺动脉主干血栓形成。尿激酶150万U静脉溶栓。术后心电图如图14-6。

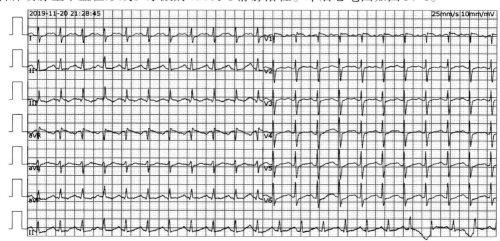

图14-6　术后心电图

1.心电图特点

（1）P波在Ⅱ导联直立，心率136次/分，提示心动过速。术前心率70次/分。

（2）心电轴不偏。

（3）QRS波群形态有变化，Ⅰ导联呈Rs型（术前呈R型），Ⅲ导联呈qR型（术前呈R型），V_1导联呈Qr型（术前呈rS型）。

（4）ST-T改变，V_1导联呈弓背抬高型，其余导联ST段未见明显改变。T波在Ⅲ导联倒置（术前直立）。

心电图诊断：窦性心动过速，心电轴不偏，$S_1Q_{\text{Ⅲ}}T_{\text{Ⅲ}}$征，不完全性右束支阻滞。

临床诊断：肺血栓栓塞症PTE（来源下肢静脉）。

2.临床评估

（1）经心肺复苏和"生命支持"治疗，尿激酶静脉溶栓后，患者生命体征稳定。

（2）床旁心脏超声显示右心明显扩大，重度肺动脉高压。

（3）患者次日复查心电图显示心率降至90次/分，T波广泛倒置。复查肺动脉CTA显示右肺动脉主干及分支未见血栓，考虑溶栓成功。

3.肺栓塞诊断的确诊标准

CT肺动脉造影是PTE的一线确诊手段，为无创检查，临床首选。

4.治疗策略

患者继续给予低分子肝素抗凝治疗，出院后改用口服利伐沙班20 mg，1次/日，共3个月。建议患者专科门诊随访。

Case 6 患者男性，42岁，因"间断胸痛气短2周，加重4天"就诊。无高血压和糖尿病病史。体温38.9℃，脉搏120次/分，呼吸31次/分，血压130/90 mmHg。氧饱和度低，D-二聚体明显升高。下肢血管彩超提示右侧股浅静脉下段、腘静脉、胫前静脉、胫后静脉血栓形成。心脏彩超提示右心明显增大，肺动脉高压，以肺栓塞收住心血管外科。入院心电图如图14-7。

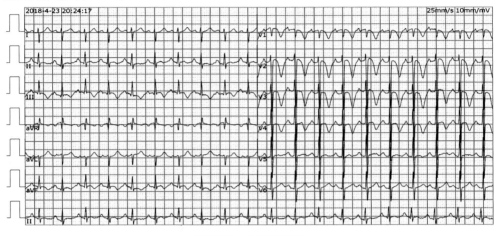

图14-7　入院心电图

1.心电图特点

（1）P波在Ⅱ导联直立，符合窦性心律。心率120次/分。

（2）心电轴右偏。

（3）QRS波群时限正常。肢体导联有$S_I Q_{III} T_{III}$征。$V_1 \sim V_4$导联呈rS型。

（4）ST-T：主要表现在$V_1 \sim V_4$导联及下壁导联T波深倒置。

心电图诊断：窦性心动过速，心电轴右偏，$S_I Q_{III} T_{III}$征，广泛T波倒置。

2.临床评估

患者有胸痛，呼吸困难，体温高，脉搏和呼吸频率快，氧饱和度低，D-二聚体明显升高，炎性指标高等症状。肺动脉CTA显示双肺动脉主干及其分支多发栓子形成。临床诊断为肺血栓栓塞症PTE（来源于下肢静脉）。

3治疗策略

患者入院当日下午行下腔静脉滤器植入术及肺动脉造影，肺动脉造影显示双肺动脉血栓形成，给予患者推入25万U尿激酶，后行双肺动脉碎栓术，保留导管，每日尿激酶50万U微量泵泵入，共7天，并行低分子肝素抗凝治疗。患者出院后继续口服利伐沙班20 mg，1次/日。3个月后再入院取出下腔静脉滤器，复查肺动脉CT显示大部分栓子消失，残余少量陈旧性附壁栓子。要求患者继续口服抗凝剂，门诊随访。

Case 7 患者女性，66岁，因"间断胸闷气短1个月"，以"不稳定型心绞痛"收住院。无高血压和糖尿病病史。脑梗病史10年。在当地医院行心脏超声检查，提示右心房增大，室间隔增厚，肺动脉高压中度。急诊心电图如图14-8。

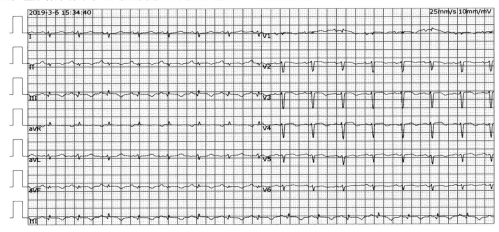

图14-8 急诊心电图

1.心电图特点

（1）P波在Ⅱ导联直立，符合窦性心律。心率95次/分。

（2）心电轴右偏。

（3）QRS波群形态异常，$S_1Q_{\text{III}}T_{\text{III}}$现象，肢导低电压。$V_1$导联呈qr型，$V_2 \sim V_6$导联呈rS型（r/S＜1），即极度顺钟向转位。

（4）ST-T：未见明显异常。

心电图诊断：窦性心律，心电轴右偏，$S_1Q_{\text{III}}T_{\text{III}}$征，肢导低电压，右心室肥厚。

2.临床评估

（1）心脏彩超提示右心增大，重度肺动脉高压，三尖瓣返流（大量）。

（2）肺动脉CT提示双侧肺动脉主干，左、右肺动脉及其各级分支内多发血栓形成。

（3）下肢血管彩超提示左侧大隐静脉血栓、左侧股总静脉起始段血栓。

3.急性PTE介入治疗

方法为经导管碎解和抽吸血栓，进行局部小剂量溶栓。指南推荐有抗凝禁忌时，为防止下肢血栓再次脱落阻塞肺动脉，推荐应用可回收的下腔静脉滤器，通常2周内取出。

4.治疗策略

患者行下腔静脉滤器植入术。给予患者溶栓药物阿替普酶50 mg，微量泵泵入2小时。低分子肝素0.4 ml，每12小时1次，共10日。复查肺动脉CT，结果提示左、右肺动脉及其分支内多发栓子形成，较前明显减小。心脏超声提示右心室及肺动脉正常。患者心电图正常。患者出院后给予利伐沙班20 mg，1次/日。3个月后复查下肢血管彩超，血栓影消失，肺动脉CT提示双侧肺动脉未见血栓影。

小　结

【心电图特点】

1.肺栓塞通常起病急，病情凶险，但临床漏诊率和误诊率极高。心电图方便快捷，结果立等可取，对肺栓塞的诊断非常有帮助。但肺栓塞的心电图为非特异性表现，较为多见的心电图表现包括：

（1）窦性心动过速。

（2）$V_1 \sim V_4$导联T波倒置伴或不伴QT间期延长，ST段异常。

（3）部分病例出现$S_1 Q_{III} T_{III}$征，即Ⅰ导联S波加深，Ⅲ导联出现Q/q波及T波倒置。

（4）新发完全或不完全右束支阻滞。

（5）肺型P波。

（6）心电轴右偏，顺钟向转位或右心室肥大。

2.随着临床病例的丰富和读图技能的提高，有专家提出一些特别的心电图在肺栓塞诊断中显示出特殊的作用，供大家参考，以期尽早诊断来挽救患者生命。

（1）V_1导联呈qR型、Qr型或qr型，或出现Brugada波拟表型。

（2）ST段抬高在下壁导联（Ⅲ导联为著）和$V_1 \sim V_3$导联（V_1导联为著）。

（3）右胸导联T波倒置伴QT间期延长。

【学习与思考】

1.肺栓塞是常见急危重疾病，心电图只是其中之一的辅助检查。另外，肺栓塞与急性冠状动脉综合征有相同的临床表现和类似的心电图表现，往往造成诊断和鉴别上的困难。"关注"是非常重要的诊断理念。想到了就会减少误诊，使患者能得到及时的救治。肺栓塞的心电图改变考虑有哪些因素参与　　　　　　　　　　　　　　（　　）

A.缺氧导致心率增快

B.影响右心房，出现P波高尖，但发生率低

C.影响右心室除极，表现为新发右束支、Brugada波拟表型、$S_1 Q_{III} T_{III}$等

D.影响右心室复极，表现为ST段抬高、T波倒置

E.以上都可能

2.DVT和PTE具有共同的危险因素，包括任何可以导致静脉血液瘀滞、静脉系统内皮损伤和血液高凝状态等。以下关于PTE危险因素的描述正确的选项是　　　　（　　）

A.血液高凝状态，如恶性肿瘤、妊娠、抗磷脂抗体综合征等

B.血管内皮损伤，如手术、创伤或骨折、中心静脉置管或起搏器、肿瘤静脉内化疗等

C.静脉血液瘀滞，如卧床（瘫痪、重症患者）、长途航空或乘车旅行等

D.易栓症患者

E.上述危险因素既可以单独存在，也可以同时存在，协同作用

参考答案：1.E　2.E

（孙守刚）

第15章

起搏心电图

【教学目标】

1.知识目标：

（1）掌握基本起搏心电图分析方法和不同起搏模式的心电图表现。

（2）熟悉起搏相关的时间间期、起搏器代码的意义、起搏异常心电图的识别。

（3）了解起搏治疗的适应证，导线的植入部位及常见起搏器特殊功能的运作。

2.能力目标：会分析起搏器的基本功能，会识别起搏器可能存在的问题。

3.素养目标：培养工匠精神和创新发展理念，提升患者被治愈的幸福感。

【重点、难点和策略】

1.重点：通过分析心电图表现，判断起搏器功能是否正常。

2.难点：自身的心律失常与起搏器工作相互影响，使心电图分析变得困难。

3.策略：多看图，多学习，多交流，理解起搏器参数设置的意义。

【相关知识点——心血管植入性电子装置】

1.心血管植入性电子装置（cardiovascular implantable electronic devices，CIED）如图15-1，主要包括：

（1）心脏起搏器（pace maker，PM），用于缓慢性心律失常的治疗，包括窦房结功能障碍和房室阻滞。

（2）植入性心脏转复除颤器（implantable cardioverter defibrillator，ICD），用于快速性恶性心律失常，如室性心动过速、心室颤动等的治疗。

（3）心脏再同步治疗（cardiac resynchronization therapy，CRT），用于宽QRS波群心衰患者（HFrEF）的治疗。

（4）植入性心电事件检测器（insertable cardiac monitoring，ICM），用于不明原因晕厥或脑卒中的病因诊断。

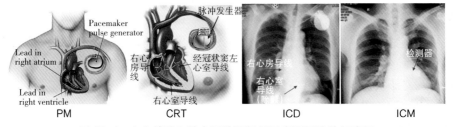

图15-1　心血管植入性电子装置解剖示意图及胸片示意图

2.PM相关：

（1）PM由脉冲发生器和电极导线组成。脉冲发生器中有电池和负责各种功能的电路。目前电极导线均为双极导线。导线头端固定方式有被动固定和主动固定（螺旋电极）。心室电极可固定在心尖部、室间隔或希-浦系统。

（2）PM有单腔起搏器和双腔起搏器两种类型。

（3）起搏器是有寿命的，主要由起搏器的电池决定，与起搏器的起搏比例和起搏器的输出电压等有关。

3.技术的高质量发展和应用：主要应用有核磁兼容起搏器、皮下ICD（S-ICD）、无导线起搏器（Micra及Micra AV）和心衰患者QRS波群不宽时植入心脏收缩调节器（CCM）。

单腔起搏

Case 1 患者男性，75岁，5年前因"晕厥"住院，心电图提示三度房室阻滞合并室性逸搏心律，植入单腔心脏起搏器。门诊随访心电图如图15-2。

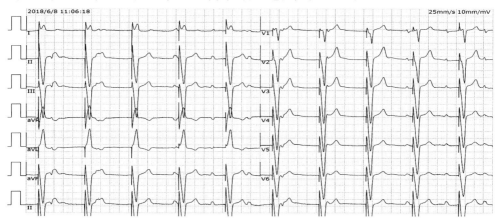

图15-2　门诊随访心电图

1.心电图特点

（1）P波在Ⅱ导联直立，符合窦性心律。心房率75次/分。

（2）心电轴左偏。

（3）宽QRS波群，每个QRS波群起始部可以看到钉样起搏信号，信号大提示单极起搏。起搏间期1000 ms，频率60次/分。起搏的QRS波群与P波无关，提示单心室VVI起搏及三度房室阻滞存在。起搏的QRS波群形态提示右心室心尖部起搏。

心电图诊断：窦性心律，单心室VVI起搏，起搏功能正常，三度房室阻滞。

2.典型右心室心尖部起搏的心电图特点

（1）肢体导联QRS波群呈电轴左偏图形。

（2）胸导联QRS波群呈类完全性左束支阻滞图形或负向波为主的图形（如QS型）。

3.分析起搏心电图步骤

（1）起搏器模式：图15-2为单心室VVI起搏器 。

（2）起搏频率：单腔起搏器VVI时起搏间期用VP-VP计算，如VP-VP 1000 ms时起搏频率为60次/分。单心房AAI起搏器以起搏间期AP-AP计算。

（3）起搏与夺获：夺获是起搏治疗的全部，确认合适的夺获至关重要。起搏的证据是标志性的起搏钉样信号。心室夺获的证据是起搏钉样信号之后紧跟着心室除极波，其除极波的形态与起搏导线的位置有关。起搏信号的大小取决于起搏环路的设置，单极起搏时导线头端为阴极，脉冲发生器外壳为阳极，构成大回路，故起搏钉信号大；双极起搏时导线头端为阴极，据头端约1 cm处为阳极环位置，构成小回路，故起搏信号小。

（4）感知功能：感知是起搏器识别自身电活动的能力。当起搏器恰当感知自身电活动后，就会抑制一次起搏脉冲的发放。

Case 2 患者男性，70岁，因"晕厥"植入心脏起搏器。门诊随访心电图如图15-3。

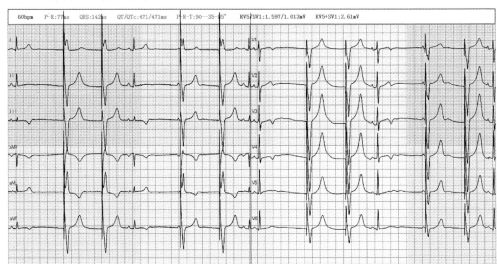

图15-3　门诊随访心电图

1.心电图特点

（1）P波在Ⅱ导联直立，提示为窦性心律。PP间期1.36 s，心房率44次/分。

（2）起搏模式为单心室VVI。起搏的QRS波群与P波无关。

（3）起搏频率60次/分（VP-VP1000 ms）。

（4）起搏夺获：大的起搏信号后均有QRS波群，提示单极起搏，夺获心室。其QRS波群形态肢体导联电轴左偏，胸导联呈QS型，为右心室心尖部起搏图形。

（5）感知功能：可以看到自身QRS波群（肢体导联第1、4、7和胸导联第1、4、7），其前有固定的P波和PR间期。起搏器看到自身QRS波群时抑制发放起搏脉冲，并重整间期，均在其后1200 ms处发放起搏脉冲，提示心室恰当感知。

心电图诊断：窦性心动过缓，心电轴不偏（起搏心室的QRS波群心电轴左偏），单心室起搏（右心室心尖部）VVI，心室起搏和感知功能正常。

2.患者植入起搏器的原因

从PP间期和连续起搏心室前后看不到P波，提示明显的窦性心动过缓或停搏。起搏器适用于病态窦房结综合征，如严重窦缓或窦性停搏。

3.起搏间期和逸搏间期

（1）起搏间期：指连续起搏时的时间间期，如VP-VP，图15-3为1000 ms，起搏频率60次/分。

（2）逸搏间期：指自身QRS波群到起搏的QRS波群之间的时间间期，如VS-VP。

（3）通常起搏间期=逸搏间期。图15-3逸搏间期为1200 ms，说明滞后功能打开（滞后200 ms，滞后频率50次/分）。

Case 3 患者女性，70岁，因"晕厥"植入心脏起搏器。术后心电图如图15-4。

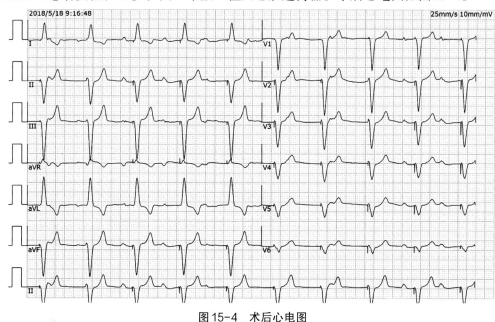

图15-4　术后心电图

1.心电图特点

（1）P波在Ⅱ导联直立，符合窦性心律。PP间期0.84 s，心房率73次/分。

（2）心电轴左偏。

（3）QRS波群与P波无关。每个QRS波群起始部可以看到极小的起搏信号，提示为双极起搏。起搏的QRS波群在肢体导联左偏，胸导联呈QS型，符合右心室心尖部起搏图形。起搏间期VP-VP1000 ms，起搏频率60次/分。P波与QRS波群无关，提示三度房室阻滞。因看不到自身QRS波群，故不能评价心室感知功能。

心电图诊断：窦性心律，心电轴左偏，单心室VVI起搏，起搏功能正常，起搏频率60次/分。

2.分析潜在的心律失常（植入起搏器的原因）

（1）起搏的QRS波群与P波无关，心房率大于心室率，提示患者术前存在三度房室阻滞。植入单心室VVI起搏器，看不到自身的QRS波群，不能评价心室感知功能。

（2）对照术前心电图提示三度房室阻滞，室性逸搏心律，起搏频率36次/分。

3.起搏器编码中三个字母代表的意义

第1个字母代表起搏的心腔，如"V"表示起搏的心腔为心室（V），"D"表示起搏的心腔为心房（A）和心室（V）。第2个字母代表感知的心腔，如"V"表示感知的心腔为心室（V），"D"表示感知的心腔为心房（A）和心室（V）。第3个字母代表起搏器对感知事件的反应。如"I"表示感知自身心电信号后抑制一次脉冲的发放。如VVI表示起搏的心腔在心室（V），感知的心腔在心室（V），感知自身R波后抑制一次脉冲发放。

Case 4 患者男性，76岁，因"病窦综合征"植入心脏起搏器。术后心电图如图15-5。

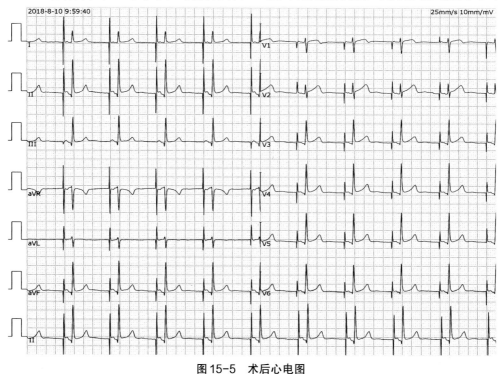

图15-5　术后心电图

1.心电图特点

（1）每个P波前都有起搏信号（每个起搏信号后都有一个夺获的P波），起搏信号大为单极起搏，AP-AP1000 ms，低限心房起搏频率60次/分。

（2）心电轴不偏。

（3）QRS波群均为自身下传（说明房室传导功能正常），形态、时限和电压正常。

（4）ST-T未见异常。

心电图诊断：心房起搏功能正常（不能分析心房感知功能），起搏的低限频率60次/分。

2.心房起搏模式下如何分析起搏器类型

（1）心房起搏夺获下可以是单腔心房起搏器（Mode为AAI）的工作方式，也可以是双腔起搏器的AAI工作方式（AP-VS）。

（2）AAI起搏器是单腔心房起搏器，没有心室感知功能，遇到室性期前收缩不会重整房脉冲；而在双腔起搏器的AAI工作方式时心室具有感知功能，遇到室性期前收缩可以重整房脉冲。

（3）图15-5没有出现室性期前收缩，所以看不到是否有房脉冲被重整的情况。

3.分析心房起搏的原因

一般起搏器参数设置低限起搏频率为60次/分。如果看到心房起搏，说明自身的心房率低于60次/分。该患者临床诊断为病窦综合征。

Case 5 患者女性，66岁，心脏起搏器植入术后常规门诊随访。门诊随访心电图如图15-6。

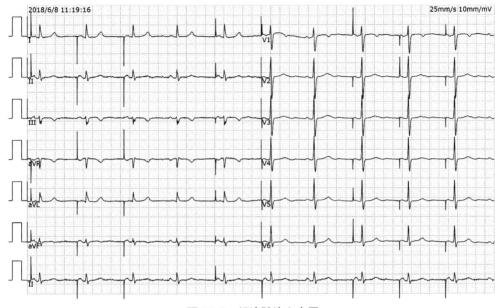

图15-6 门诊随访心电图

1.心电图特点

（1）可以看到比较大的起搏信号，起搏信号后夺获心房（AP），说明心房起搏功能正常。起搏间期 AP-AP 1000 ms，基本起搏频率60次/分。长Ⅱ导联上第4、7个P波（P_4、P_7）为窦性P波，P波距其前的AP间期（AP-P）为920 ms，距其后的心房脉冲1000 ms，说明起搏器对心房的感知恰当。QRS波群均系正常下传心室，说明房室传导功能正常。

（2）ST-T未见异常。

心电图诊断：窦性心律，心电轴不偏，心房起搏感知功能正常，起搏频率60次/分。起搏器类型可能是单心房起搏器（AAI），也可能是双腔起搏器的AAI工作方式（AP-VS）。

2.分析患者潜在的心律失常

（1）起搏低限频率60次/分（起搏间期1000 ms）符合常规和出厂设置。看到起搏心房，说明多数心率低于60次/分。分析患者因病窦综合征植入心脏起搏器。

（2）如果植入的是单心房AAI起搏器，心房激动可以沿正常传导系统下传心室，但没有心室感知功能，有室性期前收缩时不会重整心房脉冲。

（3）如果植入的是双腔起搏器，QRS波群正常说明传导系统正常。心室具有感知功能（AP-VS），室性期前收缩可以重整房脉冲。

Case 6 患者男性，68岁，双腔起搏器植入患者。门诊随访心电图如图15-7。

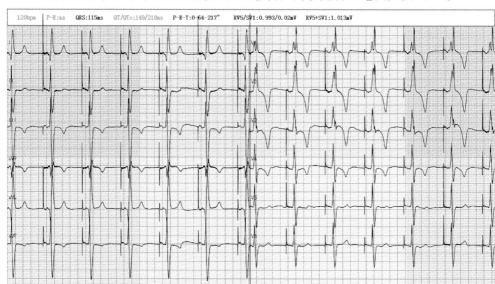

图15-7   门诊随访心电图

1.心电图特点

（1）模式：明确为双腔起搏器（Mode:DDD），心房起搏心室感知（AP-VS）的AAI工作方式。

（2）起搏频率：起搏间期AP-AP1000 ms，起搏频率60次/分。

（3）起搏夺获：夺获是起搏治疗的全部，确认合适的夺获至关重要。起搏的证据是标志性的起搏钉样信号，夺获的证据是起搏钉样信号之后紧跟心房或心室除极波，其除极波的形态不同于自身的形态。图15-7中每个起搏信号后均夺获心房，说明心房起搏夺获功能正常，起搏信号大，为单极起搏。心室均为自身下传QRS波群（呈完全性右束支阻滞形态），不能评价心室起搏功能。

（4）感知：起搏器识别自身电活动的能力。当起搏器恰当感知自身电活动后，会抑制一次起搏脉冲的发放。图15-7中心房全部起搏，未见自身P波，故不能评价心房感知功能。心室全部为自身下传的QRS波群，所以心室感知功能正常。

心电图诊断：双腔起搏器，心房起搏心室感知（DDD的AAI工作方式），低限起搏频率60次/分，心房起搏功能正常（不能评价其感知功能），心室感知功能正常（不能评价起搏功能），完全性右束支阻滞，ST-T改变。

2.分析潜在的心律失常

（1）起搏心房，起搏频率60次/分，符合常规出厂设置，说明自身的窦性频率低于60次/分。分析患者可能存在窦性心动过缓。

（2）右束支阻滞也是潜在的心律失常。

Case 7 患者男性，81岁，7年前植入起搏器（SSI）。门诊随访心电图如图15-8。

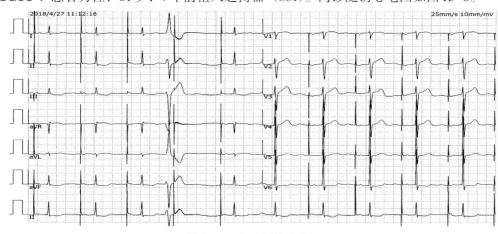

图15-8 门诊随访心电图

1.心电图特点

（1）为单心房AAI起搏器，心房脉冲夺获心房产生P波，表明心房起搏功能正常，AP-AP1000 ms，低限起搏频率60次/分。感知功能正常表现在长Ⅱ导联中，可以看到双峰样窦性P波，AP-窦P间期750 ms，并重整心房起搏间期，窦P-AP1000 ms为逸搏间期。第4个QRS波群为室性期前收缩，其出现并未影响心房的起搏间期。QRS波群形态、时限和电压正常。

（2）图15-8不是双腔起搏器的AAI工作模式，如果是该模式，室性期前收缩应该重整心房起搏间期。图15-8中室性期前收缩时心房起搏脉冲照常发出，显然对室性期前收缩视而不见，提示心室腔内没有导线存在。

心电图诊断：窦性心律，单心房AAI起搏器，心房起搏和感知功能正常，室性期前收缩。

2.在心电图上单心房AAI起搏器与双腔起搏器的AAI工作方式的特点

（1）单心房AAI起搏器，只有1根导线在心房，心房的起搏和感知只与P波有关。心房除极后激动沿希-浦系统激动心室。心房导线不感知室性期前收缩，只按照低限频率发放脉冲起搏心房。

（2）双腔起搏器的AAI工作方式，说明起搏器处于心房起搏和心室感知的AP-VS。当遇到室性期前收缩后，必按VA间期重整心房起搏间期，大部分VA间期是以心房计时，即VA间期=AA间期-起搏AV间期。例如，AA间期1000 ms，起搏的AV间期（PAV）280 ms，VA间期=1000-280=720 ms。图15-8中VA间期>1000 ms，所以不是双腔起搏器。

3.起搏器程控参数

（1）程控参数显示为百多力SSI起搏器，低限起搏频率60次/分，脉宽0.4 ms，输出电压2.5 V。SSI起搏器为单腔起搏器，导线可以放置在心房，也可以放置在心室。不同心腔时需适当改变一些参数设置，如感知灵敏度、不应期等。

（2）参数测试：心房导线阻抗580 Ω，P波幅值2.8 mV，阈值1.0 mV。

双腔起搏

Case 8 患者男性，85岁，因"晕厥"植入双腔起搏器。门诊随访心电图如图15-9。

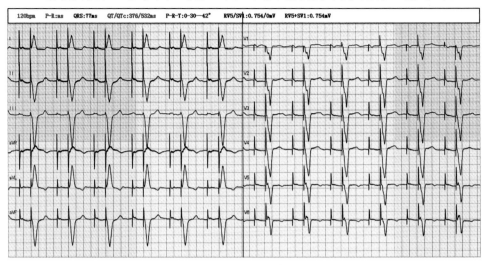

图15-9　门诊随访心电图

1.心电图特点

（1）起搏器模式：图15-9中房室均全部起搏，为双腔起搏器DDD（工作方式为AP-VP）。

（2）起搏频率：心房起搏间期AP-AP1000 ms，所以起搏频率60次/分。

（3）起搏夺获：房室起始均看到起搏钉样信号并夺获心房和心室，分析夺获心室QRS波群形态，电轴左偏及胸导联呈QS型，提示右心室心尖部起搏，所以房室起搏功能正常。

（4）感知：未见到心房自身波和心室自身波，故房室感知功能不能评价。

2.分析患者潜在的心律失常

（1）该患者起搏的AV间期长达300 ms，不符合出厂设置。分析在起搏器随访时拉长的AV间期，即在如此长的AV间期心室依然发生起搏，提示患者为三度房室阻滞，这也是植入起搏器的原因。

（2）起搏心房，低限起搏频率60次/分，提示自身心率低于60次/分，一般可能是窦缓，也可能是病窦综合征。

3.双腔起搏器DDD的4种工作状态或方式

（1）AP-VP（心房起搏，顺序心室起搏的DDD工作方式）。

（2）AP-VS（心房起搏，心室自身下传的AAI工作方式）。

（3）AS-VP（心房感知，触发心室起搏的VAT工作方式）。

（4）AS-VS（心房感知，自身下传心室的ODO工作方式）。

Case 9 患者男性，79岁，因"晕厥"植入心脏起搏器。术后心电图如图15-10。

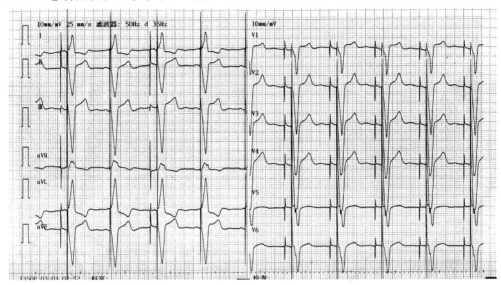

图 15-10 术后心电图

1.心电图特点

（1）起搏器模式：房室均看到起搏信号，有 AP-VP 和 AS-VP，符合双腔起搏器（DDD 起搏器）。

（2）起搏频率：AP-AP1000 ms，60次/分。

（3）起搏夺获：大的心房起搏钉样信号后紧跟心房除极波，提示心房起搏正常。大的心室起搏钉样信号后紧跟心室除极波，QRS 为电轴左偏及胸导联呈 QS 型，提示右心室心尖部起搏。房室均有效夺获。起搏极性为大环路的单极起搏。

（4）感知：P₂、P₄、P₅为自身的窦性 P 波，起搏器感知自身事件后重整计时间期，提示心房的感知功能正常。心电图中未见到心室自身的 QRS 波群，故不能评价心室感知功能。

（5）潜在心律失常：低限起搏频率（起搏心房）60次/分，心房大部分起搏（少部分感知），说明多数窦性心律频率低于60次/分，提示窦性心动过缓。心室全部起搏（VP），可能存在房室阻滞。

2.分析房室间期（AVI）

（1）起搏的 AV 间期指心房起搏到心室起搏的时间间期，PAV=AP-VP。

（2）感知的 AV 间期指心房感知到心室起搏的时间间期，SAV=AS-VP。

（3）通常设置 PAV 长于 SAV20～30 ms。

Case 10 患者女性，70岁，曾植入心脏起搏器。门诊随访心电图如图15-11。

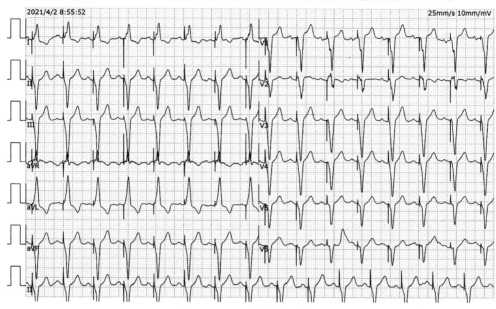

图15-11　门诊随访心电图

1.心电图特点

（1）起搏器模式：P波在Ⅱ导联直立，符合窦性心律。心率85次/分。每个心房波后均触发1次心室起搏，为双腔起搏器（Mode：DDD），AS-VP，即VAT的工作方式。

（2）起搏频率：心室起搏跟踪心房，VP-VP间期同窦性心律PP间期，起搏频率85次/分。

（3）起搏夺获：心房为自身的窦性P波，不能评价心房起搏功能。心室起搏脉冲后紧跟心室除极波，表明起搏夺获功能正常；QRS电轴左偏及胸导联呈QS型，提示右心室心尖部起搏。

（4）感知：起搏器感知自身心房P波后经SAV间期起搏心室，提示心房的感知功能正常。心室全部起搏，不能评价感知功能。

心电图诊断：窦性心律，心电轴左偏，双腔起搏器，VAT工作方式，心房感知功能及心室起搏功能正常。

2.分析潜在的心律失常

（1）窦性心律，心率85次/分，窦房结功能正常。SAV间期较短，如果把AV间期延长到足够长依然是VP时，说明存在三度房室阻滞。

（2）术前心电图为三度房室阻滞，室性逸搏心律，频率40次/分。

心室起搏不良

Case 11 患者男性，72岁，双腔起搏器植入术后3个月，发现心动过缓即来医院就诊。门诊心电图如图15-12。

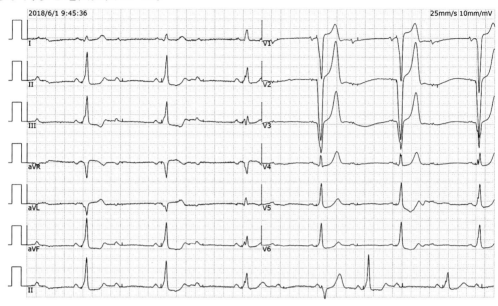

图15-12 门诊心电图

1.心电图特点

（1）Ⅱ导联P波直立，符合窦性心律。PP间期900 ms，心率67次/分。

（2）心室率缓慢，第2、4、6、9、11个P波后可见钉样起搏信号并有效夺获心室，起搏的QRS波群形态提示为高位室间隔图形（类似右心室流出道图形），为双腔起搏器的AS-VP（VAT）工作方式。起搏信号小，为双极起搏。

（3）第1、3、5、7、10、12个P波后有钉样起搏信号，但其后缺失QRS波群，为心室起搏失夺获。失夺获后导致长的RR间期达1.72 s，造成心室率缓慢。

（4）第4个QRS波群R₄为室性期前收缩，发生在心室失夺获之后。

心电图诊断：窦性心律，双腔起搏器DDD的VAT工作方式，间歇性心室失夺获，心房感知功能正常，室性期前收缩。

2.间歇性心室失夺获的原因

常见原因有起搏部位阈值升高（如心衰时）、心室导线微脱位等。

3.处理策略

（1）用起搏器程控仪测试参数：心房起搏阈值1.0 V，P波幅值3.5 mV，阻抗687 Ω；心室起搏阈值1.5 V，感知的R波幅值8.5 mV，阻抗780 Ω。

（2）如果阈值升高，适当调高输出电压可以解决导线微脱位问题，通常输出电压为阈值的2倍，以保证安全起搏。将心室输出电压调至3.0 V后复查心电图，提示心室起搏全部夺获。

心室感知不良

Case 12 患者男性，68岁，因"心房颤动伴长间歇植入单心室VVI起搏器"，以"心悸"就诊。起搏器随访门诊资料显示：Mode为VVI，基本起搏频率60次/分，起搏频率滞后功能开启，滞后起搏频率50次/分。门诊心电图如图15-13。

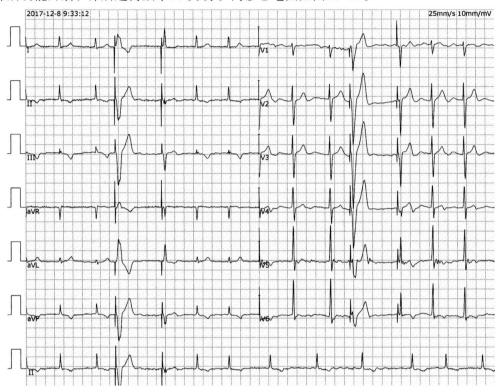

图15-13　门诊心电图

1.心电图特点

（1）基本心律为心房颤动。

（2）可以看到起搏钉样信号后跟着除极的QRS波群，说明心室起搏有效夺获，起搏间期VP-VP1000 ms，低限起搏频率60次/分。心室起搏形态提示为右心室心尖部起搏。

（3）第3个QRS波群起搏，参数设置逸搏间期1200 ms。此起搏信号与前面的R_2仅相差400 ms，距R_1相差1200 ms，提示起搏器没有看到R_2，为起搏器的感知不良。

心电图诊断：心房颤动，心室起搏功能正常，但感知不良。

2.处理策略

（1）用起搏器程控仪测试起搏参数，包括心室导线阻抗、起搏阈值和感知R波幅值。

（2）测试心室感知R波幅值为4.0 mV，而起搏器设置心室感知灵敏度为2.5 mV。R波幅值偏低，造成对心室自身QRS波群感知不良。通常将感知灵敏度数值调低以增加心室灵敏度，故将其调整为2.0 mV。

电池耗竭

Case 13 患者男性，47岁，10年前因"房室阻滞"植入VVI心脏起搏器，现因"晕厥"就诊。门诊心电图如图15-14。

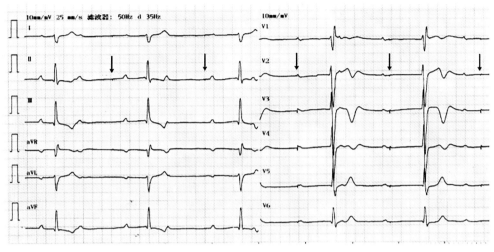

图15-14　门诊心电图

1.心电图特点

（1）P波在Ⅱ导联直立，符合窦性心律。心率75次/分。

（2）QRS波群缓慢匀齐，心室率30次/分。QRS波群与P波无关，形态呈类完全性右束支阻滞+左后分支阻滞型。

（3）仔细寻找到较小的起搏信号，如图15-14中箭头所示。V脉冲-V脉冲2000 ms。起搏器通常设置的基本频率为60次/分。如果电池耗竭，起搏频率会低于基本频率的10%以上。

心电图诊断：窦性心律，心电轴右偏，三度房室阻滞，室性逸搏心律，双极起搏脉冲（30次/分）。

临床诊断：考虑为起搏器电池耗竭。

2.临床策略

（1）患者发生晕厥，心电图提示室性逸搏，起搏器电池耗竭，应需尽早更换起搏器。

（2）术前与患者家属进行充分沟通，拟将VVI升级为双腔起搏器。

（3）次日进行起搏器更换术。术中测试心室起搏阈值2.2 V（通常＜1 V），考虑与心肌纤维化有关，原有心室导线不能用了。植入了心房和心室导线，各参数测试满意，顺利完成双腔起搏器植入手术。

（4）患者术后心电图显示 AS-VP 的 VAT 工作方式。

心房心室导线接反

Case 14 患者男性，65岁，因"病窦综合征"植入双腔起搏器。术后心电图如图15-15。

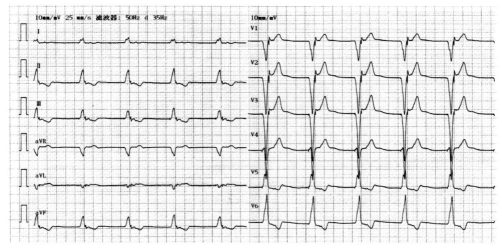

图15-15　术后心电图

1.心电图特点

（1）病窦综合征患者，图15-15既看不到窦性P波，也看不到起搏的A脉冲。

（2）QRS波群起始部可以看到很小的起搏钉样信号，以 V_3、V_4 和 V_5 导联较为清楚。第1个起搏脉冲后出现的是宽大的QRS波群，其形态提示来源于右心室流出道。在QRS波群终末部也可以看到钉样起搏信号，V_1、V_2 和 V_3 导联清楚，紧跟起搏钉样信号后似乎有个房波，两个起搏钉之间的间期150 ms。

2.此心电图考虑的问题

双腔起搏器一定是AP-VP顺序，图15-15中A脉冲后跟着心室除极波，V脉冲后似乎有房除极波（V_1、V_2清楚），推测是手术中房室导线插孔接反了。

3.临床处理

（1）再次进行手术，将房室导线拔出重新插入拧紧。患者返回病房后心电图出现AP-VP顺序，房脉冲夺获心房，PAV150 ms后起搏心室。

（2）病窦患者可以用起搏器程控仪延长PAV鼓励自身房室下传。

频率应答

Case 15 患者女性，69岁，3年前因"病窦综合征"植入双腔起搏器。门诊随访心电图如图15-16。

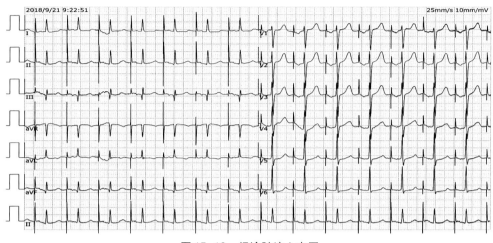

图15-16　门诊随访心电图

1.心电图特点

（1）心房波起始部可以看到较大的起搏信号，提示心房脉冲夺获心房，为单极起搏。起搏间期AP-AP680 ms，心房起搏频率88次/分，此频率不符合常规低限频率60次/分的设置。

（2）心室为正常下传的自身搏动，提示房室传导功能正常。心电轴不偏，QRS波群形态、时限和电压正常。ST-T未见异常。

（3）患者植入双腔起搏器，为心房起搏-心室感知的AP-VS（AAI）工作方式。参数设置中基本起搏频率为60次/分，而心电图心房起搏心率88次/分，提示为带频率应答功能的双腔起搏器（DDDR）。

心电图诊断：心房起搏心律，双腔起搏器的AAI工作方式，起搏频率88次/分，心电轴不偏，QRS波群正常，ST-T未见异常。

2.DDDR起搏器适用的范围

（1）频率应答起搏器是带"R"的起搏器，主要目的是随着生理需要增加心房起搏频率的功能，符合生理性起搏，而不是以固定的频率起搏心房。如果不带"R"，自身心率低于设置的低限频率（通常为60次/分）时，起搏器会以固定的基本频率60次/分起搏心房；如果自身心率高于60次/分时，起搏器感知P波后抑制起搏。

（2）对于病窦综合征或窦房结变时性不好的患者，自身心房率多低于60次/分，或活动时自身心房活动不能随之增加，对患者的心功能均有不良影响。如果植入带"R"的起搏器就能解决此问题。

（3）该患者患有病窦综合征，当生理需要心房率增加时，起搏器的频率应答功能就会发挥作用。

（4）对于DDDR起搏器，最适于病窦综合征及窦房结变时性不良的患者。

Case 16患者男性，63岁，起搏器植入术后3年。门诊随访心电图如图15-17。

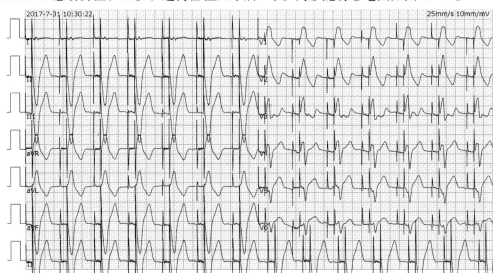

图15-17   门诊随访心电图

1.心电图特点

（1）清楚的A、V脉冲，明确双腔起搏器，且A脉冲夺获心房，V脉冲夺获心室。提示房室起搏夺获。双腔起搏器的AP-VP工作方式。

（2）起搏间期AP-AP760 ms，频率80次/分，基本频率60次/分，提示为带频率应答功能的起搏器（DDDR）。

（3）没有看到自身的P波和QRS波群，不能评价房室感知功能。

（4）通常右心室心尖部起搏的图形表现为电轴左偏+完全性左束支阻滞图形。起搏的QRS波群，V_1呈完全性右束支阻滞的R型。

2.分析起搏图形

（1）心室导线穿孔至左心室时可以呈完全性右束支阻滞图形。该患者经超声心动图和心脏核磁检查，起搏导线仍在右心室心尖部。

3.鉴别图形

（1）心电轴依然左偏。

（2）胸导联"R"波移行小于或等于V_3导联。

（3）将V_1、V_2下移至第6肋间时，如果是右心室心尖部起搏，100%出现完全性左束支阻滞图形；如果是左心室起搏，则图形不变化。

起搏器对期前收缩的反应

Case 17 患者男性，起搏器植入者，因"心悸"就诊。门诊心电图如图 15-18。

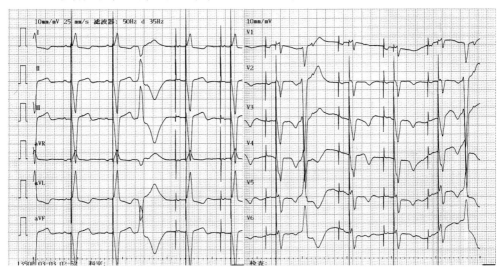

图 15-18 门诊心电图

1.心电图特点

（1） Ⅱ导联P波直立，符合窦性心律。心率65次/分。

（2）清楚的A脉冲和V脉冲，明确是双腔起搏器（DDD）。起搏间期AP-AP1000 ms，起搏频率60次/分（下限频率）。工作方式有两种：AS-VP（VAT）为感知的AV间期（SAV）；AP-VP为起搏的AV间期（PAV）200 ms。房室起搏为单极起搏。

（3）起搏的QRS波群形态为肢体导联Ⅱ、Ⅲ和aVF，主波向下（电轴左偏）及胸导联主波向下，符合心室电极导线位于右心室心尖部。

（4）第4个QRS波群（R_4）为提前出现的宽大畸形，前面无P波，符合室性期前收缩（PVC），可看到R_4重整起搏器VA间期。

心电图诊断：窦性心律，房室起搏心律（双腔起搏器），有VAT和DDD工作方式，心房和心室起搏和感知功能正常。

2.起搏器的认定

（1）如果起搏器将宽大畸形的QRS波群标记为VS，就是PVC。感知自身QRS波群后重整起搏间期，VA间期=VV间期-PAV。

（2）如果标记到宽大畸形的QRS波群之前为AS时，那么起搏器就认定为房性期前收缩（PAC）。

3.PVC时起搏器现代功能的参数调整

（1）PVC往往会逆传至心房产生逆P′，如果起搏器标记为AS，触发VP，可形成起搏器介导的心动过速（PMT）。

（2）起搏器看到PVC，通过延长PVARP（心室后心房不应期）使逆P′落入心房不应期，因而预防了PMT的发生。

心室安全起搏

Case 18 患者女性，71岁，因"病窦综合征"植入双腔起搏器后1个月。门诊随访心电图如图15-19。

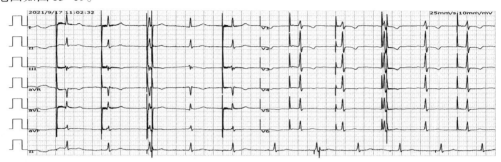

图15-19　门诊随访心电图

1.心电图特点

（1）起搏器模式：患者植入双腔起搏器，心电图可见心房和心室起搏脉冲，很多AP脉冲，很少VP脉冲。房室起搏信号大，为单极起搏。起搏间期AP-AP1000 ms，频率60次/分。

（2）起搏和感知功能：心房脉冲后并未全部夺获心房，有的脉冲落在P波中部。心室全部为自身QRS波群，偶尔看到VP脉冲（如在长Ⅱ导联上第3、7跳的QRS波群）出现，并未夺获心室。心房多数为AP，也有AS（如在长Ⅱ导联上第4、8个QRS波群之前）出现。而在Ⅱ导联上第3、7跳的QRS波群起始部有AP，但是AP之前有自身P波，以$V_2 \sim V_4$导联清楚可见。测量其与前1个AP之间的间期AP-AP为1000 ms，故心房感知不良，心室感知正常。

（3）肢体导联和胸导联第3个QRS波群以及长Ⅱ导联上第3、7跳的QRS波群中，2个起搏钉之间间期110 ms（出厂常规设置PAV180 ms），为心室安全起搏（VSP）。

心电图诊断：双腔起搏器，起搏频率60次/分，心房感知功能不良，心室安全起搏。

2.心室安全起搏（ventricular safety pacing，VSP）

（1）起搏器设置VSP以避免交叉感知现象。

（2）VSP仅见于双腔起搏器患者，且仅发生于心房起搏脉冲（A脉冲）之后。AP后，强行设置一个很短的心室空白期（VBP，如28 ms），防止心室电极感知心房脉冲。紧随VBP后有另一个时间间期，称交叉感知窗（CDW），此期内感知到的任何激动电信号包括心室自身激动（包括PVC）或心外干扰信号后，起搏器执行VSP，这意味着心房脉冲（AP）后100～120 ms，起搏器将发放心室脉冲，以免心室漏搏。此时无论心室是被脉冲夺获除极，还是自身激动除极，都会出现心室除极。两个起搏脉冲中间夹1个QRS波群，称"三明治现象"。

（3）VSP是起搏器正常工作的行为表现。在起搏心电图上，VSP通常发生在有PVC时或心房感知不良时。对心房感知不良出现的VSP，需用起搏器程控仪适当调低感知灵敏度数值以增加心房感知。

假性融合波

Case 19 患者女性，70岁。因"病窦综合征"植入了双腔起搏器。门诊随访心电图如图15-20。

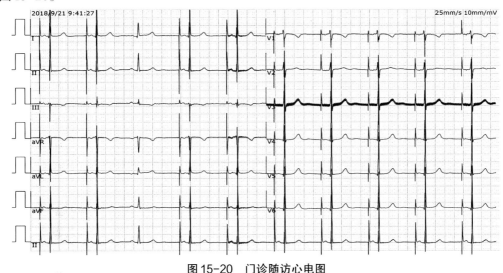

图15-20 门诊随访心电图

1.心电图特点

（1）起搏器模式：明显的心房脉冲和心室脉冲，为双腔起搏器（Mode：DDD）。根据两个脉冲信号间距可以计算出PAV为200 ms。

（2）起搏频率：起搏间期AP-AP1000 ms，起搏频率60次/分。

（3）起搏夺获：第3组P-QRS-T为自身心电活动，QRS波群形态正常，其余均为房室脉冲起搏序列，即AP-VP。心房脉冲后有心房除极波，提示起搏夺获。心室脉冲落在QRS波群中间，含脉冲信号的QRS波群形态与第3组自身的QRS-T形态一模一样，提示心室起搏脉冲并未夺获心室，但不能否定起搏器的夺获功能，含脉冲的QRS波群为假性融合波。

（4）感知：第3组P-QRS-T为自身心电活动，且重整了后面起搏间期，说明心房和心室的感知功能正常。

（5）潜在的节律：多数情况下由心房起搏（AP），说明窦性频率低于60次/分。当PAV间期为200 ms时，心室虽有起搏脉冲发出，但并未夺获心室，而是和自身下传的QRS波群形成假性融合波，同时表明患者的房室传导功能正常。

心电图诊断：双腔起搏器（AP-VP的DDD工作方式），心房起搏夺获功能及感知功能正常，心室起搏但未夺获心室形成假性融合波，心室感知功能正常。

2.处理策略

（1）首先要确定心室的夺获功能，考虑患者患有病窦综合征，可以用起搏器程控仪的VVI模式测试，起搏频率高于基础心律频率，以确定夺获功能正常。

（2）因患者自身心率与基础起搏频率比较接近，可以再适当延长PAV间期，或将自动AV搜索功能打开，均能减少不必要的心室起搏，以消除持续的假性融合波。

模式转换功能

Case 20 患者男性，75岁。因"心悸"收住院，5年前植入双腔起搏器。入院心电图如图15-21。

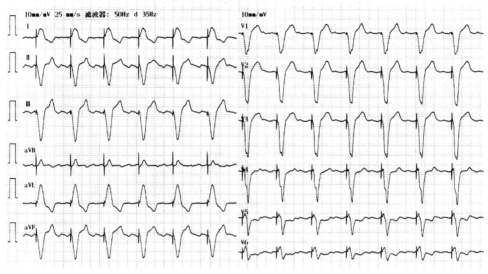

图 15-21　入院心电图

1.心电图特点

（1）基本心律为心房扑动，心房率300次/分。明确植入双腔起搏器。

（2）起搏钉后有心室除极波，其形态呈心电轴左偏+胸导联QS型，符合右心室心尖部起搏图形，提示心室起搏功能正常，起搏频率80次/分，是心房扑动发生时的自动模式转换（AMS）。

心电图诊断：心房扑动，心电轴左偏，双腔起搏器，AMS功能开启，模式转换后起搏频率80次/分，心房感知功能和心室起搏功能正常。

2.自动模式转换（AMS）

通常指DDD起搏器患者发生快速的房性心律失常时（房速、心房扑动或心房颤动），当超过模式转换频率，起搏器立即从DDD模式转换为DDI模式，该过程称为起搏模式转换。此过程可以用起搏器程控仪设置模式转换时的频率，以及发生转换后的起搏频率。

3.使用起搏器程控仪看腔内图

（1）显示模式DDD，基本起搏频率60次/分，最大跟踪起搏频率110次/分，PAV170 ms。

（2）心房通道看到规律的心房扑动波，心室通道起搏为80次/分。

（3）心室跟踪心房起搏（AS-VP工作方式），标识AMS提示发生自动模式转换。发生AMS后的起搏频率80次/分，为起搏器参数设置（可以程控）。

心房扑动时起搏器程控

Case 21 患者男性，75岁，曾因"三度房室阻滞伴晕厥"植入双腔起搏器，高血压病史，药物控制。1个月前因心悸在外院就诊，心电图提示基本心律为心房扑动，起搏器为VAT工作方式，因跟踪心房，出现心室过多起搏，患者遂来起搏器随访门诊就诊，起搏器程控仪显示腔内图为过快整齐的AS（心房扑动），看不到自身QRS波群，均为VP，心室率不匀齐。因腔内图显示心房扑动持续，故暂时将起搏器模式由DDD改为VVI。门诊心电图如图15-22。

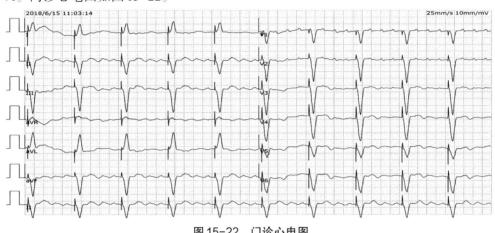

图15-22　门诊心电图

1.心电图特点

（1）基本心律为心房扑动，心房率250次/分。

（2）心电轴左偏。

（3）每个QRS波群起始部有起搏钉，其形态呈心电轴左偏+胸导联QS型，符合右心室心尖部起搏，提示心室起搏功能正常。

（4）起搏频率：心室起搏间期VP-VP1000 ms，频率60次/分，符合常规低限频率设置。

（5）看不到自身下传的QRS波群，提示三度房室阻滞，不能评价心室感知功能。

心电图诊断：心房扑动，心电轴左偏，VVI工作方式，心室起搏功能正常。

2.评价心室的感知功能

（1）要评价心室的感知功能，一定要让起搏器看到自身的QRS波群。患者为三度房室阻滞，如果出现QRS波群，就是出现逸搏心律。

（2）可以用起搏器程控仪来降低起搏器低限频率。一般将低限频率降至40次/分时，仍没有VS（逸搏不出现），通常认为是起搏依赖，不再测试心室感知功能。

3.临床策略

（1）CHA_2DS_2-VASc评分3分，患者应该予以抗凝治疗。75岁的老年人应首选新型口服抗凝剂。

（2）患者进一步做心脏超声及头颅CT检查（常规起搏器患者不能行核磁检查）。

（3）优化降压药物。

间歇房室阻滞时起搏器程控

Case 22 患者男性，75岁，5年前因"三度房室阻滞"植入双腔起搏器。门诊随访心电图如图15-23。

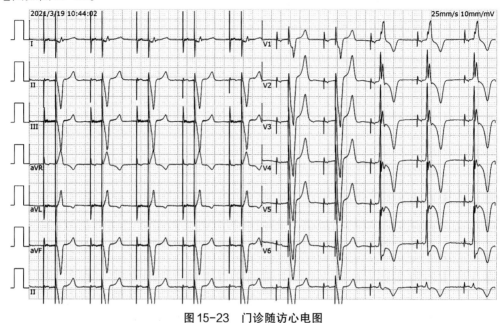

图15-23   门诊随访心电图

1.心电图特点

（1）起搏器模式：明显的房室起搏脉冲提示为双腔起搏器。起搏间期AP-AP1000 ms，起搏频率60次/分，为常规设置起搏频率。

（2）起搏：心房起搏脉冲夺获心房，说明心房起搏功能正常。PAV设置较长，达250 ms。心室起搏脉冲夺获心室，QRS波群呈典型的右心室心尖部起搏图形。

（3）感知：同步记录到最后3跳QRS波群为正常下传的自身心室电活动波，呈完全性右束支阻滞图形伴T波倒置。心室感知功能正常。

心电图诊断：双腔起搏器多为AP-VP工作方式，心房心室起搏夺获功能正常，心室感知功能正常，完全性右束支阻滞，T波异常。

2.临床策略

（1）全部的心房起搏，说明患者的窦性心律频率低于60次/分。

（2）经较长的PAV间期，心室还需要起搏，提示患者存在房室阻滞，可以看到心室自身QRS波群，房室阻滞或为间歇性。

（3）目前参数设置比较合理。如果有AV自动搜索功能，应该打开，以减少不必要的心室起搏。

（4）如果较长的AV间期心室均起搏夺获，那么说明房室阻滞是完全性的，不必延长AV间期。

心室自动阈值夺获功能

Case 23 患者男性，59岁。两年前植入双腔起搏器。门诊随访心电图如图15-24。

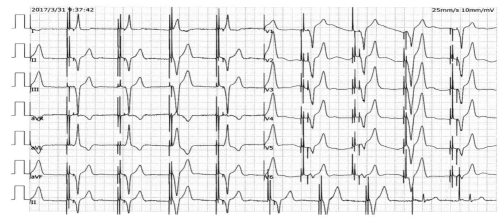

图15-24 门诊随访心电图

1.心电图特点

（1）心电图清楚的单极起搏钉显示三脉冲现象。心房脉冲的起搏间期AP-AP（长Ⅱ导联最后2个A脉冲）1000 ms，基本起搏频率60次/分，心房起搏功能正常。

（2）长Ⅱ导联中，第1、2和4、5个QRS波群前发生三脉冲AVV（A为房脉冲，V为室脉冲）。AV间期缩短至40 ms；第1个V脉冲是测试脉冲发生了失夺获，第2个V脉冲为心室备用脉冲，夺获心室。

（3）第3、6和7个QRS波群前见A、V顺序起搏，AV缩短后V脉冲夺获心室。第6和7的V脉冲在失夺获电压的基础上增加0.125 V夺获心室，并连续夺获2次，此电压就是测到的心室阈值。阈值测试结束。

（4）第8、9个AP-VS的AAI工作方式，提示该患者存在心动过缓，房室传导功能正常。

心电图诊断：双腔起搏器，心房起搏功能正常，三脉冲现象提示心室自动阈值夺获功能运作。

2.心室自动阈值夺获

（1）心室自动阈值夺获是用一个较低的电压起搏心室，如果测试脉冲失夺获，起搏器会自动启动下一个安全脉冲，保证夺获心室。

（2）典型的自动阈值夺获在心电图上的表现是一个心室脉冲没有夺获心室（电压不够）后紧跟一个心室起搏事件（足够的电压输出）。一对心室起搏信号为VV脉冲，一个失败，一个成功。VV间期设置为110 ms。

（3）连续两次测试失夺获后会在此电压的基础上增加0.125 V继续测试（第一个V脉冲）。如果测试脉冲连续两次夺获心室，此电压就是心室的阈值电压。第二个备用脉冲有足够的输出电压，支持保证心室起搏。

（4）AV缩短至40 ms的目的是起搏心室以执行心室自动阈值检测功能。

动态 AV 功能

Case 24 患者女性，57岁，植入双腔起搏器。门诊随访心电图如图15-25。

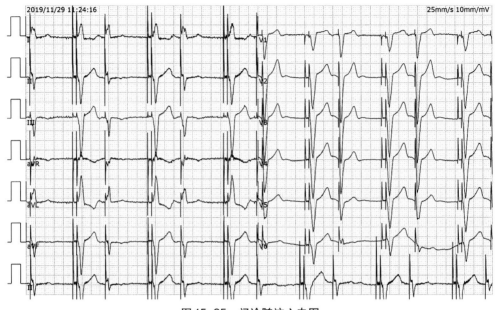

图 15-25　门诊随访心电图

1.心电图特点

（1）起搏器模式：双腔起搏器，工作方式可见 AP-VP（第2、4、6、8、10、12）和 AS-VP（房性期前收缩触发，第1、3、5、7、9、11、13）。

（2）起搏：A 脉冲后由于 AV80 ms，所以不能判断其夺获心房的情况。V 脉冲后有除极的 QRS 波群，形态显示右心室心尖部起搏。

（3）感知：可见 AS-VP（房性期前收缩触发），提示心房感知正常。未见到自身活动的 QRS 波群，故不能评价心室感知功能。

2.分析 AV 缩短的原因

（1）一般起搏器参数 PAV 常规设置在150～180 ms，人为的 AV 缩短，除非是对肥厚性心肌病患者植入起搏器时。

（2）该病例 PAV 缩短至80 ms，发生在房性期前收缩（AS）触发心室起搏（AS-VP）后。这是起搏器在自身心房事件后（房率增快）AV 间期自动缩短，模拟生理情况下 PR 间期的变化。

（3）如果认为是 PVC（VS）时，其后的 AV 间期不变化。

心电图诊断：双腔起搏器，心房和心室起搏功能正常，心房感知功能正常，AV 缩短提示起搏器动态 AV 功能。

上限频率行为

Case 25 患者女性，25 岁，起搏器术后患者。门诊随访心电图如图 15-26。

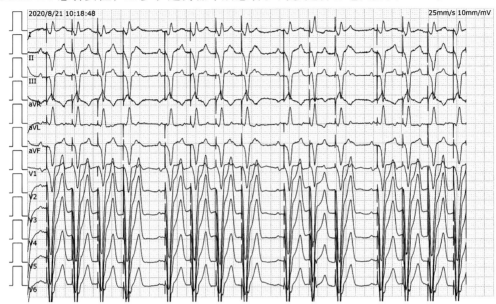

图 15-26　门诊随访心电图

1. 心电图特点

（1）P 波在 Ⅱ 导联直立，符合窦性心律。心率 120 次/分。

（2）双腔起搏器，心房感知心室起搏，为 VAT 工作方式。心室起搏间期 VP-VP，起搏频率 110 次/分，为上限跟踪频率。当自身心房频率（图 15-26 为窦性心律）超出心室上限跟踪频率时，心室不会按照 1∶1 跟踪心房起搏心室，表现为 PAV 间期逐渐延长，直至 1 个 P 波落入 PVARP 内发生不起搏（无脉冲），出现文氏现象。

心电图诊断：双腔起搏器，VAT 工作方式，上限频率行为，起搏器介导的文氏现象，心房感知及心室起搏功能未见异常。

2. 临床策略

（1）起搏器介导的文氏现象，是起搏器正常功能设置的表现，本身无须处理。

（2）该患者为女性，妊娠 32 周，出现窦性心动过速 120 次/分，考虑与妊娠有关。

（3）应与产科进行多学科讨论，研究患者是否需要干预心率。

CRT 起搏器

Case 26 患者男性，56岁，扩张性心肌病，超声心动图左心系统增大（LAD42 mm，LVDs68 mm，LVDd79 mm），左心室射血分数减低（LVEF30%）。心电图提示完全性左束支阻滞，QRS波群宽度168 ms。为患者进行了心脏再同步治疗（CRT）。门诊随访心电图如图15-27。

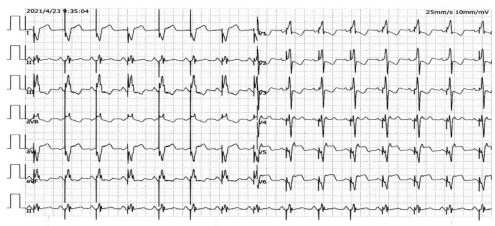

图15-27 门诊随访心电图

1.心电图特点

（1）三腔起搏器心房感知、双心室起搏的AS-BVP工作方式。

（2）起搏频率为心室跟踪频率85次/分。

（3）心室起搏有效夺获心室，起搏的QRS波群形态为完全性右束支阻滞+电轴右偏，时限140 ms，为双心室起搏。心房感知功能正常。

2.心脏再同步治疗（cardiac resynchronization therapy，CRT）

（1）CRT是通过左、右心室的同步起搏纠正心衰伴左束支阻滞患者的左、右心室电与机械功能的不同步，以期治疗和缓解患者的心衰。

（2）心衰患者在药物优化治疗至少3个月后仍存在以下情况，应该进行CRT治疗，以改善症状及降低病死率。①窦性心律，QRS波群时限≥150 ms，左束支阻滞，LVEF≤35%的症状性心衰患者（Ⅰ，A）。②窦性心律，QRS波群时限130～149 ms，左束支阻滞，LVEF≤35%的症状性心衰患者（Ⅰ，B）。③窦性心律，QRS波群时限≥150 ms，非左束支阻滞，LVEF≤35%的症状性心衰患者（Ⅱa，B）。

（3）CRT方法中，双心室起搏是纠正室间及室内不同步的经典方法。

3.用起搏器程控仪分析该患者的起搏功能

（1）CRT随访时最重要的是要判断患者的左心室起搏是否有效。观察V₁导联和Ⅰ导联QRS波群的形态十分重要。如果V₁导联QRS波群的R/S≥1确定左心室夺获，或Ⅰ导联的QRS波群的R/S≤1（右偏）确定左心室夺获。

（2）起搏参数：心房-双室，基本频率60次/分，PAV180 ms，双室同步起搏。

（3）随访中有时需调整PAV和VV间期（双室之间），以保证心脏功能的改善。

无导线起搏器

Cace 27 患者男性，79岁，因"头晕伴晕厥"就诊，心电图提示心房颤动。既往高血压和糖尿病病史多年，服用钙通道阻滞剂治疗，血压多在150/66 mmHg。胰岛素控制血糖。以"心房颤动"收住院。入院后24小时动态心电图提示持续性心房颤动，心室率偏慢，总心搏数76670次，有长达6.8 s的RR间期。头颅CT提示陈旧性腔隙性脑梗死。经与患者及其家属沟通后植入无导线起搏器（Micra）。术后心电图如图15-28。

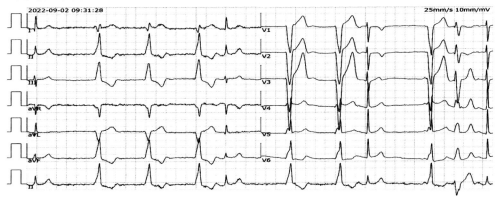

图15-28 术后心电图

1.心电图特点

（1）基本心律为心房颤动。心房颤动下传的窄QRS波群形态，心电轴不偏，时限和电压正常。

（2）宽QRS形态呈类LBBB型，起始部有起搏信号（双极起搏），起搏间期1000 ms（VP-VP），低限频率60次/分。逸搏间期1200 ms（VS-VP），滞后功能设置开启。

（3）胸导联及长Ⅱ导联可见室性期前收缩。

心电图诊断：心房颤动，单心室（VVI）起搏器，心室起搏和感知功能正常。滞后起搏频率50次/分。

2.无导线起搏器

（1）无导线起搏器体积小，形似胶囊，也称胶囊起搏器。其重量仅2 g，植入心室。无导线起搏器植入过程示意图和术后胸片示意图如图15-29。

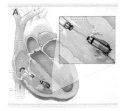
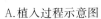
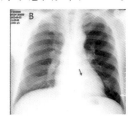

A.植入过程示意图　　　　B.术后胸片示意图

图15-29 无导线起搏器植入过程示意图和术后胸片示意图

（2）Micra为单心室起搏器（VVI），适合心房颤动伴长间歇患者。

（3）Micra AV，有感知心房活动功能，类似VDD起搏器，适合房室阻滞患者。

（4）起搏器具有特殊功能，如心室阈值管理等。心电图分析同常规起搏心电图。

心脏收缩调节器

Case 28 患者男性，53岁，10年前因"心力衰竭"反复住院，明确诊断为扩张性心肌病，药物优化治疗1年。本次因"心悸明显、气短加重"收住院。心脏超声提示LVEF30%。24小时动态心电图有频发室性期前收缩，频发的短阵室速。为患者植入双腔ICD+CCM。出院后继续药物治疗，无电击发生。门诊随访心电图如图15-30。

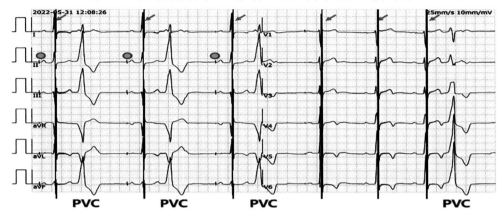

图15-30　门诊随访心电图

1.心电图特点

（1）图15-30蓝色圆圈显示心房起搏脉冲并使心房除极。ICD设置低限起搏间期1200 ms（频率50次/分），PAV300 ms/SAV270 ms。受PVC影响（VA间期=1200-300）起搏间期重整。ICD的AAI工作方式。

（2）图15-30红色箭头所示为心脏收缩调节器（CCM）在QRS波群固定部位有刺激脉冲信号，此脉冲发生在心室绝对不应期并不引起电活动。

心电图诊断：双腔ICD的AAI工作方式，CCM工作方式，频发室性期前收缩。

2.心脏收缩调节器（CCM）

（1）CCM信号不具有起搏功能，不影响心率。感知R波后30 ms（绝对不应期内）发放双相刺激脉冲，振幅7~10 V（±7.5），持续20 ms（脉宽，相当于起搏信号的百倍），此脉冲能增加心肌收缩力和改善心功能。CCM工作原理如图15-31。

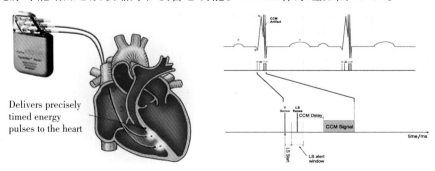

图15-31　CCM工作原理示意图

（2）植入指征：优化药物治疗后仍有症状的患者，QRS波群时限＜130 ms，LVEF仍在25%~45%；NYHA分级Ⅲ级左右，室间隔心肌纤维化面积＜70%。

小 结

【起搏心电图分析总结】

1.分析起搏心电图的基本要素

（1）分析起搏器模式：常见的有双腔起搏器DDD或单心室起搏器VVI。

（2）起搏频率：DDD起搏器的基础频率取决于心房起搏频率，通过测量心房起搏间期（AP–AP）得到。单心室VVI起搏器的基础频率通过测量VP–VP间期得到。

（3）分析起搏脉冲是否有效夺获：起搏脉冲是起搏的标志，心电图表现为一垂直的直线，其宽度称为脉宽，通常为0.4 ms。起搏脉冲大的为单极起搏，脉冲小的为双极起搏。脉冲后紧跟心脏除极波（心房波或心室波）时提示夺获。

（4）分析感知功能：起搏器能感知一定幅度的自身心电信号并引起相应反应，是保证起搏器按需起搏的关键。"恰当感知"的证据就是感知自身事件抑制或触发脉冲发放。心室"过度感知"将导致起搏不足，心电图上出现停搏或长间歇。心室感知不良会导致过多起搏。

（5）分析时间间期：起搏间期或自动间期指在没有感知事件干扰下，同一个心腔的连续两个起搏事件之间的时间。逸搏间期指从感知事件至起搏事件之间的间期。通常逸搏间期=起搏间期。当逸搏间期大于起搏间期时，提示开启了频率滞后功能。AV间期指双腔起搏器在心房和心室脉冲之间设置的时间间期，包括PAV和SAV，通常设置PAV大于SAV。

（6）分析原有的潜在节律：一般有窦性心律、心房颤动、房室传导情况及室性期前收缩等。

2.常见的起搏器特殊功能分析

（1）频率改变包括频率应答功能、频率滞后、自动模式转换等。

（2）AV缩短见于心室自动阈值管理（VCM）、心室安全起搏（VSP）和动态AV检测等。

（3）AV间期延长见于Search AV+、AV Search、MVP等。

【学习与思考】

1.心脏起搏器通过发放电脉冲使心肌除极，模拟正常心脏的冲动和传导，以治疗缓慢性心律失常。关于心脏起搏器，下述描述正确的选项是 （ ）

A.起搏治疗的主要目的是纠正心率和心律，提高生存质量，减少死亡

B.窦性心律时有在3 s以上的RR间期，即使无症状，也应植入起搏器

C.心房颤动患者伴5 s以上的RR间期，应植入起搏器

D.起搏治疗适用于窦性心律伴永久性/阵发性三度或二度Ⅱ型房室阻滞、结下2:1房室阻滞、高度房室阻滞、三分支阻滞患者

E.根据植入导线在心腔的部位，起搏器有单腔起搏器和双腔起搏器

2.CIED随访很重要，下列描述正确的选项是 （ ）

A.主要目的是评估和优化CIED系统性能和安全性，所用工具为起搏器程控仪

B.随访的频度常规建议为术后的第1、3、6、12个月，以后每年1次

C.随访包括查看囊袋切口、心电图，以及测试电池电量、导线阻抗、起搏阈值和

感知阈值等

    D.ICD患者发生电击时应尽快来医院，以确定是否为恰当治疗

    E.CRT患者的随访有时需在超声心动图指导下优化相关参数

参考答案： 1.ABCDE   2.ABCDE

（韩静静）

第16章

其他特殊心电图

【教学目标】

1.知识目标：

（1）掌握某些相关疾病的特征性心电图特点。

（2）熟悉特殊心电图与相关疾病的关联性。

（3）了解不同特殊心电图的发生机制。

2.能力目标：能够识别常见特殊心电图的特征并知晓其临床意义。

3.素养目标：养成终身学习的习惯，以提供最高水准的医疗服务。

【重点、难点和策略】

1.重点：相关疾病的特征性心电图改变及危急值心电图的识别与临床策略。

2.难点：不能识别心电图的特殊性。

3.策略：多关注心电图某些改变与疾病之间的关联。

【知识点拓展——心电图危急值】

心电图危急值也称心电图紧急值或警告值，指心电图明显异常，若不紧急处理，有可能严重危害患者健康，甚至危及生命。

1.疑似急性冠状动脉综合征

（1）首次发现疑似急性心肌梗死的心电图改变。

（2）首次发现疑似各种急性心肌缺血的心电图改变。

（3）再发急性心肌梗死的心电图改变（注意与以往心电图及临床病史比较）。

2.严重快速性心律失常

（1）心室扑动、心室颤动。

（2）室性心动过速，心室率≥150次/分，持续时间≥30 s或持续时间不足30 s伴血流动力学障碍。

（3）尖端扭转型室性心动过速、多形性室性心动过速、双向性室性心动过速。

（4）各种类型室上性心动过速，心室率≥200次/分。

（5）心房颤动伴心室预激，最短RR间期≤250 ms。

3.严重缓慢性心律失常

（1）严重心动过缓、高度及三度房室阻滞，平均心室率≤35次/分。

（2）长RR间期伴症状间期≥3.0 s，无症状间期≥5.0 s。

4.其他

（1）提示严重低钾血症心电图表现：QT（U）显著延长、出现快速性心律失常，并结合临床实验室检查。

（2）提示严重高钾血症的心电图表现（窦室传导并结合临床实验室检查）。

（3）疑似急性肺栓塞心电图表现（结合临床及相关检查）。

（4）QT间期延长：QTc≥550 ms。

（5）显性T波电交替。

（6）R-on-T型室性期前收缩。

镜像右位心

Case 1 患者男性，80岁，因"胸闷不适1个月"就诊。有高血压和2型糖尿病病史多年，药物控制。入院心电图如图16-1。

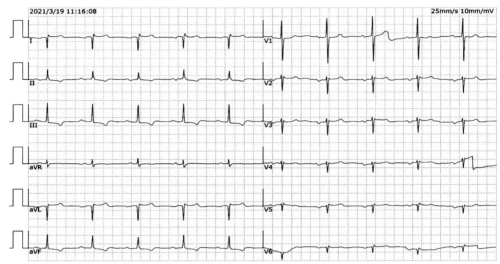

图16-1 入院心电图

1.心电图特点

（1）P波在Ⅱ导联直立。PR间期0.24 s。

（2）心电轴右偏。Ⅰ导联的P波倒置、QRS波群主波向下。$V_1 \sim V_6$导联的R波逐渐递减，S波相对加深（R/S变小）。

心电图诊断：窦性心律，心电轴右偏，一度房室阻滞，提示镜像右位心。

2.镜像右位心的心电图特点

心电图表现为左右反转，除极波和复极波也反转。

（1）Ⅰ导联和aVL导联的P波、QRS波群、T波均倒置；Ⅱ导联和Ⅲ导联图形换位；aVR和aVL导联图形换位，aVF导联图形不变。

（2）$V_1 \sim V_6$导联的R波逐渐递减，S波逐渐相对加深。

3.镜像右位心窦性心律的确定

（1）正常情况下，额面P环向量在Ⅱ导联上投影最大，通常依据其在Ⅱ导联直立即可确定窦性心律。

（2）镜像右位心时，Ⅱ导联和Ⅲ导联图形换位，但不影响窦性心律的判断。

4.将左、右手导联及胸导联镜像反接后描记心电图

Ⅱ导联P波直立。Ⅰ、aVL导联的P波直立，QRS波群呈Rs型，Ⅱ导联和Ⅲ导联图形互换，aVR和aVL导联图形互换。V_1导联呈rSr型，V_2、V_3导联呈RS型，$V_4 \sim V_6$导联呈Rs型。ST段在Ⅰ、Ⅱ、Ⅲ导联和aVF导联以及$V_3 \sim V_6$导联呈下斜型下移，对应导联T波倒置。

5.超声心动图检查

超声心动图可明确诊断镜像右位心，心脏各腔径及室壁运动未见异常。

Case 2 患者男性，24岁，因"体检发现心电图异常"就诊。门诊心电图如图16-2。

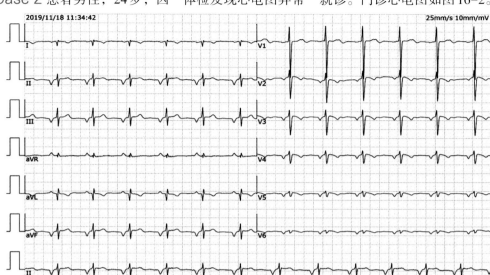

图16-2　门诊心电图

1.心电图特点

（1）P波在Ⅱ导联倒置。

（2）心电轴右偏。

（3）Ⅰ导联的P波倒置，QRS波群主波、T波均向下。V_1～V_6导联的R波逐渐递减，QRS波群电压的代数和逐渐减小。

心电图诊断：房性心律，心电轴右偏，提示镜像右位心。

2.左、右手导联及胸导联镜像反接后描记心电图

（1）Ⅱ导联P波直立倒置。Ⅰ、aVL导联的P波直立，QRS波群呈Rs型，Ⅱ导联和Ⅲ导联图形互换，aVR和aVL导联图形互换。

（2）V_1、V_2导联呈rS型，V_3、V_4导联呈RS型，V_5、V_6导联呈Rs型。

（3）ST-T未见异常。

3.超声心动图检查

超声心动图证实为镜像右位心。镜像右位心时心脏解剖（左、右心房室）和大血管均发生镜像反转，镜像右位心示意图如图16-3。

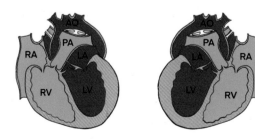

图16-3　镜像右位心示意图

Cae 3 患者男性，73岁，因"间断心悸、胸闷6年"收住心内科。高血压病史5年，药物控制。有陈旧性脑梗病史。入院心电图如图16-4。

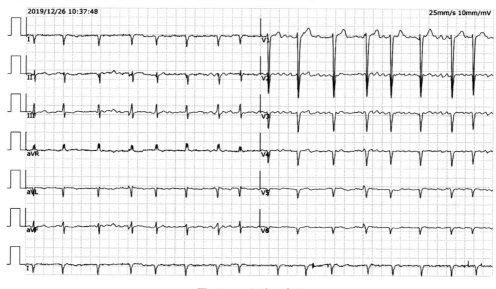

图16-4 入院心电图

1.心电图特点

（1）P波消失，代之以心房颤动波。

（2）心电轴右偏。

（3）Ⅰ、aVL导联的QRS波群主波向下。V₁导联呈rS型，V₂～V₆导联呈QS型，且波形振幅逐渐变小。

心电图诊断：心房颤动，心电轴右偏，提示镜像右位心。

2.超声心动图检查

（1）镜面右位心。

（2）双房内径增大（LAD前后径41 mm，右心房横径51 mm），左心室内径正常，左心室收缩功能正常，肺动脉压正常，三尖瓣大量返流。

3.治疗策略

（1）CHA₂DS₂-VASc 4分，HAS-BLED 1～2分。抗凝治疗优选新型口服抗凝剂利伐沙班。

（2）血管造影（左心房及肺静脉）提示镜面右位心，升主动脉瘤样扩张，双心房增大。左心房及左心耳未见血栓。

（3）患者住院期间行左心耳封堵术。

（4）左心耳封堵术后抗栓方案：第1～3个月使用抗血小板药物（阿司匹林100 mg，1次/日）+抗凝药物（利伐沙班20 mg/15 mg，1次/日）；第4～6个月使用阿司匹林（100 mg，1次/日）+氯吡格雷（75 mg，1次/日）；之后阿司匹林100 mg，1次/日，长期服用。

（5）常规服用ARB类药物、他汀类药物、β受体阻滞剂等，如心率快引起患者症状明显，还可以加用洋地黄。

右旋心

Case 4 患者女性，45岁，因"心悸3个月"就诊。当地医院胸片和超声心动图提示右旋心。门诊心电图如图16-5。

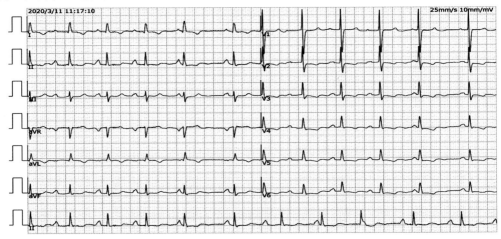

图16-5　门诊心电图

1.心电图特点

（1）P波在Ⅱ导联直立。PP间期平均0.80 s。心房率75次/分。

（2）心电轴不偏。

（3）QRS波群与P波之间无明显关系，RR间期0.80 s，为等频性房室分离。V_1导联呈RS型，V_2导联呈Rs型，其QRS波群振幅较高；V_5～V_6导联呈R型，其振幅较低，伴T波倒置。QRS波群时限正常。

心电图诊断：窦性心律，心电轴不偏，加速性交界性心律，提示右旋心。

2.右旋心的概念与特点

（1）心脏位于右胸，心尖虽指向右侧但各心腔间的关系未形成镜像倒转，为心脏移位并旋转所致，也称为假性右位心。

（2）心电图表现为各肢体导联P波极性正常；Ⅰ导联QRS波群，T波倒置，而Ⅱ导联和Ⅲ导联正向；V_1～V_3导联的QRS波群振幅增高，V_5和V_6导联的R波振幅降低，常伴倒置的T波。

（3）胸片对心脏位置的诊断有帮助，超声心动图能明确诊断。

（4）右旋心示意图如图16-6。

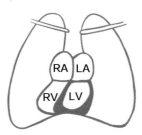

图16-6　右旋心示意图

左、右手反接

Case 5 患者男性，30岁，常规体检，将左、右手反接导线后描记心电图。体检心电图如图16-7。

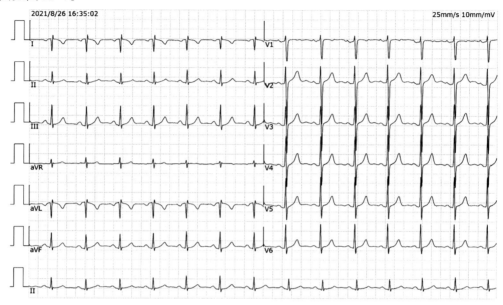

图16-7 体检心电图

1.心电图特点

（1）P波在Ⅱ导联直立。

（2）心电轴右偏。

（3）Ⅰ导联图形P-QRS-T波均倒置。Ⅱ导联图形与Ⅲ导联图形互换。aVR图形与aVL图形互换。aVF导联图形不变。肢体导联类似右位心的镜像改变，但胸导联QRS波群移行正常。

2.超声心动图检查

左、右上肢肢体导线反接，导致心电图导联图形改变，如图16-8。

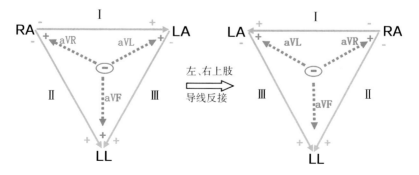

图16-8 上肢肢体导线反接示意图

全导联低电压

Case 6 患者女性，52岁，因"间断气短伴乏力5个月"入院。入院心电图如图16-9。

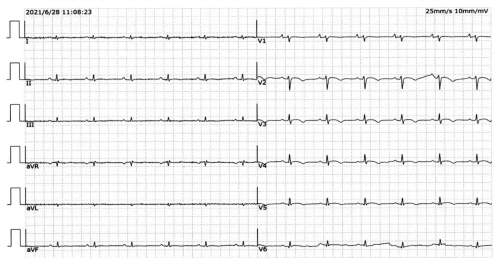

图16-9　入院心电图

1.心电图特点

（1）P波在Ⅱ导联直立。心率76次/分。

（2）心电轴不偏。

（3）QRS波群形态未见异常。6个肢体导联QRS波群振幅的算术和均<0.5 mV，胸导联的QRS波群振幅的算术和均<0.8 mV。

（4）ST段未见异常偏移。T波在V_2～V_5导联倒置。

心电图诊断：窦性心律，心电轴不偏，全导联低电压，T波异常。

2.临床常见QRS波群低电压的原因

（1）严重肥胖者。

（2）传导阻力增加，如肺气肿、气胸、缩窄性心包炎、显著脱水等。

（3）短路传导使传至体表的电流减少，如皮肤水肿、胸腔积液、心包积液等。

（4）心脏因素，如弥漫性心肌损害、心肌退行性变、甲状腺功能减退、严重营养不良及电解质紊乱等。

3.临床评估和治疗

（1）超声心动图提示弥漫性室壁运动异常，双心房增大；左心室内径增大，左心室射血分数20%。下腔静脉内径增宽，坍塌率<50%。中量心包积液。

（2）24小时动态心电图提示短阵室性心动过速11阵次，最长连续10个，最快心率170次/分。

（3）冠状动脉造影检查提示未见异常。

（4）结合症状、体征、BNP检测、超声心动图等，考虑为扩张性心肌病，心脏扩大，心功能4级。患者静脉应用利尿剂及新活素3天后病情平稳，改口服呋塞米、沙库巴曲缬沙坦、琥珀酸美托洛尔、螺内酯等。建议患者植入ICD预防猝死，门诊随诊。

碎裂QRS波群

Case 7 患者女性，52岁，因"间断胸闷、气短5年，加重1年"入院。入院心电图如图16-10。

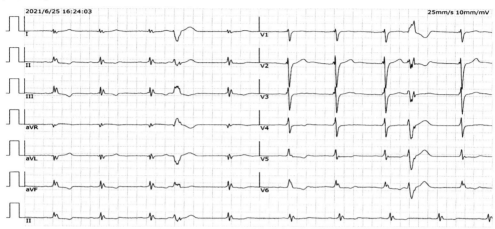

图16-10 入院心电图

1.心电图特点

（1）P波在Ⅱ导联直立。心率57次/分。

（2）心电轴不偏。

（3）QRS波群形态以"挫折、多相"为特征，尤以肢体导联为著；胸导联挫折以$V_1 \sim V_4$导联起始部明显，V_5、V_6导联降支部明显。时限较宽，为0.16 s。肢体导联电压较低。有提前出现的QRS波群，前无P波，其形态宽矮多个挫折，推测来源于左侧心室左前分支区域。

（4）ST段在下壁导联、$V_5 \sim V_6$导联呈下斜型伴T波倒置或"负正"双相。$V_1 \sim V_3$导联T波直立。

心电图诊断：窦性心动过缓，碎裂QRS波群，室内阻滞，室性期前收缩。

2.碎裂QRS波群

（1）碎裂QRS波群的概念由Das提出，定义为相邻两个导联QRS波群出现≥2个R波、R波顶部或S波底部顿挫，需排除完全性右束支阻滞或不完全性右束支阻滞。

（2）机制为局部心肌传导障碍，心肌纤维化或形成瘢痕，可引起恶性心律失常。

3.临床评估与治疗

（1）超声心动图提示弥漫性室壁运动异常，左心增大（左心房前后径41 mm；左心室收缩末内径52.5 mm，舒张末内径65.2 mm），左心室射血分数降低（LVEF29%）。

（2）心脏核磁提示全心增大，左心室壁变薄，左心室壁及室间隔延迟期多发斑片状强化，考虑为扩张性心肌病且心肌纤维化。24小时动态心电图提示短阵性室性心动过速4阵次，最长连续8个，最快心室率140次/分。冠状动脉造影未见异常。

（3）临床诊断为扩张性心肌病。给予患者"金三角"药物治疗等。建议患者植入ICD预防猝死，门诊随诊。

钩形R波

Case 8 患者女性，23岁，因"间断胸闷、气短伴乏力3年"收住心脏外科。超声心动图提示房间隔缺损。入院心电图如图 16-11。

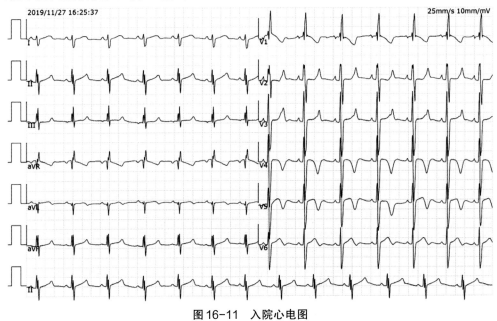

图16-11　入院心电图

1.心电图特点

（1）P波在Ⅱ导联直立。PR间期正常。心率95次/分。

（2）心电轴右偏。

（3）QRS波群在Ⅱ、Ⅲ、aVF导联呈Rs型，R波有切迹或挫折；V₁导联呈rsR型，V₂~V₆导联呈RS型。QRS波群时限0.10 s。

（4）ST-T在肢体导联正常，T波在V₁、V₄、V₅导联倒置。

心电图诊断：窦性心律，心电轴右偏，钩形R波，不完全性右束支阻滞。

2.钩形R波

（1）不论有无右束支阻滞，继发孔或静脉窦型房间隔缺损的患者，常见下壁导联的R波有切迹，此种图形被称为钩形R波，通常见于73%房间隔缺损的患者。

（2）当伴随不完全性右束支阻滞或存在于全部三个下壁导联时，钩形R波对诊断房间隔缺损的敏感性和特异性均高，图形的原因尚不清楚。

3.临床评估及治疗

（1）超声心动图提示Ⅱ孔型房间隔缺损（中央型），缺损大小17 mm。房室各腔径大小正常。三尖瓣发育不良并重度关闭不全，心脏功能指标正常。

（2）完善相关检查并排除手术禁忌后，患者在全麻、体外循环下行房间隔缺损修补术和三尖瓣成形术。

（3）患者术后恢复良好，门诊随诊。

尖顶军盔征

Case 9 患者男性，33岁，因"车祸致全身多处骨折，疼痛2天，腹痛呕吐1天"收住普外科。诊断患者为肺部感染、急性肾功能不全、肠梗塞、消化道出血等。入院心电图如图16-12。

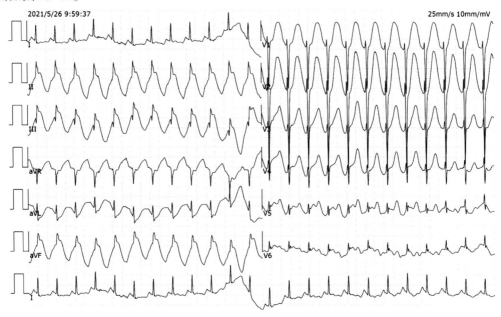

图16-12　入院心电图

1.心电图特点

（1）Ⅰ导联清楚见P波直立，心率145次/分。

（2）心电轴不偏。

（3）QRS波群为窄型，下壁导联QRS波群的R波尖锐，QRS波群前的基线向上偏移，ST段抬高。V₁～V₄导联T波直立高大。

心电图诊断：窦性心动过速，下壁导联QRS-T波改变，符合尖顶军盔征心电图特征。

2.尖顶军盔征

（1）心电图的尖顶军盔征是2011年由Littmann在 *Mayo Clinic Proceedings* 发表的文章中首次提出，因心电图的图形特征与第一次世界大战时德国普鲁士军盔相像而得名。

（2）心电图特征：ST段抬高，QRS波群前后的基线向上偏移，QRS波群的R波尖锐。尖顶军盔征的心电图改变可因疾病不同而出现在下壁或胸前导联。

（3）机制与临床意义：尖顶军盔征并非真正的复极异常，多因腹腔或胸腔压力急剧增加而引发，其提示患者存在院内死亡高危风险的一种心电图表现。

3.临床评估与处理

（1）积极给予患者抗感染、抑酸、输血、补液、胃肠减压、灌肠等治疗。

（2）保持下肢功能位，加强下肢被动活动，预防深静脉血栓形成，静脉营养支持。

（3）患者复查心电图，ST段恢复至等电位线，心率80次/分。

巨R波

Case 10 患者女性，32岁，因"发热伴纳差2天，恶心、呕吐伴胸闷、气短1天"入院。入院后结合病史、心肌损伤标志物、BNP，以及急性心力衰竭、MODS、感染、肾功能不全等，临床诊断为暴发性心肌炎。入院后次日心电图如图16-13。

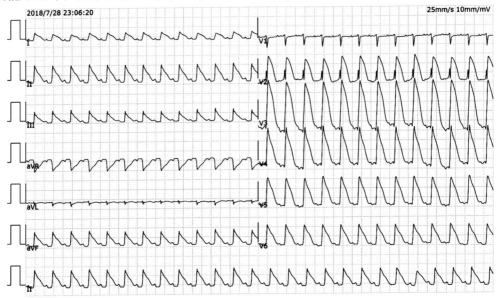

图16-13　入院后次日心电图

1.心电图特点

（1）P波在Ⅱ导联直立。心率150次/分。

（2）心电轴不偏。

（3）R波下降支与抬高的ST段融合呈单向曲线，类似QRS波群时限增宽（实际为QRS波群+ST段）、振幅增高、S波消失，相应导联T波直立高大。

心电图诊断：窦性心动过速，心电轴不偏，巨R波。

2.巨R波

（1）巨R波，实为超高的ST段与R波融合，急性大面积心肌缺血极早期的特征性心电图改变；少见于重症颅脑损伤及电击伤（如雷电、高压电、电复律等）。

（2）易误诊为室内阻滞，当心率快时易误诊为室性心动过速。

（3）属于危急值心电图。

3.临床评估与治疗

（1）给予患者大剂量丙种球蛋白及激素冲击治疗，抗感染、抗病毒、持续床旁CRTT治疗，营养心肌、纠正休克、纠正心律失常等治疗。治疗后患者病情好转，复查心肌损伤标志物逐渐下降，心功能好转，BNP下降，肾功能改善。

（2）经3周的治疗，复查心电图，窦性心律，心率69次/分，肢体导联低电压，胸导联T波倒置。超声心动图提示心脏各腔径正常，功能恢复，室壁运动轻度减低。患者出院给予"金三角"药物及营养心肌等治疗，建议门诊随诊。

三尖瓣下移畸形

Case 11 患者男性，26 岁，因"间断胸闷、心悸 1 年"，以"预激综合征"收住心内科。入院心电图如图 16-14。

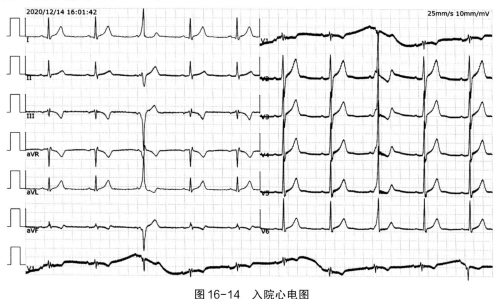

图 16-14 入院心电图

1.心电图特点

（1）P 波在 Ⅱ 导联直立。

（2）心电轴不偏。

（3）QRS 波群在 V$_1$ 导联呈 rsr′型，V$_4$～V$_6$ 导联呈 Rs 型，QRS 波群时限 110 ms，电压正常。

（4）偶尔可见宽大的 QRS 波群，时限约 0.12 s，起始部可见 δ 波，其 PR 间期明显缩短。V$_1$ 导联呈 QS 波，V$_2$～V$_6$ 导联呈 R 型，胸导联移行在 V$_2$ 导联。Ⅰ、aVL 导联呈 R 型。Ⅱ、aVF 导联呈 rS 型。

心电图诊断：窦性心律，心电轴不偏，不完全性右束支阻滞，间歇性心室预激（B型）。

2.临床评估

（1）心脏超声提示三尖瓣下移畸形。

（2）动态心电图提示心室预激。

（3）心内电生理检查提示 A、V 在 CS$_{7\sim8}$ 最融合，有偏心分布，证实为右后间隔旁道，并在此消融成功。

（4）术后复查心电图提示窦性心律，心电轴不偏，不完全性右束支阻滞。

（5）心外科会诊。

3.三尖瓣下移畸形与右侧旁道和不完全性右束支阻滞

（1）右侧预激综合征和低振幅的右束支阻滞合并存在时，高度提示 Ebstein 畸形存在。

（2）超声心动图能明确诊断。

Epsilon 波

Case 12 患者男性，49 岁，因"突发晕厥 1 次"收住院。既往无高血压和糖尿病病史。曾因房间隔缺损行修补术。入院心电图如图 16-15。

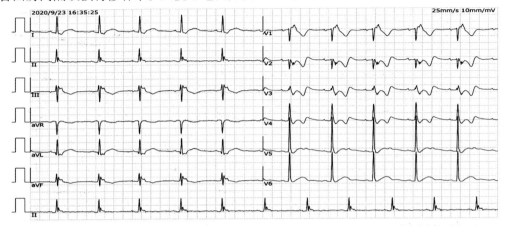

图 16-15　入院心电图

1.心电图特点

（1）P 波在 Ⅱ 导联直立。心率 66 次/分。

（2）心电轴不偏。

（3）V₁ 导联呈 rSr′型，终末 r 波为挫折低幅棘波。下壁 Ⅱ、Ⅲ、aVF 导联及 V₁ 导联 R 波终末部最为明显。QRS 波群时限 0.12 s，以终末波增宽为著。

（4）ST 段未见异常。T 波在 V₁ 导联倒置，V₂~V₄ 导联"负正"双相。

心电图诊断：窦性心律，心电轴不偏，Epsilon 波。

2. Epsilon 波

（1）Epsilon 波最早报告于 1977 年，是 Fontaine 在致心律失常性右心室心肌病（ARVC）进展期或晚期患者的常规心电图上发现并命名的一个波，被认为是 ARVC 的标志性波。

（2）Epsilon 波即右心室晚电位，是介于 QRS 波群终末和 ST 波起始的低幅棘波或振荡波，代表右心室部分心肌细胞延迟除极。任何原因导致的右心室病变、右心室扩大，心肌细胞坏死导致电激动电位延迟产生较大晚电位，都可出现 Epsilon 波，如致心律失常性右心室心肌病、心脏结节病、先天性心脏病、右心室和后壁心肌梗死等。因此，Epsilon 波并非 ARVC 特有。

3.临床评估与处理

（1）立卧位血压测定排除直立性低血压。

（2）动态心电图中总心搏数 8.8 万次；有右心室起源的 PVC，成对发生；无室速。

（3）超声心动图提示右心室增大（RV 前后径 31 mm），肺动脉高压约 41 mmHg。

（4）心脏核磁提示右心室稍增大，右心室游离壁、下壁广泛纤维化灶。

（5）临床诊断考虑为 ARVC，给予患者 ACEI 等治疗，行皮下植入性事件记录仪。建议患者加强随访。

Case 13 患者女性，33岁，因"间断心悸、胸闷、气短1年余"，以"致心律失常性右心室心肌病"收住心内科。患者于入院前1年因"癫痫"收住院，心电图提示心房扑动，超声诊断提示右心室心肌病，行心房扑动导管射频消融术。入院心电图如图16-16。

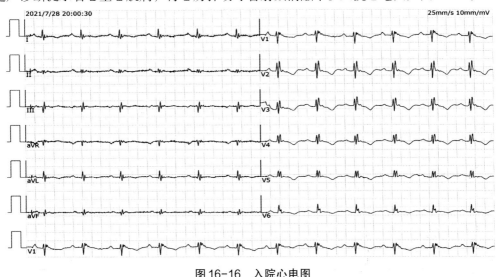

图16-16 入院心电图

1.心电图特点

（1）P波在Ⅱ导联直立。PR间期0.22 s，心率72次/分。

（2）心电轴不偏。

（3）QRS波群呈不完全性右束支阻滞图形，12导联所有波都多个挫折，呈碎裂波，尤以胸导联最为明显，呈M型。V₁导联呈rsr′型，终末部碎裂呈棘突波。

（4）胸导联T波倒置。

心电图诊断：窦性心律，心电轴不偏，碎裂QRS波群，Epsilon波，一度房室阻滞。

2.致心律失常性右心室心肌病/发育不良（ARVC/D）

（1）ARVC/D是一种遗传性心肌病，主要影响右心室并易导致心律失常及心源性猝死。

（2）心电图右胸导联T波倒置是ARVC最常见表现，肢体导联QRS波群低电压可能是预测左心室受累的标志。心电图可有右束支阻滞形态、碎裂QRS波群、V₁导联时限延长、S波上升支延迟伴终末激动时间≥55 ms和Epsilon波。

3.临床评估与处理

（1）心脏核磁提示右心房、右心室扩大，左心侧壁中部增强，前后T1mapping值提示心肌纤维化。

（2）动态心电图提示短阵室速1次，连续3个心搏。

（3）基因检测DSG2基因变异，提示致心律失常右心室心肌病10型，遗传模式AD。

（4）为患者植入双腔ICD。

（5）患者应长期服用呋塞米、诺欣妥、琥珀酸美托洛尔、螺内酯、达格列净等药物。

J波

Case 14　患者男性，34岁，因"醉酒后坠落伴意识丧失8小时"被送至医院。入院时患者意识不清，呼之不应，瞳孔散大，心电图提示心室停搏。紧急行心肺复苏，气管插管辅助呼吸，约10分钟后恢复自主心律，但无自主呼吸。急查CT提示右侧大量气胸，给予呼吸机辅助呼吸。入院心电图如图16-17。

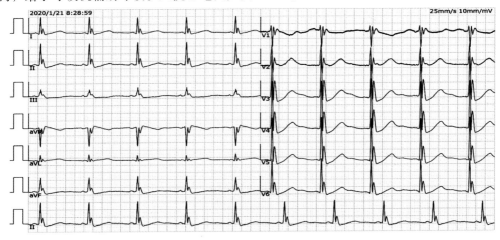

图16-17　入院心电图

1.心电图特点

（1）P波在Ⅱ导联直立。心率56次/分。

（2）心电轴不偏。

（3）QRS波群时限0.15 s，QRS波群终末部有明显挫折（J点），J点抬高0.2～1.1 mV，以V_3～V_5导联明显，持续时间40 ms。

（4）R波为主的导联上，ST段呈上斜型压低，T波直立。

心电图诊断：窦性心律，心电轴不偏，J波心电图。

2.J波

（1）心电图上从QRS波群急转为ST段的连接点称为J点，标志着心室除极结束和心室复极开始。

（2）J点偏移呈特殊圆顶或驼峰状时称之为J波。

（3）心电图诊断标准：J点振幅抬高≥0.1 mV，持续时间≥20 ms，胸前导联明显。

（4）可有反复发作而原因不明的室性心动过速、心室颤动。

3.临床评估与转归

（1）心脏停搏复苏成功患者。

（2）CT显示额骨骨折，右侧气胸，右侧肺组织压缩明显，左侧主支气管塌陷并阻塞。心肌损伤标志物显著升高。

（3）给予患者右侧胸腔闭式引流、亚低温脑保护、呼吸机辅助呼吸、抗感染、脱水降颅压等治疗。患者持续昏迷状态，其家属放弃治疗。

圆顶尖角型T波

Case 15 患者女性，2岁，因"发现心脏杂音"收住院。入院心电图如图16-18。

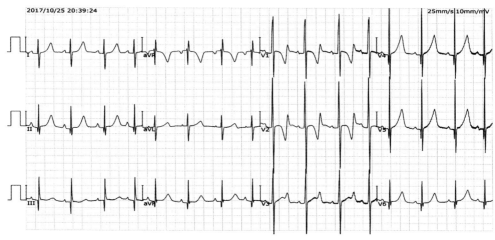

图16-18　入院心电图

1.心电图特点

（1）P波在Ⅱ导联直立。心率88次/分。

（2）心电轴右偏（+92°）。

（3）QRS波群形态在aVR呈rSR型；V₁～V₃导联呈Rs型，V₄、V₅导联呈qRS型，V₆导联呈qRs型。

（4）ST段未见异常。

（5）T波在V₁～V₃导联前半部呈圆顶状，后半部呈尖角状，尖角型T波振幅≥0.1 mV。V₄～V₆导联呈直立顶尖。

心电图诊断：窦性心律，心电轴轻度右偏，圆顶尖角型T波。

2.圆顶尖角型T波

一般指具有特征性的双峰T波，第一峰呈圆顶状，第二峰有一向上的尖角波。常见于部分先心病患儿。心电图表现为：

（1）常出现在右胸V₁～V₃导联或V₄（V₃ᵣ）导联上；特征性的峰波，第一峰呈圆顶状，第二峰有一向上的尖角波。

（2）特征性的双峰，第一峰呈圆顶状，第二峰有一向上的尖角，圆顶尖角型T波振幅0.1～0.5 mV，时限30～60 ms。第一峰是左心室复极电位，第二峰代表右心室复极电位。

（3）常有房室肥大的心电图表现，QT间期与QTc正常。

3.临床评估与治疗

（1）超声心动图提示管型动脉导管未闭。

（2）患者行食道超声引导下动脉导管封堵术，术程顺利。术后患者恢复良好。

（3）给予患者口服阿司匹林25 mg，1次/日，共6个月。建议患者门诊随诊。

T波电交替

Case 16 患者男性，54岁，因"咳嗽伴间断胸闷、气短1周，加重伴呼吸困难3小时"收住院。高血压病史多年，高血压肾病，肺性脑病，左心衰合并急性肺水肿，胸腔积液。入院心电图如图16-19。

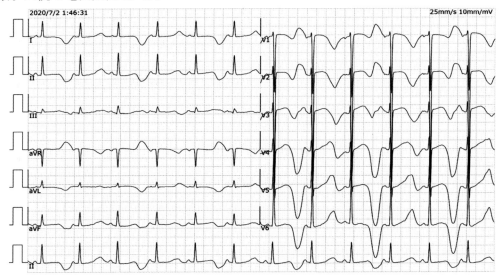

图 16-19　入院心电图

1.心电图特点

（1）P波在Ⅱ导联直立。心率73次/分。

（2）心电轴不偏。

（3）QRS波群形态、时限正常，R_{V6}3.0 mV，$R_{V5}+S_{V1}=5.7$ mV。

（4）QT间期延长及T波极性呈双向性且有深倒置。QT间期可长达0.60 s。

心电图诊断：窦性心律，心电轴不偏，左心室肥厚，T波电交替，QT间期延长。

2.T波电交替

（1）一般指在窦性心律整齐的情况下，体表心电图上同一导联T波形态、振幅、极性出现逐搏交替变化。T波电交替在心电图上分为两种类型：一种是单向性，T波振幅交替变化；另一种是双向性，T波在等电位线上下震荡。

（2）T波电交替提示心肌电活动的不稳定性和快速性室性心律失常的易患性。T波电交替已成为临床医师识别恶性心律失常及猝死高危患者的一个重要而且直观的指征。

3.临床处理

（1）患者有急危重病情，入院后积极予以胸腔引流、气管插管呼吸机辅助呼吸，处理急性左心衰、补充电解质等治疗。

（2）患者病情平稳后复查心电图，提示窦性心律，心率60次/分，T波电交替消失，QT间期0.5 s。

Niagara瀑布样T波

Case 17 患者女性，69岁，因"头痛、呕吐2天"收住神经内科。头颅CT提示右额叶纵裂旁脑出血破入纵裂池及侧脑室内，蛛网膜下腔出血。入院时患者神志清。入院心电图如图16-20。

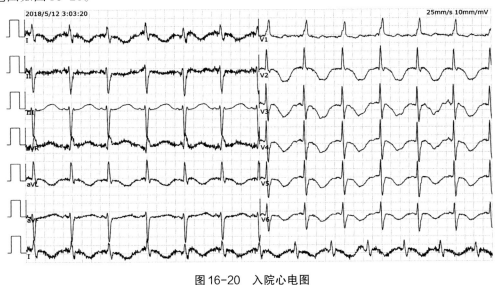

图16-20 入院心电图

1.心电图特点

（1）P波在 II 导联直立，以 III 导联明显。PR间期正常。心率77次/分。

（2）心电轴左偏（-86°）。

（3）QRS波群呈右束支阻滞+左前分支阻滞型。QRS波群时限0.14 s。

（4）ST段未见明显偏移。T波在胸前导联及 I 、aVL导联呈宽大倒置。QT间期延长 0.60 s。

心电图诊断：窦性心律，心电轴左偏，完全性右束支阻滞，左前分支阻滞，Niagara瀑布样T波。

2.Niagara瀑布样T波

（1）1954年，Burch等人首先描述了一种与脑血管疾病有关的心电图改变，其特征是T波倒置，QT间期延长，大的U波和ST段异常。2001年，美国波士顿哈佛医学院的Hurst J W教授将这种形态酷似美加边境的尼亚加拉大瀑布的巨大倒置T波命名为Niagara瀑布样T波。倒置T波的振幅多数＞1.0 mV，部分可在2.0 mV以上。倒置T波常出现在中胸及左胸导联，也可出现在肢体导联，需除外心尖肥厚型心肌病、心肌缺血等。

（2）机制：颅脑自主神经损伤的疾病常伴有交感神经的过度兴奋。过量的儿茶酚胺能刺激下丘脑星状交感神经节，引起T波的改变及QT间期的显著延长；过量的儿茶酚胺还可直接作用于心室肌，使心肌复极过程明显受到影响。

3 临床处理与转归

急诊行脑血管造影，提示左侧前交通动脉瘤，瘤体约5.4mm×4.4 mm，瘤颈2 mm，对瘤体进行弹簧圈栓塞。术后患者症状改善，恢复良好。复查心电图，T波逐渐变浅。

洋地黄效应

Case 18 患者女性，42岁，既往心电图明确诊断为心房颤动。超声心动图提示风湿性心脏瓣膜病，二尖瓣狭窄中度并关闭不全轻度，左心房内径增大（LAD48 mm）。无高血压和糖尿病病史。服用洋地黄类药物（地高辛）0.125 mg，2次/日，控制心率。1个月后患者门诊随诊，门诊心电图如图16-21。

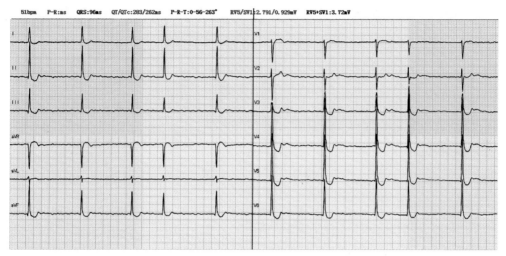

图16-21　门诊心电图

1.心电图特征

（1）P波消失，代之以心房颤动的"f波"。

（2）心电轴不偏。

（3）QRS波群形态、时限和电压正常。

（4）R波为主的导联上出现鱼钩样ST-T改变，以R波为主的导联上，ST段呈下垂型下移，与"负正"双相的T波融合形成具有特征性鱼钩状的ST段改变，以Ⅱ、Ⅲ、aVF及左胸导联最为明显。QT间期缩短。U波振幅轻度增高。

心电图诊断：心房颤动，洋地黄效应。

2.洋地黄效应

洋地黄效应是指服用治疗剂量的洋地黄后所引起的心电图上QT间期缩短和ST-T鱼钩样改变。洋地黄效应不是洋地黄中毒的表现。

3.临床评估与治疗策略

（1）二尖瓣狭窄的听诊特点：心尖区可闻及舒张期隆隆样杂音，左侧卧位明显。

（2）超声心动图检查可明确诊断，特征性的改变为二尖瓣前叶呈"城垛样"改变，后叶与前叶同向运动，瓣叶回声增强。依据瓣口面积的大小可以判断病情的轻重度。

（3）心房颤动为二尖瓣狭窄最常见的心律失常，也是早期的常见并发症，可能是患者就诊的首发症状。

（4）控制心室率可以选择β受体阻滞剂、地高辛或非二氢吡啶类钙通道阻滞剂等。

（5）二尖瓣狭窄合并心房颤动时极易发生血栓栓塞，应长期口服华法林抗凝。

三环类抗抑郁药中毒

Case 19 女性，50岁，因"昏迷"急诊入院。入院前1小时因抑郁企图自杀，服用50片阿司匹林和阿米替林。既往无心血管病史，1年前诊断为抑郁症。入院血压正常，心率快。入院心电图为宽QRS波群心动过速，心率126次/分，aVR导联呈R型。入院心电图如图16-22。

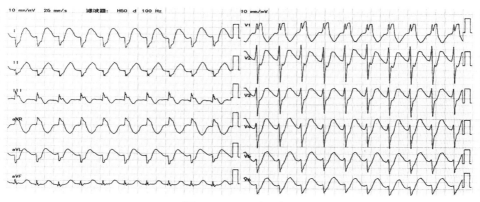

图16-22 入院心电图

患者经洗胃和静脉输注碳酸氢钠2小时后，QRS波群形态及时限正常，心率92次/分伴Ⅰ度AVB，治疗后心电图如图16-23。

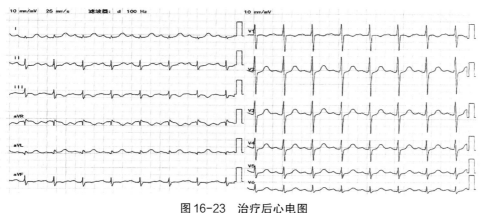

图16-23 治疗后心电图

心电图特点

根据图16-22诊断为室性心动过速，宽QRS波群心动过速，心率126次/分，无P波，aVR导联呈R型。但结合患者用药史、成功的治疗和系列心电图变化，确认是三环类抗抑郁药中毒，而非室性心动过速。三环类抗抑郁药可抑制希-浦系统及心房肌和心室肌的快钠通道，导致心肌传导减慢，QRS波群时限延长。碳酸氢钠有纠正钠通道抑制作用。宽QRS波群伴胸前导联QRS波群电轴右移，尤以终末向量增宽（部分表现aVR导联正向）为著，是三环类抗抑郁药中毒的一个重要特征。

小　结

【心电图特点】

1.导联问题

（1）镜像右位心：Ⅰ导联的P-QRS-T波主波均向下，心电轴右偏。胸导联$V_1 \sim V_6$的R波逐渐递减，QRS波群电压的代数和逐渐减小。

（2）右旋心：各肢体导联P波极性正常；Ⅰ导联QRS-T波倒置，而Ⅱ导联和Ⅲ导联正向；在$V_1 \sim V_3$导联的QRS波群振幅增高，在V_5和V_6导联的R波振幅降低，常伴倒置的T波。

（3）导线接反（左、右上肢）：Ⅰ导联图形P-QRS-T波均倒置。Ⅱ导联图形与Ⅲ导联图形互换。aVR导联图形与aVL导联图形互换。aVF导联图形不变。肢体导联类似右位心的镜像改变，但胸导联QRS波群移行正常。

2.QRS波群问题

（1）低电压：6个肢体导联QRS波群振幅的算术和均＜0.5 mV，胸导联的QRS波群振幅的算术和均＜0.8 mV。

（2）碎裂QRS波群：相邻两个导联QRS波群出现≥2个R波、R波顶部或S波底部顿挫，需排除完全性右束支阻滞或不完全性右束支阻滞。

（3）钩形R波：下壁导联的R波有切迹，此种图形被称为钩形R波。

（4）尖顶军盔征：ST段抬高，QRS波群前后的基线向上偏移，QRS波群的R波尖锐。尖顶军盔征的心电图改变可因疾病不同而出现在下壁或胸前导联。

（5）巨R波：实为超高的ST段与R波融合。

3.QRS波群终末或ST起始问题

（1）Epsilon波：紧跟QRS波的一种低幅的棘波或振荡波，在V_1和V_2导联QRS波群末（ST段初）最清楚，是由右室部分心肌细胞延迟除极产生的，是致心律失常性右室发育不良的心电图较为特异的指标之一。记录到Epsilon波的患者可能同时合并不完全性或完全性右束支阻滞图形，这不是右束支本身病变的结果，而是右心室部分心肌内传导阻滞的结果。

（2）J波：J点振幅抬高≥0.1 mV，持续时间≥20 ms。胸前导联明显。

（3）洋地黄效应（鱼钩样ST-T改变）：以R波为主的导联上，ST段呈下垂型下移，与"负正"双相的T波融合形成具有特征性的鱼钩样ST-T改变，以下壁及左胸导联明显。QT间期缩短。

4.T波问题

（1）圆顶尖角型T波：常出现在右胸$V_1 \sim V_3$导联或V_4（V_{3R}）导联上；特征性的峰波为第一峰呈圆顶状，第二峰有一向上的尖角波。

（2）T波电交替：心电图上同一导联T波形态、振幅、极性出现逐搏交替变化。T波电交替在心电图上分为两种类型：一种是单向性，T波振幅交替变化；另一种是双向性，T波在等电位线上下震荡。

（3）Niagara瀑布样T波：倒置T波的振幅多数＞1.0 mV，部分可在2.0 mV以上。倒置T波常出现在中胸及左胸导联，也可出现在肢体导联。

【学习与思考】

1.关于心律失常的病理性因素描述中，选项正确的是 （　　）

A.各种器质性心脏病，如冠心病、高血压、结构性心脏病、心肌疾病等

B.全身性因素，如药物毒性作用、酸碱平衡及电解质紊乱等

C.其他器官疾病诱发，如甲亢、贫血、重度感染、脑卒中等

D.心脏手术、麻醉过程、心导管检查和心脏介入治疗中

E.以上均正确

2.遗传性心血管疾病是以心血管损害为唯一表型或伴有心血管损害，早期识别和干预至关重要。临床相对常见的遗传性心血管疾病有下述哪项 （　　）

A.心肌病，如肥厚型心肌病、致心律失常性右心室心肌病、扩张型心肌病等

B.离子通道病，有长QT综合征、Brugada综合征、儿茶酚胺敏感性室速等

C.遗传性主动脉疾病，如马方综合征、家族性胸主动脉瘤等

D.家族性高胆固醇血症

E.遗传性肺动脉高压和特发性肺动脉高压

参考答案：1.E　　2.ABCDE

（郭雪娅）

参考文献

[1]刘佷.站在世界之巅：中国两次登顶珠峰纪实（1955—1975）[M].四川：四川文艺出版社，2021.

[2]陈新.临床心电图学：第6版[M].北京：人民卫生出版社，2019.

[3]葛均波，徐永健，王辰.内科学：第9版[M].北京：人民卫生出版社，2018.

[4]万学红，卢雪峰.诊断学：第9版[M].北京：人民卫生出版社，2018.

[5]王庭槐.生理学：第9版[M].北京：人民卫生出版社，2018.

[6]孙颖浩，李宗芳.外科学：第9版[M].北京：人民卫生出版社，2018.

[7]郭继鸿，严干新，赵超.心电图解析精要[M].北京：中国医药科技出版社，2017.

[8]BORYS S，TIMOTHY K.周氏实用心电图学：第6版[M].郭继鸿，江洪，译.北京：北京大学医学出版社，2014.

[9]肯尼.起搏心电图基础教程[M].廖名扬，张钲，郭继鸿，译.天津：天津科技翻译出版公司，2013.

[10]肯尼.心脏起搏器基础教程[M].郭继鸿，张玲珍，李学斌，译.天津：天津科技翻译出版公司，2009.

[11]郭继鸿.新概念心电图[M].北京：北京医科大学出版社，2002.

[12]黄宛.临床心电图学：第5版[M].北京：人民卫生出版社，1998.

[13]陈孝平，汪建平，赵继宗，等.外科学：第9版[M].北京：人民卫生出版社，2018.

[14]杨成梯，刘尚武.心电图诊断标准[M].兰州：甘肃民族出版社，1998.

[15]李培武，王丽平.急诊常见心电图识别与诊治原则[M].北京：科学出版社，2019.

[16]中国药师协会.急性ST段抬高型心肌梗死溶栓治疗的合理用药指南：第2版[J].中国医学前沿杂志（电子版），2019，11（01）：40-65.

[17]中华医学会心血管病学分会，中华心血管病杂志编辑委员会.急性ST段抬高型心肌梗死诊断和治疗指南（2019）[J].中华心血管病杂志，2019，47（10）：766-783.

[18]国家卫生健康委员会，脑卒中防治专家委员会，房颤卒中防治专业委员会，等.中国心源性卒中防治指南（2019）[J].中华心律失常学杂志，2019，23（06）：463-484.

[19]中华医学会呼吸病学分会肺栓塞与肺血管病学组，中国医师协会呼吸医师分会肺栓塞与肺血管病工作委员会，全国肺栓塞与肺血管病防治协作组.肺血栓栓塞症诊治与预防指南[J].中华医学杂志，2018，98（14）：1060-1087.

[20]中华医学会心血管病学分会心力衰竭学组，中国医师协会心力衰竭专业委员会中华心血管病杂志编辑委员会.中国心力衰竭诊断和治疗指南（2018）[J].中华心

血管病杂志，2018，46（10）：760-789.

[21]中华医学会心血管病学分会，中国成人肥厚型心肌病诊断与治疗指南编写组，中华心血管病杂志编辑委员会.中国成人肥厚型心肌病诊断与治疗指南[J].中华心血管病杂志，2017，45（12）：1015-1032.

[22]中国医师协会心力衰竭专业委员会，中华心力衰竭和心肌病杂志编辑委员会，张健，等.中国肥厚型心肌病管理指南2017[J].中华心力衰竭和心肌病杂志，2017，1（02）：65-86.

[23]中华医学会心电生理和起搏分会，中国医师协会心律学专业委员会.2020室性心律失常中国专家共识（2016共识升级版）[J].中华心律失常学杂志，2020，24（03）：188-258.

[24]中华医学会老年医学分会老年神经病学组，心源性卒中诊断中国专家共识撰写组.心源性卒中诊断中国专家共识（2020）[J].中华老年医学杂志，2020，39（12）：1369-1378.

[25]曹克将，陈明龙，江洪，等.室性心律失常中国专家共识[J].中国心脏起搏与心电生理杂志，2016，30（04）：283-325.

[26]王庆茹，刘仁光.年轻无症状WPW患者处理建议2012PACES/HRS专家共识解读[J].中国心脏起搏与心电生理杂志，2012，26（06）：555-556.

[27]中华医学会心血管病学分会心律失常学组，中华心血管病杂志编辑委员会，中国心脏起搏与心电生理杂志编辑委员会.获得性长QT间期综合征的防治建议[J].中华心血管病杂志，2010（11）：961-969.

[28]郭雪娅，唐宇宁，袁若雯，等.Ⅰ和aVF导联联合Ⅱ导联法与传统Ⅰ和Ⅲ导联法判断QRS平均心电轴的比较[J].中国循证心血管医学杂志，2021，13（2）：4.

[29]周磊，范茂丹，张舜.478例特勤人员正常变异心电图分析[J].中华航海医学与高气压医学杂志，2021，28（02）：166-168.

[30]李丹，彭华云，张萍.T波电交替研究的新进展[J].实用心电学杂志，2020，29（3）：202-207.

[31]王鑫，刘彤.2019致心律失常性右室心肌病（ARVC）目前诊断标准及鉴别诊断国际专家报告解读[J].中国循证心血管医学杂志，2020，12（3）：257-274.

[32]刘彤，谷云飞.2019ESC室上性心动过速患者管理指南解读[J].中国心血管研究，2019，17（10）：3.

[33]邹玉宝，刘婕，宋雷，等.2019年中国《单基因遗传性心血管疾病基因诊断指南》解读[J].中国分子心脏病学杂志，2019，19（02）：2793-2798.

[34]黄从新，张澍，黄德嘉.心房颤动：目前的认识和治疗的建议（2018）[J].中国心脏起搏与心电生理杂志，2018，32（4）：54.

[35]戚文航.中国心电学发展的百年历程[J].中华心血管病杂志，2015，43（2）：108-109.

[36]钟杭美.Epsilon波的心电图特征与研究进展[J].心电与循环，2015，34（6）：

417-420.

[37]黄从新.左心耳干预预防心房颤动患者血栓栓塞事件：目前的认识和建议[J].中华心律失常学杂志，2014（6）：15-16.

[38]白梅.幼稚型T波改变[J].临床心电学杂志，2013，22（003）：164-166.

[39]顾春英.ST段抬高的主要机制及其临床意义[J].心电图杂志（电子版），2013，2（04）：242-245.

[40]郭继鸿.百年盛誉 再创辉煌——纪念心电图临床应用一百周年[J].中华医学杂志，2002（18）：4-5.

[41]蒋玉达.导致海曼猝死的隐患[J].体育博览，1986（07）：19-20.

[42]石中瑗，宁学寒，朱受成，等.从海拔50米登上珠穆朗玛峰的心电图分析[J].中国科学，1980（02）：180-186

[43]刘元生.Schamaroth's室早分类[J].临床心电学杂志，2015，24（04）：316.

[44]KUSUMOTO F M，SCHOENFELD M H，BARRETT C，et al. 2018 ACC/AHA/HRS Guideline on the Evaluation and Management of Patients With Bradycardia and Cardiac Conduction Delay：Executive Summary：A Report of the American College of Cardiology/American Heart Association Task Force on Clinical Practice Guidelines，and the Heart Rhythm Society[J]. J Am Coll Cardiol，2019，74（7）：932-987.

[45]NISHIMURA R A，OTTO C M，BONOW R O，et al. 2014 AHA/ACC Guideline for the Management of Patients With Valvular Heart Disease：executive summary：a report of the American College of Cardiology/American Heart Association Task Force on Practice Guidelines [J]. Circulation，2014，129（23）：2440-2492.

[46]HANCOCK E W，DEAL B J，MIRVIS D M，et al. AHA/ACCF/HRS recommendations for the standardization and interpretation of the electrocardiogram：part V：Electrocardiogram changes associated with cardiac chamber hypertrophy：a scientific statement from the American Heart Association Electrocardiography and Arrhythmias Committee，Council on Clinical Cardiology; the American College of Cardiology Foundation; and the Heart Rhythm Society：endorsed by the International Society for Computerized Electrocardiology [J]. Circulation，2009，119（10）：251-261.

[47]KLIGFIELD P，GETTES L S，BAILEY J J，et al. Recommendations for the standardization and interpretation of the electrocardiogram：part I：The electrocardiogram and its technology：a scientific statement from the American Heart Association Electrocardiography and Arrhythmias Committee，Council on Clinical Cardiology; the American College of Cardiology Foundation; and the Heart Rhythm Society：endorsed by the International Society for Computerized Electrocardiology [J].Circulation，2007，115（10）：1306-1324.

[48]NISHIMURA R A，OTTO C M，BONOW R O，et al. 2014 AHA/ACC Guideline for the Management of Patients With Valvular Heart Disease：executive summary：a report of

the American College of Cardiology/American Heart Association Task Force on Practice Guidelines [J]. Circulation, 2014, 129 (23): 2440-2492.

[49] HANCOCK E W, DEAL B J, MIRVIS D M, et al. AHA/ACCF/HRS recommendations for the standardization and interpretation of the electrocardiogram: part V: electrocardiogram changes associated with cardiac chamber hypertrophy: a scientific statement from the American Heart Association Electrocardiography and Arrhythmias Committee, Council on Clinical Cardiology; the American College of Cardiology Foundation; and the Heart Rhythm Society: endorsed by the International Society for Computerized Electrocardiology [J]. Circulation, 2009, 119 (10): 251-261.

[50] KLIGFIELD P, GETTES L S, BAILEY J J, et al. Recommendations for the standardization and interpretation of the electrocardiogram: part I: The electrocardiogram and its technology: a scientific statement from the American Heart Association Electrocardiography and Arrhythmias Committee, Council on Clinical Cardiology; the American College of Cardiology Foundation; and the Heart Rhythm Society: endorsed by the International Society for Computerized Electrocardiology [J]. Circulation, 2007, 115 (10): 1306-1324.

[51] MASON J W, HANCOCK E W, GETTES L S, et al. Recommendations for the standardization and interpretation of the electrocardiogram: part II: Electrocardiography diagnostic statement list: a scientific statement from the American Heart Association Electrocardiography and Arrhythmias Committee, Council on Clinical Cardiology; the American College of Cardiology Foundation; and the Heart Rhythm Society: endorsed by the International Society for Computerized Electrocardiology [J]. Circulation, 2007, 115 (10): 1325-1332.

[52] RAUTAHARJU P M, SURAWICZ B, GETTES L S, et al. AHA/ACCF/HRS recommendations for the standardization and interpretation of the electrocardiogram: part IV: the ST segment, T and U waves, and the QT interval: a scientific statement from the American Heart Association Electrocardiography and Arrhythmias Committee, Council on Clinical Cardiology; the American College of Cardiology Foundation; and the Heart Rhythm Society: endorsed by the International Society for Computerized Electrocardiology [J]. Circulation, 2009, 119 (10): 241-250.

[53] SURAWICZ B, CHILDERS R, DEAL B J, et al. AHA/ACCF/HRS recommendations for the standardization and interpretation of the electrocardiogram: part III: intraventricular conduction disturbances: a scientific statement from the American Heart Association Electrocardiography and Arrhythmias Committee, Council on Clinical Cardiology; the American College of Cardiology Foundation; and the Heart Rhythm Society: endorsed by the International Society for Computerized Electrocardiology [J]. Circulation, 2009, 119 (10): 235-240.

[54]WAGNER G S, MACFARLANE P, WELLENS H, et al. AHA/ACCF/HRS recommendations for the Standardization and Interpretation of the Electrocardiogram Part Ⅵ: Acute Ischemia/Infarction A Scientific Statement From the American Heart Association Electrocardiography and Arrhythmias Committee, Council on Clinical Cardiology; the American College of Cardiology Foundation; and the Heart Rhythm Society [J]. Circulation, 2009, 119 (10): 262-270.

[55]STAMBLER B S, PLAT F, SAGER P T, et al. Rationale for and design of a multicenter, placebo-controlled, phase 3 study to assess efficacy and safety of intranasal etripamil for the conversion of paroxysmal supraventricular tachycardia [J]. Am Heart J, 2022 (253): 20-29.

[56]KENEDI P. Comments on the new electrocardiographic concept of leads V1-V2-V3 being both horizontal and frontal plane leads [J]. J Electrocardiol, 2021 (66): 101.

[57]TOMCSáNYI J, TOLDY-SCHEDEL E, ARáNYI P. Wide Complex Tachycardia With Unexpected Break in the Negative QRS Concordance in the Chest Leads: A Manifestation of the Littmann Concept [J]. JAMA internal medicine, 2021, 181 (12): 1643-1644.

[58]YANG X Y, SONG X T, ZHANG Y. Wide QRS Complex Tachycardia With a Dominant R-Wave in Lead aVR-Is It Ventricular Tachycardia? [J]. JAMA internal medicine, 2020, 180 (12): 1682-1684.

[59]LITTMANN L. The Dressler-de Winter sign of acute proximal LAD occlusion [J]. J Electrocardiol, 2018, 51 (1): 138-139.

[60]SANTOS I, ALVES TEIXEIRA J, COSTA C, et al. Bidirectional ventricular tachycardia due to hypokalaemia [J]. BMJ case reports, 2018, 11 (1): 228195.

[61]GOYAL R, SINGH A, FAN R. Not Your Usual Pre-Excitation [J]. Circulation, 2017, 135 (18): 1759-1761.

[62]KATRITSIS D G, JOSEPHSON M E. Classification, Electrophysiological Features and Therapy of Atrioventricular Nodal Reentrant Tachycardia[J]. Arrhythmia & electrophysiology review, 2016, 5 (2): 130-135.

[63]APPELBOAM A, REUBEN A, MANN C, et al. Postural modification to the standard Valsalva manoeuvre for emergency treatment of supraventricular tachycardias (REVERT): a randomised controlled trial [J]. Lancet. 2015, 386 (10005): 1747-1753.

[64]UDINK T C, WIESNER N, TRIESCHMANN U, et al. Dyssynchronous ventricular activation in asymptomatic wolff-Parkinson-white syndrome: a risk factor for development of dilated cardiomyopathy[J]. Indian pacing and electrophysiology journal, 2010, 10 (6): 248-256.

[65]IWASAKU T, HIROOKA K, TANIGUCHI T, et al. Successful catheter ablation to accessory atrioventricular pathway as cardiac resynchronization therapy in a patient with di-

lated cardiomyopathy［J］. Europace，2009，11（1）：121-123.

［66］MOHAMED U，GOLLOB M H，GOW R M，et al. Sudden cardiac death despite an implantable cardioverter-defibrillator in a young female with catecholaminergic ventricular tachycardia［J］. Heart rhythm，2006，3（12）：1486-1489.

［67］SWAN H，LAITINEN P，KONTULA K，et al. Calcium channel antagonism reduces exercise-induced ventricular arrhythmias in catecholaminergic polymorphic ventricular tachycardia patients with RyR2 mutations［J］. Journal of Cardiovascular Electrophysiology，2005，16（2）：162-166.

［68］NIKUS K C，ESKOLA M J，VIRTANEN V K，et al. ST-depression with negative T waves in leads V4-V5-a marker of severe coronary artery disease in non-ST elevation acute coronary syndrome：a prospective study of Angina at rest，with troponin，clinical，electrocardiographic，and angiographic correlation［J］. Annals of noninvasive electrocardiology：the official journal of the International Society for Holter and Noninvasive Electrocardiology，Inc，2004，9（3）：207-214.

［69］PARHARIDIS G，NOUSKAS J，EFTHIMIADIS G，et al. Complete left bundle branch block with left QRS axis deviation：Defining its clinical importance［J］. Acta Cardiologica，1997，52（3）：295-303.

［70］LEENHARDT A，LUCET V，DENJOY I，et al. Catecholaminergic polymorphic ventricular tachycardia in children. A 7-year follow-up of 21 patients［J］. Circulation，1995，91（5）：1512-1519.

［71］RUTTKAYNEDECKY I，TITOMIR L I，BAUM O V，et al. Decarto：A new concept for analyzing and presenting orthogonal electrocardiographic signals［J］. Journal of Electrocardiology，1988，21（1）：96.

［72］SCLAROVSKY S，RECHAVIA E，STRASBERG B，et al. Unstable angina：ST segment depression with positive versus negative T wave deflections—Clinical course，ECG evolution，and angiographic correlation［J］. American Heart Journal，1988，116（4）：933-941.

［73］KLEIN R C，VERA Z，DEMARIA A N，et al.Electrocardiographic diagnosis of left ventricular hypertrophy in the presence of left bundle branch block［J］.Journal of Electrocardiology，1987，108（3）：502-506.

［74］SHERF L，JAMES T N. A new electrocardiographic concept：synchronized sinoventricular conduction［J］. Diseases of the chest，1969，55（2）：127-140.

［75］BARKER J M，VALENCIA F. The precordial electrocardiogram in incomplete right bundle branch block［J］. American heart journal，1949，38（3）：376-406.

［76］DRESSLER W，ROESLER H. High T waves in the earliest stage of myocardial infarction［J］. American heart journal，1947，34（5）：627-645.

［77］VISKIN S，MARAI I，ROSSO R. Long QT Syndrome and Torsade de Pointes Ultimately

Treated With Quinidine: Introducing the Concept of Pseudo-Torsade de Pointes [J]. Circulation, 2021, 144 (1): 85-89.

[78] DURRANI S A, SUNG R, SCHEINMAN M. Bidirectional Ventricular Tachycardia Due to a Mixture of Focal Fascicular Firing and Reentry [J]. Card Electrophysiol Clin, 2016, 8 (4): 753-764.